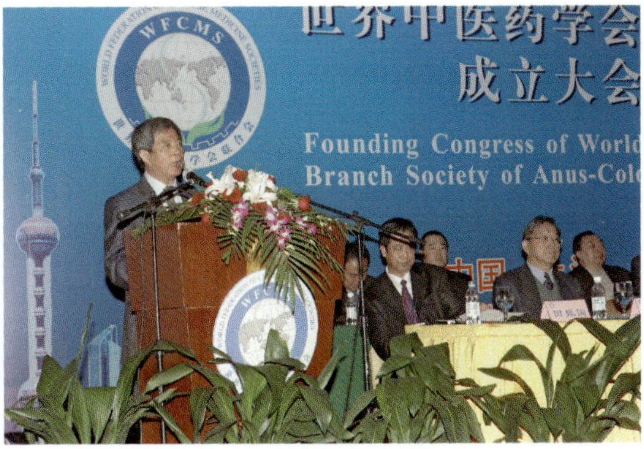

2007 年世界中医药学会联合会肛肠病专业委员会成立大会

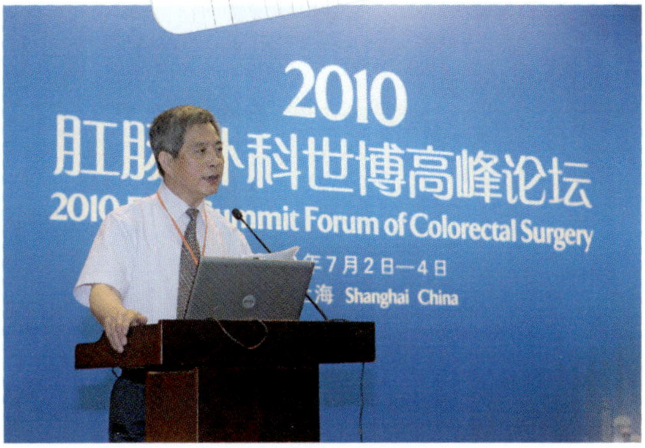

2010 肛肠外科世博高峰论坛

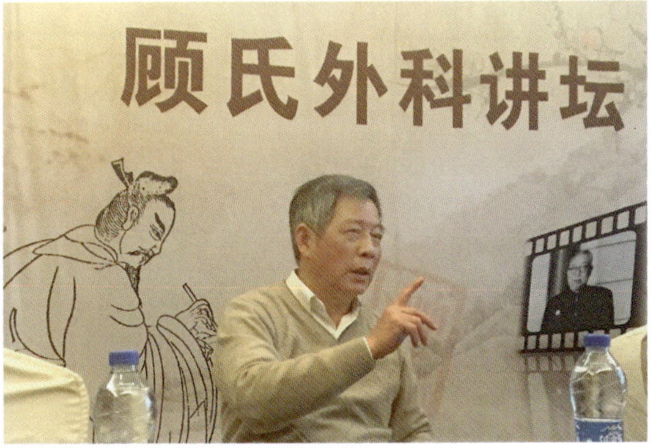

顾氏外科讲坛

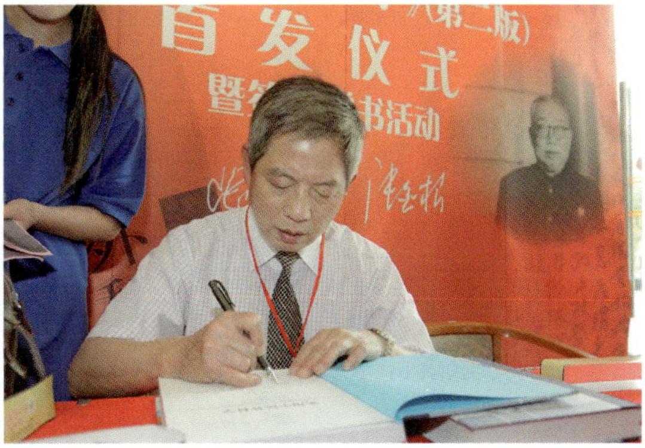

实用中医外科学第二版签名首发仪式

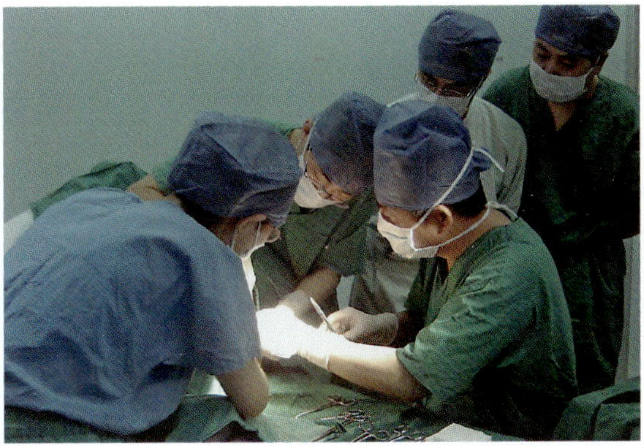

手术中

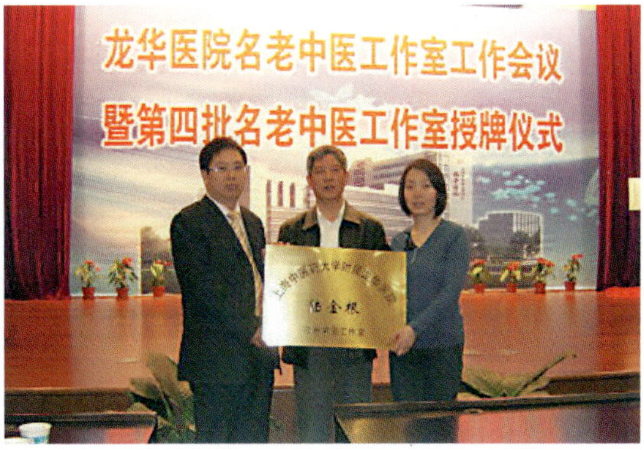

陆金根名老中医工作室

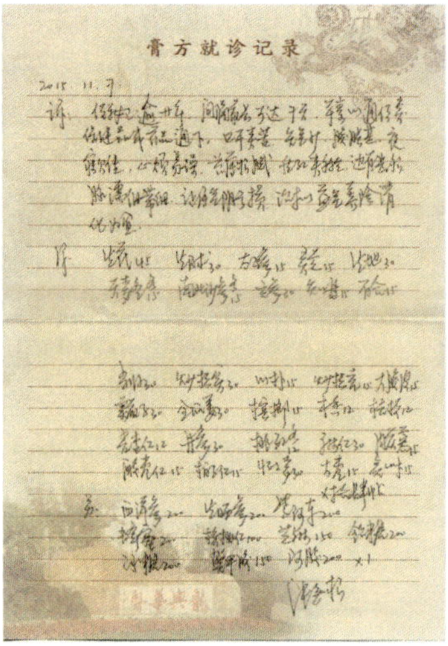
膏方就诊记录

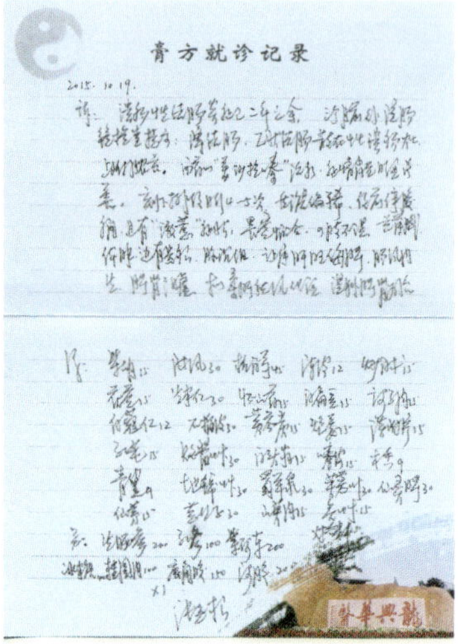
膏方就诊记录

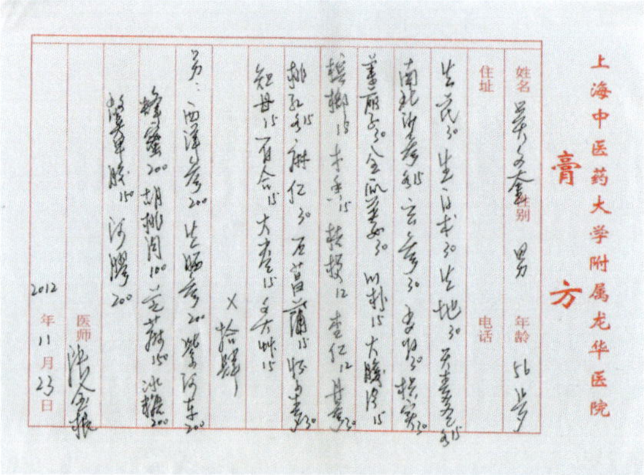
上海中医药大学附属龙华医院

膏　方

姓名　　性别 男　年龄 56岁

住址　　电话

医师

2012 年 11 月 23 日

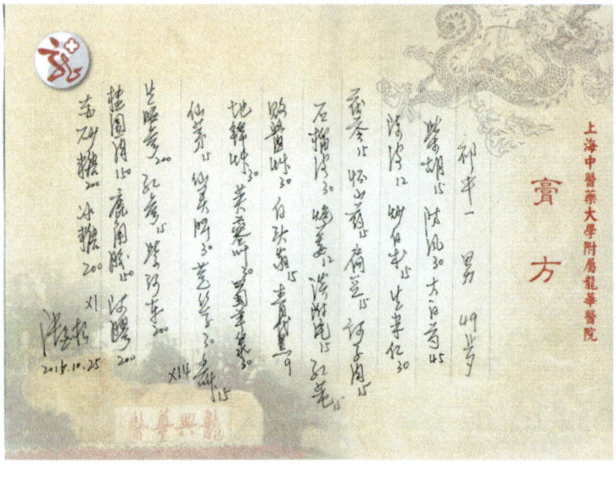
上海中醫藥大學附屬龍華醫院

膏　方

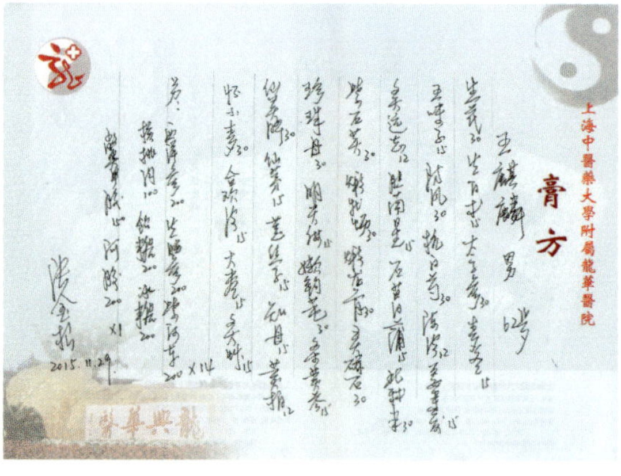
上海中醫藥大學附屬龍華醫院

膏　方

膏方笺

海派中医学术流派系列图书

顾氏外科

陆金根临证经验集

曹永清 王琛 郭修田 主编

科学出版社
北京

内 容 简 介

为了传承弘扬海派中医流派顾氏外科特色，挖掘并整理其学术思想，推广其学术技艺，科学出版社即将出版《顾氏外科陆金根临证经验集》一书。本书分为上、中、下三篇。上篇为医家漫谈，主要介绍了顾氏外科第四代传人陆金根教授的从医经历、学术思想、所创立的效方，以及特色外治技艺。中篇为整理陆金根教授临证医案。这些医案涵盖肛肠科常见疾病的中医药治疗、手术治疗及术后调护等；此外还包括部分中医外科常见疾病的验案。下篇为现代研究，整理了陆金根教授运用中医内、外治法治疗肛肠疾病的临床经验及相关机制研究。

本书可供临床医师，中医科研人员及学生、中医学者等参考，以期有所裨益。

图书在版编目(CIP)数据

顾氏外科陆金根临证经验集 / 曹永清，王琛，郭修田主编. —北京：科学出版社，2016.12
(海派中医学术流派系列图书)
ISBN 978-7-03-050361-9

Ⅰ.①顾… Ⅱ.①曹… ②王… ③郭… Ⅲ.①中医外科学-中医临床-经验-中国-现代 Ⅳ.①R26

中国版本图书馆 CIP 数据核字(2016)第 261477 号

责任编辑：陆纯燕
责任印制：谭宏宇 / 封面设计：殷 靓

科学出版社 出版
北京东黄城根北街 16 号
邮政编码：100717
http://www.sciencep.com
南京展望文化发展有限公司排版
广东虎彩云印刷有限公司印刷
科学出版社发行 各地新华书店经销

*

2016 年 12 月第 一 版 开本：B5(720×1000)
2024 年 1 月第三次印刷 印张：18 1/4 插页 4
字数：311 000

定价：60.00 元

(如有印装质量问题，我社负责调换)

《顾氏外科陆金根临证经验集》编辑委员会

序

由曹永清教授亲任主编，并携一众我的学生所精心编纂的《顾氏外科陆金根临证经验集》一书，即将付梓出版。近日，从主编到编委，众口一致：让我写此序。终因拗不过，由此只能起拙笔而写之。

先说句发自肺腑的话：真的是极其感谢他（她）们长期以来对我的一片真诚之情——就让这纯净的师生之情，以此书为证，长青永葆、镌刻心间吧！

再说句内心的话：当初动议出书之际，我是持不同意见甚至是反对的。我总感觉：一是自感才疏学浅，本人的整体学术水准尚未炉火纯青，对诸多疾病的认识尚不能透皮达骨至髓；对相关疑难病症的诊治思路，尚欠周详通达，惶恐本书问世之后，书籍的不足之处斑斑可见。二是随着年龄的渐长，我也已将达古稀之年，且不说往后的专业学术难再有发展，更恐是零创新。这主要还是“小富即安”的意识占据主导，使“随遇而安”的臆念日渐扩张。三是由曹永清教授领衔的整个编委群体，每一个都是科内医、教、研工作的中坚与骨干，有的拔尖人才已显现了日后必成“精英”之势。日常繁重的医疗工作；从本科到研究生的教学工作（还有培养“规范化培训医师”任务）；各级、各类诸多重大的科研工作，无不让每一位在艰辛运作，我何以忍心为了给我出书而加重、加大他（她）们的工作负荷呢！以上三点是我当初的活思想，真情话，无掺假，不虚伪（圈内的同仁同道，领导同事乃至学生都知晓我的脾性与为人的准则——真性情、忒直率）。

然而作为性情中人，大凡处事原则亦必有相对应的处事基准。我也知晓民间长期以来的一个习俗约定：胳膊拧不过大腿！我个人的主观之见属于“胳膊”，一众门人弟子的心志乃是“大腿”。当然我在同一时刻也周详地思考着：何谓真纯的师生之情？何谓专业学术的有序传承？何谓“流派”学术思想的务必弘扬光大？我又自然而然地联想到：自身从医迄今已四十三载，在恩师顾伯华先生的教诲下使我坚定了潜心中医外科学专业的意志；在恩师顾伯华先贤的亲授培育下，使我既跨进了中医外科学之门，又学得了“顾氏外科”流派的学术精髓。

从而在医疗岗位上为众多的患者祛病康复。尤其是顾伯华先生克难攻坚，不断创新的专业精神和悉心服务于患者的崇高医德更是激励我不断成长所取之不尽的源泉。至今我尽自己所能而所取得的些许医教研学术成就，离不开先贤前辈的栽培与训导。

今日由“顾氏外科”第五代后学为我出一本学术专辑，我慎思只为能传播弘扬“顾氏外科”的学术内涵，只为能振兴起“中医外科”的学术势头，则又有何不可呢？鉴此我既同意又定戒律：以上的两个“只为能”是目标、是底线、是本意。病案的总结撰写既要能体现“圆机活法”，又要“不废经验”；既要“善用经典名方”，又要“灵活进退”；既要“遵循传统”，又要“标新立异”，以示“顾氏外科”流派的常盛不衰。而在现实中，让我尤为兴奋的是，“顾氏外科”流派的后学之辈不仅人才济济，其中更不乏精英。就“顾氏外科”流派的“中医肛肠学”一族，曹永清教授、王琛博士、郭修田博士、郑德博士已成为极具影响力的中医肛肠专家。梁宏涛、姚一博、金艳、包歆滟、彭军良、孙健等中青年学者亦已脱颖而出，崭露头角，均是副高级主任医师。连同沈晓、高晶、徐向、惠慧、李锋等硕、博士在内的每一位编委所合成的团队既是“顾氏外科”流派新一层面的“人才群体”之一，也是“中医肛肠专业”的希望和自豪所在。

在此，我还是既要感谢一众弟子们为本书的编辑出版所呈献的辛勤付出，又真诚期盼他们精诚携手，为“顾氏外科”事业的发展奉献他们的才智。更祝愿他们自身在专业上取得更大的发展与成就。争朝夕，待时日，亦成为“顾氏外科”流派的一代宗师。这才是我今日作本书自序的心愿与本意！

谨此！共勉！

2016.9.28

医家传略

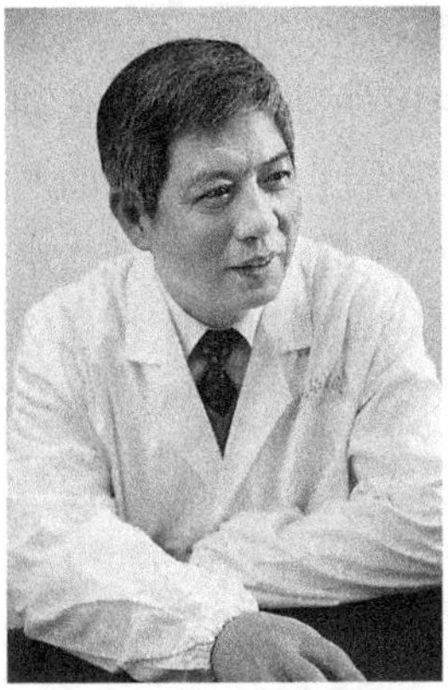

陆金根，男，1947 年 12 月生于上海市南汇县（现上海市浦东新区），1973 年毕业于上海中医学院（现上海中医药大学）。先生曾任上海中医药大学附属龙华医院院长、世界中医药学会联合会肛肠病专业委员会会长。现任上海中医药大学教授、博士生导师、上海市名中医、上海中医药大学学术委员会委员，国家教育部及国家中医药管理局重点学科带头人，上海市海派中医流派传承研究基地负责人，上海市中医药研究院、上海中医药大学——中医外科研究所所长、中医外科学术带头人，全国第五批老中医药专家学术经验继承人导师。还兼任国家自然科学基金委员会评审专家，《上海中医药杂志》《上海中医药大学学报》《世界中医药杂志》常务编委，世界中医药学会联合会外科专业委员会副会长兼秘书长、肛肠病专业委员会名誉会长，上海市中医药学会副会长兼秘书长，上海市中西医结合学会副会长，中国中西医结合学会大肠肛门病专业委员会顾问，中华中医药学会肛肠分会顾问等职。

1973 年毕业分配至上海中医药大学附属龙华医院，即师承中医外科名家顾伯华教授。于 1990 年为国家卫生部、人事部、国家中医药管理局确定的顾伯华名中医学术继承人，曾获首届中医药传承高徒奖。医学生涯深得著名中医外科泰斗顾伯华教授亲传，全面继承“顾氏外科”精髓。从事中医外科工作的 40 余年间，尤其擅长中医肛肠病专业，通晓理论，精于手术。在继承导师经验的基础上，也逐步形成了自己的学术思想和观点：外科病之治疗务必“以消为贵，内治贵早”“腐脱新生之效必系气血之盛衰”。由此而治疗的世界罕见疾病——会阴部急性坏死性筋膜炎，样本量之大、治愈率之高、治愈速之快都居世界领先水平。加之在临床实践中注重继承，注重研究，注重创新，自身的专业理论基础扎实，学术经验日益积累，并形成了以下学术成效：确立了两个新的中医病名（瘘痈、肛疽）已被列入统一编写教材。自创“隧道式对口拖线引流术”手术方式，治疗多支管性复杂性肛瘘，疗效确切，术中、术后患者痛苦小，又无肛门失禁、肛门移位、肛管皮肤大片缺损等后遗症。由于对难治性肛瘘的治疗富有研究，颇有心得。继而将“拖线疗法”移用于“浆细胞性乳腺炎”“糖尿病足贯通性窦道”等疾患，临床疗效俱佳。还原创“痔外静脉丛剥离术”治疗血栓外痔，远期疗效达到国内领先水平。

先生专业功底深厚，予外科诸法均乃精通，诸如熏洗、垫棉压迫、药捻、拖线、切开等法。先生崇尚“治病必求其本”“治外必本诸内”的学术思想，主张外病内治，内治与外治相结合，辨证与辨病相结合。治法尤重调整阴阳、脏腑、气血、经络的平衡，他之所以是一位肛肠病专家，源于他实为一位中医外科大家。在长期的临床实践中，总是坚持中学为体，西学为用的医学实践模式，在洞悉疾病的西医学病因、病理、诊断治疗原则的同时，借助于深厚扎实的中医理论根底，融入中医的整体观念，坚持辨证论治，中西互参，西为中用。先生认为，局部整体观拥有两个方面的含义：一是把局部作为一个整体来认识；二是局部的问题要以整体的观念来分析。先生常言，西医学是以解剖、生理、病理等立论，强调局部结构认识；中医学是在整体观念指导下认识局部。其实整体与局部是相辅相成的，也是相对的。整体观是中医学基本特点之一，天人合一是一个大的整体观，而人本身也是一个整体。人的生长发育起源于受精卵，然后形成头、颈、躯干和四肢，以及相应的脏腑器官等各个部分，进而细分各个部分又具有相对独立的整体性。因此在局部疾病的治疗方面，要用整体的观点去看待。以肛瘘的治疗来说，肛瘘可以潜行于肛周各个间隙，如肛门后深间隙、坐骨直肠间隙、直肠上间隙，以及组成肛门、直肠的各肌群之间等，因此要从肛门局部整体观出发，保护好肛门的功能，保护好肛门局部的整体性。先生首创拖线疗法治疗肛瘘，根据瘘道的不同走向，分段切开将线置于瘘管腔内，这种“以线代刀”的方式，避免了直接切开瘘道，最大限度地保护肛门局部整体性，减少大量肛周组织缺损，保护肛门功能。在局部整体观念指导下，该方法应用于浆细胞性乳腺炎、糖尿病性足坏疽等均获良效。先生治疗痔疮亦多从局部整体观出发，采用小切口，潜行剥离的方法，尽可能地减少组织损伤，从而最大限度的减少创伤，保护肛门的功能。而对于便秘的治疗，先生则认为便秘虽表现为局部的现象，但要从整体的观点来分析，从西医来说有结肠慢传输导致便秘，有出口梗阻导致便秘；也有两者同存所导致的便秘；也有可能为全身性疾病导致的症状之一，如糖尿病、中风或精神情志病等引起。从中医的观点出发，便秘多责之于大肠传导失司，与五脏皆相关，经云“魄门亦为五脏使，水谷不得久藏”。其中，与肺、脾、肾关系尤为密切，肺与大肠相表里，肺气的宣发与肃降和大肠传输密切相关，古人用“提壶揭盖”之法治癃闭，先生常依此理治疗便秘而获效。脾主运化，为胃行其津液，脾之津液为胃热所约束，热结肠燥便秘作也，或脾虚中气不足，大肠传导乏力亦可形成便秘。肾司二便，肾阳主温，肾阴主润，肾虚温润无权，责大肠传导失司，魄门开阖失度，导致便秘。因此便秘虽为局部表现，但先生从整体观念出发，从肺、脾、肾入手，以益气养阴为主导，屡获良效。

先生先后承担国家高技术研究发展计划（"863 计划"）、国家重点基础研究发展计划（"973 计划"）、国家自然科学基金、国家科技支撑计划等重大项目 10 余项。拥有国家发明专利及实用新型专利 8 项，其中相关研究"复黄片治疗肛肠疾病出血的临床研究与应用开发"获 2013 年第四届上海中医药科技奖二等奖；"拖线技术治疗难愈性窦瘘类疾病治疗中的临床应用与成果推广"获 2011 年上海市中医药学会成果推广奖一等奖；"拖线技术在难愈性窦瘘类疾病治疗中的临床应用与发展"获 2010 年中华中医药学会科学技术进步奖一等奖；"拖线疗法在难愈性窦瘘治疗中的运用和发展"获 2009 年高等学校科学研究优秀成果奖科学技术进步奖二等奖；"拖线疗法治疗难愈性窦瘘类疾病的临床应用及作用机制"获 2008 年上海市科技技术进步奖二等奖；"拖线疗法在难愈性窦瘘治疗中的运用和发展"获 2008 年上海市医学科技奖三等奖；"隧道式对口拖线引流术治疗肛瘘的临床研究"获 2006 年中国中西医结合科技奖三等奖；"隧道式引流法治疗复杂性肛瘘的临床应用"获 2006 年上海市临床医疗成果奖三等奖。

先生十分重视培养中青年医师，先后培养博士、硕士 30 余名，博士后 1 名，全国老中医药专家学术经验继承学员以及各级各类的人才培养人员 20 余人。这些学生现在已成为各所属专业领域的学术骨干。先生不遗余力指导后学，发表专业论文 110 余篇，主编、主审《中西医结合肛肠病学》《实用中医肛肠病学》《名医与专科》《实用中医肛肠病学》《肛肠病中西医治疗学》《大肠肛门病研究新进展》《痔病百问》等 10 余部。先生于 2002 年获全国优秀院长，2004 年荣获博士生导师称号，2005 年获上海市名中医称号，2012 年获国务院特殊津贴。2011 年"陆金根上海市名老中医学术经验研究工作室"获准成立。

目 录

Contents

中篇　医案撷英

下篇　现 代 研 究

上篇　医家漫谈

一、道法新语

论肛肠整体观及证治大法

陆老衷中参西的理念主要体现在临床实践中，他之所以是一位肛肠病专家，源于他实为顾伯华嫡传的一位中医外科名家。在长期的临床实践中，陆老总是坚持以“中”为体，以“西”为用的医学实践模式，在洞悉疾病的西医学病因、病理、治则治法的同时，借助于深厚扎实的中医理论根底，融入中医的整体观念、辨证论治；践行中西互参、西为中用。

陆老认为，局部整体观蕴有两个方面的含义：一是把局部作为一个整体来认识；二是局部的问题要从整体的观念来分析。陆老常言，西医学是以解剖、生理、病理等立论，强调局部结构认识；中医学是在整体观念指导下认识局部。其实整体与局部是相辅相成的，也是相对的。整体观是中医学基本特点之一，天人合一是一个大的整体观，而人本身也是一个整体。人的生长发育起源于受精卵，然后形成头、颈、躯干和四肢等各个部分，进而细分各个部分又具有相对的整体性。因此在局部疾病的治疗，要用整体的观点去看待。

以肛瘘的治疗来说，肛瘘可以潜行于肛周各个间隙，如肛门后深间隙、坐骨直肠间隙、直肠上间隙，以及组成肛门、直肠的各肌群之间等。因此要从肛门局部整体观出发，保护好肛门的功能，保护好肛门局部的整体性。陆老首创拖线疗法治疗肛瘘，根据瘘管的不同走向，分段切开，将线置于瘘管腔内。这种“以线代刀”的方式，避免了直接切开瘘管，最大限度地保护肛门局部整体性，减少大量肛周组织缺损，保护肛门功能。在局部整体观念指导下，该方法衍用于浆细胞性乳腺炎、足坏疽等病症，也均获良效。陆老治疗痔疮亦多从局部整体观出发，采用小切口，潜行剥离的方法，尽可能地减少组织损伤，从而最大限度地减少创伤，保护肛门的功能。而对于便秘的治疗，陆老则认为便秘虽表现为局部现象，但要从整体的观点来分析。从西医来说有因结肠慢传输导致便秘，或有因出口梗阻导致便秘，也有两者混合型便秘，更有可能为全身性疾病导致的症状之一，如糖尿病、中风或精神疾病等引起。从中医的观点出发，便秘多责之于大肠传导失司，与五脏皆相关，经云“魄门亦为五脏使，水谷不得久藏”。其中，与肺、脾、肾关系尤为密切，肺与大肠相表里，肺气宣发与肃降和大肠传输密切相关。古人用“提壶揭盖”之法治癃闭，陆老常依此理治疗便秘获效。脾主运化，为胃行其津液，脾之津液为胃热所约束，热结肠燥便秘也；或脾虚中气不足，大肠传导乏力亦可形成便秘。肾司二便，肾阳主温，肾阴主润，肾虚温润无权，责大肠传导失司，魄门开阖失度，导致便秘。因此便秘虽为局部表现，但陆老从整体观念出发，从肺、脾、肾入手，以益气养阴为主导，屡获良效。另外，对于放射性肠炎的认识，陆老从整体观出发，认为此类患者多因肿瘤进行放疗所致，① 肿瘤多因湿热瘀滞、正气不足所致；② 认为射线所伤为热毒，热毒之邪易耗伤气阴。两者相加，患者多表现为气阴不足、湿热留恋之证，治疗当从益气养阴、清化湿热入手。而扶正与攻邪之偏重，可据病证、体质、病程等综合考虑。

肛肠病的治疗方法分为内治和外治两种。内治之法，辨证施治，以“消、托、补”为诊治之纲要；外治之法，乃或手术治疗或以药物外用。在临床诊疗过程中，陆老认为，要明确手术与药的位置，能用药则用药，不能用药则手术。只有手术与药并重，才能真正体现中医肛肠的特色和优势。随着中医肛肠学科的发展，中医肛肠病学已从传统意义上的痔瘘病学，逐渐形成了较为完备的肛肠病学体系。诊治范围从传统的肛门病为主，进一步扩展至结、直肠疾病。有些疾病以内治为主，有些疾病以外治为主，何时用刀、何时用药，应当根据不同病种、不同疾病阶段，并结合个体因素及局部整体辨证相结合，综合考虑。或以内治为主结合外治，或以外治为主结合内治，并行或兼行择机而定。如肛痈初起，以消为贵，清热利湿解毒，以内治为主结合外敷箍毒消肿；成脓之后，当祛毒外泄，及时切开引流，兼以内治；脓溃成漏，当以手术、外用药物治疗为主，并视情况结合内治促进伤口愈合。再如炎性肠病的治疗，多以内治为主，可以配合灌肠等外治法；而一旦穿孔等并发症发生，又当以外治为主。

对于中医外科内治法最具特色的“消、托、补”三法在肛肠的应用，陆老认为临床应用当灵活施治，消、托、补三法“以消为贵、内治尤宜贵早”。《外科启玄》说：“消者灭也，灭其形症也，如形症已成，不可用此法。”肿疡初起阶段，其病理变化多以经络阻滞、气血凝塞为主，治则贵在消散。“内治贵早”为历代医家所尊崇，《素问·八正神明论》明确指出：“上工救其萌芽……下工救其已成，救其已败。”陆老又对“以消为贵”的思想进一步发展，认为凡是在辨病辨证理论指导下的一切消除“形症”的治法皆可归属为消法范畴，可灵活应用于肛肠病的初、中、后期各阶段。如肛痈初起，以消为主，内外合治；若后期溃脓或结块，可补中带消或消托并施。再如依“酸可收敛、涩可固脱”指导下，早期内痔采用注射术，亦属消法范畴。《外科启玄·明内托法论》言“托者，起也、上也”。托法分为透托和补托两类。透托法以透为主，以补为次，主要适应证为邪毒亢盛，而正虚不明显之邪盛虚少证；补托法以补为主，以托为次，用于正气不足，不能托毒外达，疮形缓起难溃，以及疮疡溃而正气不足，不能排毒于外，外溃不敛，正虚邪恋者。两者既有脓出毒泄的共同点，又有补益轻重不等之不同点。《素问·五常政大论》说“虚者补之”，补法以补益气血为主，多用于疾病后期，气血不足之证。这种“不足”的辨证应用，可以是全身气血亏虚的临床表现，如神疲乏力、面色无华等症状；也可以是以局部气血亏虚，如创面肉芽暗红、生肌迟滞等。

外治之术重局部辨证，灵活施治“刀、药”。《理瀹骈文》曰：“外治之理，即内治之理；外治之药，亦即内治之药；所异者，法耳。”外治之法有药性持久、比较安全、能使药力直达病所等优势，为内治法所不及，故有“良工不废外治”之说。陆老认为，外治亦需注重强调局部辨证论治，外治之药与内治之药不尽相同，如丹药等提脓祛腐之剂为外治常用，而内治因其含有大毒而很少使用。至于外用药物，种类繁多，有膏药、油膏、箍围药、掺药、草药等，临证施用当以局部色形、肿痛、脓、痒等，辨其阴阳虚实，灵活应用。如阳证肿疡，可用金黄膏掺芒硝外敷箍毒消肿，溃后可用八二丹药线引流，脓腐尽以生肌散掺在创面上，外贴白玉膏抑或红油膏。总之，治疗要点在于“谨守病机，各司其属”。

复杂性肛瘘治疗经验

肛瘘是临床上常见的肛肠疾病，手术治疗肛瘘，中医学亦早有记载。《五十二病方》将瘘归入“牡痔”之中，叙述了治疗肛瘘的手术方法。早在明代就有关于挂线的记载，《古今医统》记载，“至于成瘘穿肠，以臀中有鹅管，年久深远者……挂线泥治，庶可除根”“药线日下，肠肌随长，僻处既补，水逐线流，未穿疮孔，鹅管内消”，记述了挂线的方法。现代研究证明，肛管外括约肌的完整性、内括约肌反射的完整性、肛门局部上皮电生理感觉，以及瘢痕组织引起的肛管缺损是影响肛门节制功能的主要因素。因此，如何选择肛瘘手术的方式，最大限度保护肛门内外括约肌、减少肛管缺损成为肛瘘治疗中至为关键的一步。陆老多年来一直致力于“中医微创”疗法研究和探索，创制了“隧道式拖线法”“主管拖线术”等系列拖线手术方式。此系列拖线术根据中医学“腐脱新生”的理论，吸收现代外科“微创”理念经不断改进而成，是一种独具中医特色的肛瘘保留括约肌手术方式。

陆老认为，治疗肛瘘关键在于首先要正确探明瘘管走向及内口，即肛瘘的病症全貌要明确。除了运用传统中医的银质探针、直肠指检，以及内窥镜进行诊断外，在临床中还结合现代诊断技术，如腔内超声、MRI 等，提高诊断的准确性，不断提高诊断准确性。另外，陆老在瘘管造影的基础上，结合螺旋 CT 三维成像技术，把肛瘘管道的走向做成三维图像，为在手术中准确安置拖线提供了必要的客观依据。

手术中切口及拖线的设置，在手术前结合超声和 MRI、CT 等的检查结果，初步确定切口和拖线的部位，包括切口的大小、数量，以及拖线的长短和数量。手术中结合运用亚甲蓝染色，以便寻找管道走向，提高手术的准确性，并且遵循单纯性肛瘘可采用隧道式主管拖线，复杂性肛瘘支管拖线，高位肛瘘采用挂线法结合拖线法处理的原则。做到拖线以直线为主，拖线部位不能有残腔，拖线两端引流通畅，拖线长度应控制在 5 cm 以内，若管道太长可以采用分段拖线法处理。近年来，拖线的材料也在不断地改进当中，如在原来丝线的基础上，将输液皮条改进后拟做拖线运用，更方便冲洗，减少摩擦，缩短换药时间，减轻患者在换药过程中的疼痛，使医者和患者配合自如，提高手术治愈率。

拖线术术后的处理正确及时与否也是治疗是否成功的重要因素。手术后在保证患者大便通畅的前提下，每日早晚或便后换药。换药前先做局部清洁，以中药熏洗治疗，一般可用中成药(如痔疾洗液)，也可以苦参汤为主方自行配制。换药中用 0.9%生理盐水冲洗，将提脓祛腐药九一丹或八二丹放在丝线上缓慢拖入瘘管内蚀管 10 至 14 天；待引流创面及拖线处无明显脓性分泌物、肉芽组织鲜红时，即为拆除拖线的最佳时机。在拆除拖线的前一天，可进行清洁灌肠，以达到控制大便 2 至 3 天的目的。一旦拆除拖线后，即配合使用“垫棉压迫法”，即在拆除拖线之后，以小型棉块或纱块垫压于患处，外用橡皮膏或绷带适度加压，使原来的空腔皮肉黏合，最终达到伤口愈合目的。《外科正宗》:“痈疽、对口、大疮，内外腐肉已尽，惟结痂脓时，内肉不粘连者，用软棉帛七八层，放疮上以绢扎紧，睡实数次，内外之肉自然粘连一片，如长生成之肉矣。有患口未完处，再搽玉红膏，其肉自平矣。”垫棉压迫疗法由于采用适当的加压固定，可使瘘管管壁空腔皮肉密切接触，管腔发生粘连，促进管腔肉芽生长，最终愈合。

肛周会阴部坏死性筋膜炎证治经验

肛周会阴部坏死性筋膜炎以皮肤和浅筋膜组织迅速广泛坏死而不侵犯肌肉组织为主要病理特点，常合并中毒性休克综合征。此病具有发病急、进展快、创面大、预后差的特点。其病名的中医无确切记载，类似于“烂疔”“坏疽”“陷证”的相关描述。其临床症状主要表现为局部皮肤突然出现痛性红色肿胀，随病情进展呈现青铜色、紫色、黑色坏死灶，有淡黄色或血性浆液或脓液渗出，短期内出现大疱；疱下呈现不规则的出血性坏死，并迅速成为境界清楚的皮肤坏疽，广泛表浅筋膜坏死，周围潜行皮缘，坏死迅速沿筋膜扩散至附近组织，但不累及肌肉。严重者，皮下有气体、脓液臭秽难闻，短期内出现高热、神昏谵语、血压下降、休克、衰竭等全身中毒症状。陆老根据本病发病急、进展快、创面大、预后差的临床特点，结合中医学“疽由筋骨阴分发”及病多发于肛前会阴部位，将该病命名为“肛疽”。其病机主要是本虚标实。气阴不足为本，邪毒内蕴为标。气不足则卫外不固，阴不足则内热生，或诱以六淫之邪，或因不洁之邪伤表，邪气乘虚入侵，内伏太阳或少阴，蕴而化热，又逢内热，聚而成毒，热毒蚀肌腐肉。轻则红肿热痛、臭秽发脓；重则毒入营血，内传脏腑而成本病。

手术配合药物治疗本病，需遵循手术与换药相结合，西药与中药相结合，辨证与辨病相结合，整体治疗与局部治疗并重的治疗方针。急性期以中西医结合治疗为主，恢复期以中医药治疗为主。强调中西贯通，非西医不可救其急，非中医不可缓其势。本病一经确诊，需及早彻底清除坏死组织，因本病实际受累区域比预期更大，故切口应足够大，直至用器械或手指无法将皮肤和皮下组织从深筋膜分开为止；可做多个切口，对口引流，必要时配合拖线疗法，肛周两侧脓腔较深应放置胶管引流冲洗，通常在尽量保留皮肤的前提下，必须力求引流通畅，以确保所有坏死部位得到彻底切开。并视病变进展，需及时作多次清创，将坏死组织即时去除。伤口敞开换药，用3%过氧化氢（双氧水）和0.5%甲硝唑交替冲洗，再用双氧水溶液纱条疏松填塞伤口内。

陆老严谨提出，足量合理选用敏感抗生素、早期高压氧疗法、中医辨证施治、中药局部换药，对治疗该病的重要性。他认为术后即便在没有细菌学资料的情况下，也应选用高效广谱抗生素。反复做脓液细菌培养以早期发现致病菌，及时调整抗生素；同时采用高压氧舱治疗，对于控制感染，尤其厌氧菌感染是必要的。另外，需早期介入中药治疗，有利于整个病程的恢复，应用中应注意整体与局部的辨证，扶正与祛邪的关系。治分三期，扶正与祛邪兼顾。肛周会阴部坏死性筋膜炎初起，主要表现为患处局部肿胀、疼痛，皮色紫红成点状，从中心点迅速向四周扩散，疮顶色灰黑，切开后脓浊秽，味臭难闻，痛剧不止，多伴恶寒发热，甚至高热烦躁等热毒炽盛表现。此时以邪实为主，治疗重在祛邪，并注意时时顾护胃阴，治宜清热解毒凉血，以黄连解毒汤和犀角地黄汤加减，药用黄连、黄柏、黄芩、金银花、连翘、白花蛇舌草、紫花地丁、水牛角、生地黄、赤芍、牡丹皮等。因本病来势凶险，在中药用量上应较治疗一般性疮疡为大，生地黄、金银花、紫花地丁等常用至60 g。如出现高热不退，神昏谵语，血压下降等疔毒走黄之证者，加用安宫牛黄丸或紫雪散。中期局部创面多见坏死筋膜色灰暗，脓似粉浆污水，气味恶臭，脓腐难脱或肉芽淡红，脓水清稀，或伴气阴（血）不足表现，此时邪气未退，正气渐衰，治疗当扶正与祛邪兼顾，以托毒排脓，药用八珍汤合四妙勇安汤加金银花、连翘、穿山甲、皂角刺等。病情稳定后，恢复期局部创面肿不明显，皮色不红而暗淡，当以扶正为主，以补气血，促生肌，药用加味十全汤加玄参、天花粉等，促进生肌长肉。至于外用药，早期创面脓腐明显，以提脓祛腐药九一丹或八二丹，可加速腐败坏死组织的脱落液化；恢复期创面坏死脱落干净，用生肌散等能促进肉芽及上皮生长的药物，促进伤口愈合。

论治功能性便秘

功能性便秘治以扶正为主，补气养阴、兼以清热。陆老认为功能性便秘虚证为多，气阴两虚为主，多由素体阴虚、津液不足，或热病之后、津液耗伤，或年老体虚、阴血不足，或过食辛辣厚味、醇酒炙博等耗伤津液，导致气虚而致肠道推动无力、阴虚而致肠道失养发为便秘。

《医宗必读·大便不通》云："有老年津液干枯，妇人产后亡血，及发汗利小便，病后血气未复，皆能秘结。"如久用峻泻通下之法，日久则导致津气亏耗，津血不能濡养大肠，气虚不行，大肠传送乏力而便结于肠，且日久又可及肾，而呈恶性循环。所谓"损其津液，燥结愈盛"（《兰室秘藏·大便结燥论》）。兹阴虚生内热，故临证可见烦热、口干、舌红少津、脉细数等一系列阴虚火旺之象。"法当补养气血，使津液生则自通"（《医宗必读》），治宜益气养阴、开秘通下。陆老临证多用生黄芪、生白术、生地黄、当归、麦冬、玄参等益气养阴，滋阴润燥。黄芪为补药之长，能补一身之气。《本经疏证》谓："黄芪一源三派，峻三焦之根，利营卫之气，故凡营卫间阻滞，无不尽通。"白术苦而甘温，味厚气薄，健脾益气。《药类法象》言其："除温益燥，和中益气。"生地黄、麦冬、玄参三药合用，取法"增液汤"，意在增水行舟，滋阴救液、凉血清热、生津润燥。玄参，苦咸而凉，滋阴润燥，壮水制火，启肾水以滋肠燥；生地黄甘苦而寒，清热养阴，壮水生津，以增玄参滋阴润燥之力；麦冬甘寒，滋养肺胃阴津以润肠燥。三药合用，养阴增液，以补药之体为泻药之用，使肠燥得润、大便得下。当归养血润肠。若阴虚火旺明显者可加黄柏、知母。

调畅气机，以肺为先，以降为和，"肺与大肠相表里"。肺之肃降与大肠传导息息相关，上窍闭则下窍不通，若肺失清肃，则肠腑闭塞不通。《丹溪心法》云："肺气不降，则大便难传送。"陆老临证多选杏仁、桔梗、紫苏子等具有宣肺降气之品，使脏腑气机升降有序，肺气得宣，肃降得行。杏仁降气润肠；桔梗辛温升散，主利肺气、通咽膈、宽中理气；桔梗、枳实合用，有宽中下气之效。清代王学权认为："桔梗，开肺气之结，肺气开则府气通，故亦治腹痛下利，昔人谓其升中有降者是矣。”紫苏子降气以开上窍、升清降浊、祛痰降气为主，且有滑肠通便、宽郁开胀之效。《本草汇》载：“苏子，散气甚捷，最能清利上下诸气，通二便。”

大肠者，传导之官。六腑以通为用，以降为和。大肠气机调畅，糟粕方能传导下行。功能性便秘患者多久服泻药，使气机枢转不利，气结为患，脾胃失和，升降失司，腑气不通。陆老临证喜用川厚朴、枳实、枳壳、莱菔子调畅肠道气机，多获良效。川厚朴、枳实二药合用，取法于《伤寒论》的小承气汤和《金匮要略》的厚朴三物汤，取其下气除满、行气消胀之功。厚朴苦、辛，气温，性燥，有宽中化滞、平胃气之功，其温可燥湿、苦可下气。李杲曾论：“厚朴，苦能下气，故泄实满；温能益气，故能散湿满。”《本草衍义补遗》载：“枳实泻痰，能冲墙倒壁，滑窍泄气之药也。”二药配合使用，相辅相成，行气消导、调畅气机功用颇佳。枳壳引气下行，《本草纲目》曰：“其功能利气，枳壳利肠胃。”莱菔子降气除胀之功，类似枳实、厚朴，而其通便之力则胜之。又因其降气通便而不伤阴，可用于阴虚肠燥津亏之便秘。《医学衷中参西录》：“莱菔子，顺气开郁，消胀除满，此乃化气之品，非破气之品。”

便秘日久，尚需养心柔肝、活血化瘀。便秘久病，易致情志不畅，患者多忧思多虑、脾伤气结，或抑郁恼怒、肝郁气滞，导致心血暗耗，神不守舍。临床表现除见大便干结或不甚干结外，多伴胸胁满闷，精神忧郁，烦躁不宁，舌苔薄腻，脉弦。对此型便秘，陆老取法甘麦大枣汤之意，临证多加用炙甘草、淮小麦、大枣、丹参、郁金、合欢皮等养心柔肝、宁心安神。《黄帝内经》云：“心病者，宜食麦。”小麦甘润滋养、养心缓急。《金匮心典》谓：“小麦为肝之谷，而善养心气，甘草、大枣甘润生阴，所以滋脏气而止其燥也。”丹参止烦满，益心气。《滇南本草》谓其：“补心定志，安神宁心。”郁金清心解郁，《本草衍义补遗》谓其“治郁遏不能散”。合欢皮味甘气平，主养五脏，《本草蒙筌》言其“利心志补阴，安五脏明目。令人事事遂欲，时常安乐无忧”。

功能性便秘日久，便结难下，气滞日久，推动无力，血行不畅，则瘀血内停，所谓“久病必瘀、久病兼瘀”。陆老认为在治疗功能性便秘时，气道通，血道也需通也！虽无明显瘀血症状，但据“久病血伤入络”之理，在辨证论治的基础上适当加入活血化瘀药，必能达事半功倍之效。多数功能性便秘患者临证除有气滞腑行不畅症状外，尚可见舌暗或有瘀点、瘀斑，脉多沉涩等血瘀表现。其病机属于瘀血阻滞肠腑，腑气通降不利。对此，陆老在理气通便的基础上，常加用桃仁、虎杖、当归等活血通便药，使瘀血消散、气机流畅，则便秘可除。桃仁味苦能泻滞血，体润能滋肠燥。《珍珠囊》载：“桃仁，治血结、血秘、血燥，通润大便破蓄血。”虎杖活血通经，缓泻通便。

陆老巧用下法，喜用滋润、慎用攻伐。陆老认为，对于功能性便秘缠绵难愈者，可以在前述诸法基础上，酌用下法，可以选用火麻仁、郁李仁等功擅润燥滑肠的药物。《药品化义》载："麻仁，能润肠，体润能去燥，专利大肠气结便闭。凡老年血液枯燥，产后气血不顺，病后元气未复，或禀弱不能运行皆治。大肠闭结不通，不宜推荡，亦不容久闭，以此同紫菀、杏仁润其肺气，滋其大肠，则便自利矣。"郁李仁专治大肠气滞、燥涩不通。另外，还可选用肉苁蓉、杏仁等药物。其中肉苁蓉"润五脏，益精血，滑肠"(《本草分经》)；而杏仁苦泄润利，有理气润肺、开结润燥之功。

陆老认为，功能性便秘多病变日久，患者多正气亏虚，切勿妄投攻下，应避免滥用芒硝、大黄等攻伐峻下的药物。若只图一时之快，一味投用大黄、芒硝、芦荟等峻猛攻下之品，则宜致苦寒伤脾，正气更耗，症状反而加重。正如《兰室秘藏·大便结燥论》所云："大抵治病，必究其源，不可一概用巴豆、牵牛之类下之，损其津液，燥结愈盛。"《丹溪心法·燥结》亦云："如妄以峻利药逐之，则津液走，气血耗，虽暂通而即秘矣。"另外，大黄、芦荟、番泻叶等蒽醌类药物久用可致结肠黑变病。峻猛攻下药虽非陆老常规用药，但如确属阳明腑实之热结旁流证，"急则治其标"，投用峻下之剂，但只宜一二剂，中病即止，以免过剂伤正。

痔便血论治

陆老认为痔便血多由于湿热下注、热盛迫血妄行引起，多拟采用凉血清热利湿为主治疗。也有少部分患者随便血的大量丢失可兼见气血两虚之证。《临证指南医案》云"痔疮下血，湿热居多"；清代陈士铎《洞天奥旨》卷九云"痔疮生于谷道肛门之边，乃五脏七腑受湿热之毒而生者也……虽痔之形状甚多，而犯湿热则一也"。陆老认为痔便血多因患者饮食不节，恣食生冷、肥甘，伤及脾胃而滋生内湿，湿热交融，下注肛门，致使肛门部气血纵横、经络交错而生内痔；热盛则迫血妄行，血不循经，则血下溢而便血。正如《疡医大全》所云"过伤生冷，有耽于醇酒者；有好嗜辛辣煎炒炙煿者。肠胃受伤，以致有湿热浊气瘀血流注肛门"；《外科正宗》所云"夫痔者乃素积湿热，过食炙烤，因久坐而血脉不行，又因七情而过食生冷，以及担轻负重，竭力远行，气血纵横，经脉交错，又或酒色过度，肠胃受伤，以致浊气瘀血，俱能发痔"。

痔便血治疗以凉血清热利湿为主，药用生地黄、赤芍、牡丹皮、苍术、黄柏、川牛膝、生地榆、生槐花、生蒲黄、侧柏叶。或又佐以藕节炭、仙鹤草、旱莲草等效果满意。正如《东垣十书》所云"治痔漏大法，以泻火、凉血、除湿、润燥为主"；朱丹溪《丹溪心法·痔疮》所云"痔疮专以凉血为主"。生地黄味甘苦、性寒而入血分，能清营血之热而凉血，通过凉血尚有止血之功效，可用于血热引起的各种出血症。《汤液本草》载生地黄“诸经之血热，与他药相随，亦能治之，溺血便血亦治之”。陆老认为凉血止血药物多有留瘀之弊，治疗应以“疏其血气，令其调达，而致和平”的宗旨，可在止血剂中少佐散瘀之品，使止血而不留瘀，如牡丹皮、赤芍之属。赤芍苦、微寒，有清热凉血、散瘀止痛之效，《药品化义》云：“赤芍，味苦能泻，带酸入肝，专泻肝火；盖肝藏血，用此清热凉血。”牡丹皮有清热凉血、活血散瘀之效，《本草经疏》载“牡丹皮，其味苦而微辛，其气寒而无毒，辛以散结聚，苦寒除血热，入血分，凉血热之要药也”。地榆凉血止血，其性沉降，尤宜治疗下焦出血，《沈氏尊生书》中地榆甘草汤即以地榆为主治疗便血，《本草纲目》载“地榆，除下焦热，治大小便血证”，乃痔科要药。槐花具有凉血止血、清肝泻火的功效，为治疗便血的常用药，《本草求真》载槐花“治大、小便血，舌衄”。蒲黄，味甘，性平，入肝、心经；本品甘缓不峻，性平而无寒热偏胜之弊，长于活血化瘀、收涩止血，具有止血不留瘀之妙。蒲黄生用凉血止血效果最佳。单味生蒲黄，煎服或吞服、外敷等都能凉血止血，若随证配伍其他药物，则效果更佳，如侧柏叶生用，长于凉血而止血热妄行。在止血方剂中，无论寒热吐血，都可佐用侧柏叶，《本草汇言》载：“侧柏叶……凡吐血、衄血、崩血、便血，血热流溢于经络者，捣汁服之立止。”苍术苦温燥湿健脾，朱震亨云“苍术治湿，上、中、下皆有可用”。黄柏苦寒清热燥湿，偏走下焦，为治下焦湿热要药。川牛膝乃引经之品，可引药下行，辅以藕节炭收敛止血，仙鹤草及旱莲草益气摄血。藕节炭具有收敛止血的功能，仙鹤草功能止血，性既不温热也不寒凉，乃平和之性，作用广泛。仙鹤草可用于身体各部分出血病证，且无论寒、热、虚、实者均可应用，可单独服用，也可配合其他止血药同用，常与旱莲草相须为用。如属于血热妄行，可配合凉血、止血药（生地黄、赤芍、牡丹皮、侧柏叶、藕节炭等）。墨旱莲性酸凉甘，酸能收敛，凉能止血、清热，甘能滋补肝肾，本品入肝、肾二经，肝主藏血，对因肝肾阴虚和血热引起的各种出血证，都有很好的止血作用。《赤水玄珠》载“旱莲草甘寒滋阴泻热，酸寒凉血止血，若以鲜品入药，清热止血力更强”。

陆老认为气与血的关系密切，“气为血之帅，血为气之母”。患者出血较多，损伤气血，可酌情加用仙鹤草、旱莲草益气摄血，体现了气能生血、气能摄血之意。正如《不居集》所云“一身气血，不能相离，气中有血，血中有气，气血相依，循环不已”，因血为气之母，血能生气，所以血盛则气旺，血衰则气少，即《血证论》云：“血之所以不安者，皆由气之不安故也，宁气即是宁血。”

论术后排尿困难

肛肠疾病手术采用腰麻，排尿反射易受抑制；肛管内敷料填塞过多或创口疼痛易引起膀胱和后尿道括约肌反射性痉挛;以及患者紧张不习惯在床上排尿等多种因素,可导致术后小便不畅,甚至出现尿潴留。陆老认为治疗该情况主要是稳定情绪,热敷或按摩下腹部以诱导排尿,促使自行排尿等基础上加以中药治疗。

本病多为本虚标实之证,局部湿热蕴结下焦,气化不利属实;整体脾肾气虚,清阳不升为虚。湿热阻滞,气化不达膀胱,故欲小便而不得出,因此治疗需扶正补气,兼清热利湿。陆老临证常用生黄芪、车前子、白花蛇舌草、马钱子等4味药物,重用生黄芪30 g补气利尿为君。《神农本草经》载黄芪"主气癃、止痛,利水道小便"。车前子为臣,有利水道、通小便、止痛之功,李杲云"车前子,能利小便而不走气,与茯苓同功"。白花蛇舌草清热利湿,《广西中草药》载其"清热解毒,活血利尿,治……尿路感染"。马钱子消肿止痛,其虽有毒,含有生物碱,主要为番木鳖碱(士的宁)及马钱子碱,但小剂量使用可提高平滑肌张力,增加膀胱逼尿肌和尿道内括约肌的功能。

论丹参在便秘方中的应用

便秘患者方中加以丹参一味,尤以久秘或年老者为甚。丹参之载,始见于《神农本草经》:"主心腹邪气,肠鸣幽幽如走水,寒热积聚,破癥除瘕,止烦满,益气。一名却蝉草。生川谷。"列为上品。后众医书亦皆称颂其治血之效,如《日华子本草》有言:"破宿血,补新生血;止血崩带下,调妇人经脉不匀,血邪心烦。"《本草纲目》云:"活血,通心包络。治疝痛。"唯通便之功仍不可得。中医论便秘以虚实分之,日久功能性便秘或老年便秘患者尤多虚秘,虚者可分气、血、阴、阳。其中又以气、阴两虚间夹为主证,似《景岳全书・秘结》所云:"凡属老人、虚人有病为燥结者,盖此为非气血之亏,即津液之耗"。后病程缠绵,盖中医凡久病之证,多从"瘀"论治:①"气为血之帅,血为气之母",血瘀阻于肠道之间则血瘀气滞,肠道气机受阻,便秘而生。②瘀血不去,新血不生,血愈渐虚,然津血同源,津液更为亏损,故气、阴两虚复盛。另外,"气有余便是火",且血瘀日久,易于化热,是而"血瘀""热结""肝郁"等病理产物丛生。

便秘多与血瘀互为因果,瘀血既为便秘日久之病理产物,亦为日久便秘之致病因素,血瘀则气阻、津亏、郁热逐现,便秘愈甚。丹参在便秘方中,治血之用最为关键,主取丹参活血、凉血、养血之效。因此对于便秘患者而言,丹参有效地提高了肠黏膜微循环的血灌注量,并且在刺激平滑肌及肌间神经丛以维持正常肠道动力的同时也促进了肠道肌肉层规律性地收缩与舒张,增强肠蠕动,故而起到促进排便的作用。丹参治血之功不仅来源于其本身的理血奇功,更有其他功用与之相辅相成。丹参本性味苦，微寒，古医方中多有以其清热避瘟的记载，如丹参赤膏、丹参汤等。便秘日久患者或有气滞，而热结及血瘀必虚，虽有大黄、石膏之峻下之品，但易伤正而使虚者更虚；且久病之人必瘀，故便秘患者助以丹参清热之力更为相合。因为丹参味苦性寒降泄，更归于心经，在凉血之时，更可清热除烦，宁神定志，且老年患者更多胸痹、心悸，排便努责难免耗损心气，佐丹参更可护心。

另临床便秘日久者易焦虑、烦躁、时有叹息，情志不舒，此乃"郁结"。郁症之中，气、血、痰、火均可致郁而进一步导致气血亏虚，推动无力。郁症主脏在于肝，有道"肝藏血，主疏泄，调情志"，且影响肾之功能，"肾司二便，而传送之职，则在庚金，疏泄之权，则在乙木"。如肝脏常困于气、血，则配以丹参治疗。丹参具有养血安神之功，归肝经，能养肝血以舒郁，养心血以宁心，加之活血化瘀等功，其开郁散结之效自不必论。

便秘是多种疾病的一种症状，是繁杂的病种，因此古代文书对其病机论述不一。如《素问·痛论》曰"热气留于小肠，肠中痛，瘅热焦渴，则坚干不得出"；《医学正传》提出"气机郁闭"之便秘；《血证论》又言"……又有瘀血闭结之证，或失血之后，血积未去，或跌打损伤，内有瘀血，停积不行，大便闭结"，可见滋阴清热、开郁散结、活血化瘀等均为治疗便秘之要点。丹参"治血"之效卓群，且多种功效合而为一，故各型便秘均为适宜。

肛裂手术治疗之经验

肛裂是肛肠科临床常见疾病，表现为肛管皮肤全层裂开形成的慢性梭形溃疡，以周期性疼痛、出血、便秘为主要症状，可分为早期肛裂和陈旧性肛裂。陈旧性肛裂需要手术治疗，手术目的是将肛管溃疡性裂口连同"哨兵痔"及栉膜带、肛乳头等一并切除，并切断适量的内括约肌。目前肛裂手术的方式大致可分为3种，包括3、9点位括约肌(双或单)侧切术，深切扩肛术，后侧正中部"V"形切开"Y"形松解术。

(1) 3、9点位括约肌(双或单)侧切术：陆老认为行肛裂侧切术应注意4点。① 皮肤切口不宜过大，放射状切口在近肛缘侧，距离肛缘1～2 cm。② 需断离的内括约肌可以用血管钳从切口内寻找，但必须以另一手指在肛门直肠内作导引，便于正确寻找、挑出、暴露，也可避免直肠黏膜损伤。③ 括约肌的断端不能在有明显渗血的状态下回纳，必须仔细处理，以避免局部血肿形成。④ 经观察无明显出血征象后再先后做皮肤缝合。

(2) 深切扩肛术：陆老认为该手术方式应注意6点。① 宜选截石位5点位为手术切口点位。5点位较7点位操作相对便利，且一般而言5点位处动脉血管存在的概率较小。② 从皮肤切开起，逐层依次向下，层次清晰，可使创面平坦，利于引流，直达内括约肌群。③ 切忌用血管钳挑起一束混杂性括约肌肌束予以断开，易造成创面的窟窿形，如再做整修，势必会扩大创伤。内括约肌部切断的尺度应依据术前肛管周径大小，肛管松紧度，以及患者个体的体型(高矮、大小、肥瘦等)。④ 在内括约肌打断部分肌束的基础上，可佐以手指扩肛。陆老认为不做扩肛法，单纯扩肛治疗肛裂成功率低，如肛管皮肤与直肠下端的黏膜没被切开，括约肌群未能彻底拉伸而形态被重组，则在一定时段后又会再复发，常导致肛管周径如旧。⑤ 陆老主张术后应排成形之便，因为每次正常排便等于是极有效的扩肛，是手术之后的继续治疗。⑥ 凡肛裂所并发的一切("附属件"如瘘管、肥大乳头、栉膜带、外痔及继发的炎性隐窝)应一并处置，不遗留。此外，术中创面如有明显渗血，应钳夹缝扎，阻断术后大出血的可能。

(3) 后侧正中部"V"形切开"Y"形松解术：陆老认为该手术方式应严格控制适应证。此外术中应注意3点：① 皮瓣游离要彻底，保障有足够的松弛度，否则皮肤缝合易造成张力性撕裂。② "Y"形缝合因近肛端的皮瓣向肛缘推移而增大肛口周径的宽度，导致游离松解不够，上移距离短，手术效果较差。③ 内括约肌部位也需做部分肌束的断离，有效地松解肛管可更理想。

陆老根据多年临床经验，提出肛裂手术治疗的核心是保障肛门周径的适度，保证肛门括约功能的完整性，避免再次手术，努力提升患者的生活质量。

混合痔手术治疗之经验

混合痔是肛肠科最常见的疾病，混合痔手术方式主要有外切内扎、外剥内扎及吻合器痔上黏膜环切术(PPH)，前两种手术常佐以悬吊之技。

(1) 外切(或外剥)内扎手术：外切内扎与外剥内扎术，区别在于对"外痔"部分的处理方式不同。"切"的手术简单，然手术创面大，肛周皮肤缺损多，不易做必需的缝合。"剥"是将外痔病灶的静脉团(丛)剥离、剔除，手术相对难度高，耗时长，但手术后创面相对小，肛周皮肤缺损少，为缝合创面保留所必需有的皮瓣提供了条件。手术中应注意以下几点：

1) 注意皮桥、黏膜桥的保护和存留：如没保留黏膜桥、皮桥，可使创口的愈合期变长，且愈合瘢痕无弹性余地，易致肛管(门)狭窄。

2) 注意"内痔"部分的缝扎点要保持"犬齿状"：若"内痔"部分的结扎点处于同一水平面，术后愈合瘢痕的挛缩可致直肠下端狭窄。"犬齿状"是指缝扎点位上下落差。

3）外痔区域切、剥创面的缝合选择：① 创面缝合虽可明显缩短治疗周期。② 然应留 1～2 处敞开创面不予缝合，以此保障术后肛管（门）的周径必然相应增大，不致狭窄。

4）必要时在相应的“外痔”切、剥区域适度打断相应的内外括约肌，可以避免术后肛门狭窄，而便于排便。

5）“悬吊”可缩小“外痔”被切（或剥）所形成的创面：“悬吊”能否成功有效，在于是先缝扎内痔还是先切（或剥）外痔。

综上所述，正确的手术操作一定是先处理外痔（切或剥），将内痔及已被“游离”的外痔整体最大程度地向上推，再继作内痔的缝扎，由于支点上提固定，产生的拉力即可显现效应。

（2）PPH 手术：这种手术方式应避免术后肛门直肠的坠胀、隐痛症状与狭窄体征。手术中应注意以下几点：

1）手术适应证一定要从严掌握。

2）术中一定要作直肠指检，了解直肠黏膜的松弛度，以及直肠腔隙的容积量（空间）。

3）“荷包”缝合针间密度及进针的深度应视每个患者的个体体征而定。“击发”之前荷包缝线牵拉一定要匀度。

4）必要时附加“痔外静脉丛剥离”，以保证术后肛周区域的清纯度。

炎症性肠病治疗之经验

炎症性肠病（IBD）是一组特发性、慢性、炎症性肠道疾病状态。炎症性肠病涵盖的病种包括克罗恩病（CD）与溃疡性结肠炎（UC）。克罗恩病，中医称之为腹痛、泄泻、积聚、便血；溃疡性结肠炎，中医称之为休息痢、久痢、肠澼。

根据中华中医药学会脾胃病分会《溃疡性结肠炎中医诊疗共识（2009）》，溃疡性结肠炎常用的中医辨证分型与治则为：大肠湿热证，治宜清热化湿，调气行血；脾虚湿蕴证，治宜健脾益气，化湿助运；寒热错杂证，治宜温中补虚，清热化湿；肝郁脾虚证，治宜疏肝理气，健脾和中；脾肾阳虚证，治宜健脾补肾，温阳化湿；阴血亏虚证，治宜滋阴清肠，养血宁络。克罗恩病目前尚无统一的规范标准。

陆老发现炎症性肠病在临床上可见一组症候群：第一，排便次数增多。第二，排便时间定时或无定时；或与进食有关。第三，便质成形或溏薄，有便血与黏液（单离或混合），便血色泽晦暗。第四，腹痛部位无固定；程度以钝痛居多，剧痛少见；疼痛性状持续隐痛，断续频发。第五，腹胀者矢气或增多，或未增多；排气后或减轻或如常。综上所述，全身症状可见面色㿠白，精神萎软，排便次数增多，腹痛腹胀明显，便血或有或无，黏冻或多或少。突发性腹痛排便无先兆之证，随即而发，夜寐差，性情烦躁焦虑，苔黄腻，也可白腻，脉多涩，也可带细或弦。此外诊断应以肠镜影像学为准。

陆老认为炎症性肠病的共同特征为症可缓可消，而病难愈；易迁移，易复发；疗效个体差异大。因此，治疗中应注意四点：① 抓要点，抓某一阶段的主要症状和体征。② 归大类，分型不宜过细，否则易拿捏不定，进而造成偏差。③ 定主线，辨清邪实、正虚、变症，即抓主症顾兼症。④ 立治则，大法中容小法。

陆老治疗炎症性肠病"清、补"二法择机而施，他将炎症性肠病分四型。分型与治则分别是：湿邪内蕴、脾失运化，治宜清热解毒为先，健脾化湿为辅；肝旺侮脾、肠风内生、湿浊壅滞，治宜疏肝健脾祛风为重，清浊化湿为从；湿邪未尽、脾肾阳虚，治宜温补脾肾之阳，佐以清化湿浊；湿浊困脾、肝急扰神，治宜清化之际，务以缓肝主之。此外，治疗中尤其不忘肝脏之变，肝旺侮脾；不忘情志之伤，心神之变，源于肝郁，损于脾运；不忘虚损之脏，肾阳虚之变。

陆老常用方剂有红藤败酱散、白头翁汤、痛泻要方、苓桂术甘汤、甘麦大枣汤、二仙汤、大乌头煎等。常用药物有红藤、败酱草、白头翁、秦皮、地锦草、萹蓄、青黛、黄芩炭、柴胡、防风、白芍、陈皮、炒白术、淮山药、扁豆、薏苡仁、赤石脂、白豆蔻、诃子肉、淮小麦、大枣、生甘草、炙甘草、炮姜炭、淡附片、山茱萸、仙茅、淫羊藿、巴戟天、菟丝子、柴胡、茜草等。

用药后一般 2 周即可明显起效，症见腹泻改善，腹痛减轻，神清气爽，睡眠得安，食欲转馨，面色转华。肠镜检查可见充血缓解，水肿消退，溃疡修复，脓苔消失。血液学检查可见血沉下降，渐趋正常。此外陆老尤其关注患者体重是否增加，因为他认为体重增加是病情好转的标志。

二、效方集锦

复黄片

复黄片是顾氏外科流派传承的代表性成果，其学术思想源于顾氏外科第一代顾云岩先生“外之症实根于内”；奠基于第二代顾筱岩先生提出“凉血泻热并重，血宁且不留瘀”的治疗大法；并由第三代顾伯华先生创立了“复黄片”。复黄片主要由四味药物组成。君药是蒲黄炭，臣药为地榆炭、槐角，大黄为佐使药。由于蒲黄及大黄均有黄字，所以取名为复黄片。1992年复黄片获批上海市卫生局第一批自制制剂。在第四代传人陆金根及其团队的努力下，进行了系列的临床、临床前研究及成果转化。2006年11月22日复黄片组方获得国家发明专利。2012年8月获得药物临床试验批件。复黄片具有3个特点：① 炭药止血。炒炭是中药常用的炮制方法之一，可以增强药物的止血作用。② 药味精当。在槐角丸基础上删繁就简，选择凉血止血且不留瘀的蒲黄炒炭为君药，配合槐角、大黄泻热凉血通便，釜底抽薪，热除则血自安。③ 功效全面。凉血止血，消肿止痛，清热通便，兼而有之。

【药物组成】

蒲黄炭、地榆炭、槐角、大黄。

【配伍及方解】

蒲黄炭为君，《中华本草》记载其味甘微辛，性平，归肝、心、脾经。《药品化义》载：“若诸血久者，炒用之以助补脾之效，摄血归源，使不妄行。”单此一药而具标本同治之功，兼有止血不留瘀之妙。炒炭后能增强收涩作用，止血作用显著，多用于吐血、咯血、鼻衄、便血、尿血、崩漏。地榆炭收敛止血，槐角凉血止血，均为治疗便血良药，共为臣。君臣合用可使血止且不留瘀。槐角的凉血佐以大黄的泻热通便，使得热既除而血自安。全方凉血止血、消肿止痛、清热通便。

【适应证】

风热瘀阻兼湿热壅滞之肛肠疾病的出血症状。

【临床研究】

临床研究表明复黄片治疗内痔便血安全、有效。

复黄片治疗 144 例内痔出血病例研究由上海中医药大学附属龙华医院制定双中心随机盲法阳性药物对照实验设计方案；由上海中医药大学附属曙光医院和上海市中医医院负责实施试验。试验组口服复黄片 4 粒，每日 3 次；对照组口服痔宁片 4 粒，每日 3 次。在第 3 天和第 7 天时观察患者的便血、齿线上黏膜等症状、体征的变化。结果显示，试验组完成 70 例，对照组 72 例。治疗后，两组各症状体征积分均下降；治疗组便血积分下降优于对照组，差异有显著意义。治疗第 3 天，治疗组总有效率(59%)高于对照组(28%)，差异有显著意义。两组均无明显的不良反应发生。

【实验研究】

复黄片具有消炎、消肿、止痛、止血、收敛和抗菌等药理作用。

动物实验研究显示：复黄片给药 1 周能明显缩短小鼠断尾出血时间、家兔凝血时间和凝血酶原时间；能明显减轻大鼠肛门局部溃疡程度及肛周组织肿胀；在体外一定浓度下对 8 种实验菌株均有不同程度的抑制作用。试管法结果显示，其抗菌效果依次为：金黄色葡萄球菌＞沙门氏菌、大肠杆菌、白色念珠菌＞痢疾杆菌＞枯草芽孢杆菌、甲型溶血性链球菌、肺炎球菌。对金黄色葡萄球菌最低抑菌浓度可达到 0.59 mg/mL。平皿法结果显示，其抗菌效果依次为：甲型溶血性链球菌、肺炎球菌＞金黄色葡萄球菌、沙门氏菌、大肠杆菌、白色念珠菌、痢疾杆菌＞枯草芽孢杆菌。其最低抑菌浓度最低可达到 2.75 mg/mL。

此外，复黄片小鼠急毒试验、大鼠长毒试验均显示安全。大鼠Ⅰ阶段生殖毒性试验显示大鼠生殖系统功能检查无异常。

促 愈 汤

本方是“益气生肌法”在肛肠疾病治疗经验的基础上，陆老提出“早期补托、益气生肌不致成瘘”的观点，以“益气健脾，清热利湿”立法，旨在补气固表、托毒生肌，在疮疡早期、中期、后期充分运用“补托”之法。通过调节创面的生态环境，促进机体的余毒清除，避免残余创面和增生性瘢痕的形成，后期适时地“补托治疗”促进创面进一步修复。肛肠术后创面修复是一个动态的体系，愈合的质量取决于创面的生态环境，促愈汤对不同时期创面修复有双向调节作用。愈合初、中期能够促进创面胶原及成纤维细胞含量变化加速愈合；愈合后期调节多种胶原的重组，减少瘢痕的形成。通过对创面组织修复的局部调节及对人体内环境的全面调控，有效改善创面缺血、缺氧的局面，为术后肛门直肠的生理功能、感觉功能的恢复创造良好的条件。并从体质学说入手，从免疫调节的角度，更深层次的拓宽中医中药的应用范围，在临床上取得良好的效果。

【药物组成】

生黄芪 30 g，太子参 15 g，焦白术 9 g，黄柏 9 g，炙甘草 3 g。

【配伍及方解】

自补中益气汤化裁而来，大补中气，助气血之化生，以养血肉。其中以黄芪为君，味甘微温，入脾、肺经，补中益气，升阳固表。《本草汇言》中记载“阳气虚而不愈者，黄芪可以生肌肉”。《珍珠囊》有云“黄芪甘温纯阳，其用有五，补诸虚之不足，一也；益元气，二也；壮脾胃，三也；去肌热，四也；排脓止痛，活血生血，内托阴疽，为疮家圣药，五也”。将其引君药。太子参、炙甘草、白术为臣，与黄芪合用可增强其补益中气之功，生白术在临床上主要以健脾燥湿利水为主，经麸炒后增强健脾益气的作用。血为气之母，气之有源，血之逢源，配伍黄柏清热利湿，泻火解毒，炙甘草调和诸药，亦为使药。诸药合用，使虚得之气血而充之，使邪得之疏导而通之，元气内充，清阳得升，则诸证自愈。“益气生肌，清热利湿”的治则始终贯穿于肛肠术后创面修复的治疗当中。

【适应证】

肛肠良性病术后。

【临床研究】

上海中医药大学附属龙华医院肛肠科运用促愈汤治疗复杂性肛瘘术后创面修复进行临床研究。60 例肛瘘患者随机入组，分为促愈汤治疗组（中药＋手术治疗）和对照组（手术治疗），观察治愈时间、治愈率、手术前后临床症状，并运用肛门直肠测压进行安全性评价。结果提示：促愈汤治疗组治愈率为 93.3%，对照组为 90%。术后创面愈合时间（天），促愈汤治疗组（25.90±11.51 天）明显优于对照组（31.30±7.98 天）。临床资料表明促愈汤在手术后早期应用，能够缩短患者的愈合时间，降低治疗费用，对肛瘘的疾病的诊疗过程有着不可缺少的作用。临床的有效应用显示促愈汤能够起到促进创面愈合，调补正气，加速创面愈合的作用。

【实验研究】

通过动物试验研究促愈汤对大鼠创面组织修复的影响，观察促愈汤、生理盐水、瑞素对大鼠术后创面修复的差异性。在创面急性炎症期，创面出现成纤维细胞及胶原、微血管，组间没有明显差异。第 7 天，肉芽组织形成期，促愈汤组大鼠创面组织胶原及成纤维细胞、微血管密度都迅速上升，与瑞素组无明显差异，优于生理盐水组；创面观察新鲜度及血供情况较好。第 14 天时，创面瘢痕形成期，促愈汤组及瑞素组大鼠创面的成纤维细胞及胶原、微血管密度都有明显的下降，减少了增生性瘢痕形成；促愈汤及瑞素组大鼠创面的抗张能力及血供情况都明显优于生理盐水。第21天，进入瘢痕修复的后期，促愈汤组大鼠形成瘢痕较平，未有1例形成增生性瘢痕。

丹 卿 方

疼痛、水肿是肛肠疾病术后的常见并发症，其治疗方法多样。《薛氏医案》云"臀，膀胱经部分也，局小腹之后，此阴中之阴。其道远，其位僻，气运难及，血亦罕到"，据此陆老常在肛肠疾病术后运用熏洗疗法缓解患者术后疼痛与水肿。局部熏洗疗法药力专攻，可直达病所。陆老认为外治之术重局部辨证，肛肠疾病术后并发症证属"经络瘀阻"，手术损伤经络，导致局部瘀阻，不通则痛；局部气血不足，不荣则痛；瘀邪停留于局部而见肿胀。因而主张"从瘀论治，祛瘀生新"，并根据多年临床经验拟丹卿方(原名散瘀止痛方)治疗肛肠疾病术后疼痛、水肿。

【药物组成】

丹参 15 g，徐长卿 30 g，莪术 15 g，芒硝 9 g。

用法：丹卿方浓煎剂加入 1 000 mL(60℃)温水中，先以蒸汽熏蒸患部 5 分钟，待温度降至 40℃后坐浴 15 分钟。

【配伍及方解】

丹参为君，《中华本草》记载其味苦、性微寒，归心、心包、肝经。具有祛瘀止痛，活血通经，清瘀热以消痈肿之功；同时丹参化瘀止痛不伤气血，《滇南本草》曰"丹参……一味可抵四物补血之功"有补血和血之效，攻补兼施，祛瘀养血，疼痛自除。徐长卿为臣，祛风止痛，解毒消肿，适用于气滞、血瘀所致各种痛症。佐以莪术，破血行气止痛。使以芒硝，清热消肿。四药合用，各司其职，使得瘀散痛减肿消。熏洗法通过温热效应和药物的双重作用，可使气血得行，血脉得通。

【适应证】

肛肠疾病术后的水肿、疼痛。

【临床研究】

上海中医药大学附属龙华医院、上海中医药大学附属普陀医院、上海市长宁区天山中医医院联合开展随机、对照、多中心临床试验研究，3个中心各完成100例患者。按1∶1随机分为两组，每中心每组50例。治疗组在肛肠疾病(痔、瘘)术后采用丹卿方熏洗，对照组采用痔疾洗剂，每日2次，用药2周。观察术后第1天、第2天、第7天、第2周两组术后水肿、疼痛、创面肉芽生长、上皮爬生情况等。结果显示：① 治疗组在改善术后水肿方面：第1天、第2天、第7天积分优于对照组，水肿消退时间治疗组优于对照组；② 在术后改善疼痛方面：第 2 天、第 7 天积分优于对照组，熏洗止痛时间第 1 天、第 2 天积分优于对照组；③ 在术后创面愈合方面：在术后第 7 天时创面肉芽量和术后第 14 天时上皮组织量治疗组优于对照组，差异有显著意义。结论提示肛肠疾病术后运用丹卿方熏洗，能改善肛肠疾病术后的水肿、疼痛，且能促进创面肉芽及上皮组织的生长，促进创面愈合。

【实验研究】

动物实验研究表明丹卿方熏洗对于角叉菜致炎后大鼠足趾肿胀有明显抑制作用。其抗炎机制可能与降低炎症局部组胺、5 -羟色胺、PGE2 含量及抑制 COX - 2 的表达有关。进一步的动物实验将 24 只 SD 雄性大鼠，用角叉菜造模后随机分为四组：生理盐水组、散瘀止痛方Ⅰ组、散瘀止痛方Ⅱ组、塞来昔布组。将造模后四组大鼠，同时予灌胃及浸泡。观察致炎后 30 分钟、1 小时、2 小时、3 小时的足趾肿胀度。致炎 3 小时后，处死大鼠，采集标本。用 ELISA 法测定足趾局部组织的 PGE2 含量，用 RT - PCR 法测定足趾局部组织的 COX - 2 mRNA 的表达。结果显示与生理盐水相比，散瘀止痛方能显著抑制大鼠足趾肿胀度，能降低 PGE2 含量及抑制环氧合酶- 2 mRNA 的表达，差异有显著意义。

姜　露　散

本方是陆老在长期治疗中医外科常见病的临床工作中的经验总结，中医学认为创伤属于不内外因。创面修复过程在中医传统理念中就是“腐脱新生”的过程。所谓“腐脱”是创面坏死组织降解脱落的过程。如何干预这一过程对于术创面的修复尤为关键。毒、腐、瘀、虚间相互作用是慢性创面形成和发展的病理链中的关键环节，毒、腐在创面形成的早期起主要作用，而虚往往是慢性创面后期的必然结果和主要矛盾，瘀则往往贯穿于始终。提脓祛腐法是中医疮疡外治法中的一个重要部分，临床上已经被广泛使用，特别对慢性感染性创面有独特疗效。在烧伤、褥疮、周围血管病、糖尿病溃疡等疾病的治疗中药物清创（提脓祛腐）仍然是非常重要的治疗手段。但传统使用升丹药物（含汞制剂）进行创面脱腐常伴随药物安全性的问题，亟须被新的药物替代，而目前临床未发现有效果较佳的外用制剂替代升丹。而姜露散立足于“提脓祛腐法”，旨在调节“腐毒壅盛”的病理环节，清热解毒、活血祛瘀、提脓祛腐，可以降解变性蛋白，有效清除坏死组织，参与创面炎症的调节过程，促进肉芽组织形成和上皮生长，加速创面愈合。方中能清腐肉之“热”，解腐肉之“毒”，祛腐肉之“腐”，祛腐肉之“瘀”，临床使用疗效确切。

【药物组成】

姜黄 9 g，露蜂房 6 g，胡黄连 1.5 g，皂角刺 15 g，硼砂 15 g。

【配伍及方解】

清热解毒，活血祛瘀，提脓祛腐。

姜黄、露蜂房为君；姜黄，味辛、苦，性温、无毒，入脾、肝经，具有清热解毒，活血行气，通经止痛之功效。露蜂房，味甘，性平，有小毒，入肝、胃、肾经，具有祛风止痛，攻毒消肿，杀虫止痒，温肾助阳之功效。在此方中，露蜂房的作用有二：① 攻毒疗疮杀虫的功效，为疡科要药。② 消肿散结止痛、清热解毒的功效。《本草求真》曾指出："蜂房味苦咸辛，气平有毒，为清热软坚散结要药。"《本经逢原》谓之："能祛涤痰垢。"蜂房长于以毒攻毒，消肿散结，古代医家常用其治疗顽毒恶疮之证。在方中取其清热解毒，以毒攻毒之作用。胡黄连为臣，味苦，性寒，入肝、胃、大肠经，具有退虚热、消疳热、清热燥湿、泻火解毒之功效。皂角刺为佐，味辛，性温，入肝、肺经，具有消毒透脓、搜风、杀虫之功效。硼砂为使，味甘、咸，性凉，无毒，入肺、胃经，具有清热消痰、解毒防腐之功效。

【适应证】

溃疡、脓腐未尽的创面。

【实验研究】

姜露散对大鼠感染性创面提脓去腐的作用机制实验研究表明：姜露散组和九一丹组创面脓腐脱落时间均明显短于模型组（$P<0.01$）；姜露散组和九一丹组第 3 天创面分泌物量计分均明显高于模型组（$P<0.01$）。结果提示姜露散和九一丹能够迅速"化腐提脓"，促进创面腐肉脱落，将其转化成脓汁，使得创面引流通畅，从而促进新生肉芽组织的生长。第 3 天、第 7 天，姜露散组和九一丹组创面肉芽组织中溶菌酶含量均明显高于模型组（$P<0.01$）。溶菌酶含量分布基本表现为先升高后逐渐下降的趋势，与创面炎性反应的时间和程度变化基本一致。而姜露散组与九一丹组第 3 天溶菌酶含量就达到峰值，第 7 天时仍然保持高水平，第 14 天显著下降。且姜露散组溶菌酶含量相对较高，提示姜露散能有效地趋化和活化吞噬细胞，使得吞噬细胞能够迅速聚集在创面感染处，来清除细菌、中和异物及细菌所产生的毒素，溶解及清除坏死组织；渗出的蛋白凝固后成为创面的保护屏障，起到为炎性反应细胞移动提供网架结构等作用。这些作用为下一步的创面修复打下了良好的基础。

柏 芍 膏

肛瘘的形成与外感风湿燥热，内伤肺、脾、胃、大肠等脏腑功能有关，结合其术后创面愈合的现代医学认识，在一定程度上提示了中医治疗的可能效应靶点。对肛瘘术后创面辨证施治时，宜在清热除湿的同时，佐以活血止血之品，以使余毒尽，炎症清，瘀血通，肌肉长。柏芍膏即是陆老总结多年临床经验，按此治则组方的中药外用制剂。柏芍膏从传统中药外用机制出发，通过辨证全方位调控肛瘘术后创面发展中的关键因素，方证相合，疗效确切显著，能清热除湿、活血止痛，明显缓解出血症状，改善局部血液循环，由外及内，促使局部创面伤口收缩，肉芽组织增生，形成瘢痕而愈合。临床对照观察结果显示，其治疗结果明显优于凡士林对照组，诸项观察指标均有显著统计学差异。说明该制剂在治疗肛瘘术后创面时，可达到满意的治疗效果。不仅明显缓解术后疼痛与出血症状，而且提高了创面愈合速率，缩短了术后恢复时间，从而进一步反证了中医药辨证治疗的优势，值得临床进一步推广应用。

【药物组成】

黄柏 6 g，赤芍 12 g，当归 12 g，槐花 3 g，白及 3 g。

【配伍及方解】

方中赤芍味苦，性寒，苦能燥湿，寒能清热，善清血分郁热，且可凉血、祛瘀消肿散痈止痛，为君药，“泻脾火，降气，行血，破瘀，散血块，止腹痛，攻痈疮”（《滇南本草》）。黄柏味苦、寒，入肾、膀胱、大肠经，泻火毒，去湿热，为清热泻火之要药，主攻下焦湿热，“主五脏肠胃中结气热，黄疸，肠痔，止泻痢”（《神农本草经》），功能清热利湿，泻火解毒，为臣药。当归味甘、辛，性温，入脾、心、肝经，功能补血、活血、止痛、润肠，本品补血不留瘀，活血不伤血，为外科痈疽疮疡常用药物，有消肿止痛，排脓生肌之功效，同时还可补血润肠，防止术后血虚肠燥便秘，亦为臣药，“治头痛、心腹诸痛，润肠胃、筋骨、皮肤，治痈疽，排脓止痛，和血补血”（《本草纲目》）。槐花味苦、微寒，入肝、大肠经，本品性凉、苦降，清泻血分之热，善治各种出血之症，尤善治下部出血。白及性苦、甘、涩，微寒，归肺、胃、肝经，《本草纲目》云其“能入肺止血，生肌治疮”，其质黏而涩，又秉寒凉苦泄之性，对外伤出血有收敛止血，消肿生肌之功效；与槐花合用加强止血功效，俱为佐使。方中当归性温，加入其他寒凉药物中，取其阳中求阴，且作为外用制剂，以使诸药直达皮肤病所。全方诸药合用，苦寒折热，除湿解毒，活血止血止痛，使湿热俱清，血止创愈。

【适应证】

肛瘘术后创面愈合。

【临床研究】

上海中医药大学附属龙华医院肛肠科运用柏芍膏治疗单纯性肛瘘术后创面

愈合的临床研究，将60例单纯性肛瘘患者随机分为柏芍膏治疗组和凡士林对照组，每组30例，治疗从术后第一天开始到创面完全愈合为止。观察两组治愈时间、治愈率、治疗后创面的疼痛及出血情况。结果提示：术后创面愈合时间(天)，治疗组愈合创面时间的疗效优于对照组(20.77±3.549天 *v. s.* 27.50±6.241天)。术后治疗第1周、第2周时治疗组创面愈合率均大于对照组创面愈合率。治疗组和对照组相比，可明显减轻术后创面疼痛。术后1周内治疗组对创面出血的疗效优于对照组。临床资料表明柏芍膏对肛瘘术后创面的愈合有显著疗效，能改善创面出血、疼痛情况，提高创面愈合率，有效缩短临床愈合时间，从而节省了医疗成本，促进患者早日康复，是一种有效促进肛瘘术后创面愈合的中药外用制剂。

【实验研究】

通过动物实验研究柏芍膏对大鼠创面肉芽组织中的EGF、EGFR、TGF-β1、collagen-Ⅰ、collagen-Ⅲ、HA、Fn、蛋白质等生物活性因子含量的影响，探求柏芍膏对大鼠急性创面愈合的机制。观察正常组、柏芍膏组、凡士林组、贝复剂组、空白组5组在造模1周、2周后上述生物活性因子含量的变化。柏芍膏组EGF与EGFR含量升高最为显著，提示柏芍膏能够提高EGF与EGFR含量，从而提高EGF生物活性；并可通过刺激成纤维细胞和其他细胞的增殖，促进胶原的沉积。造模1周后柏芍膏组大鼠创面肉芽组织中TGF-β1含量升高明显，提示柏芍膏可通过调节TGF-β1含量调节创伤的修复过程；造模2周后柏芍膏组中TGF-β1含量仍维持较高水平，充分说明柏芍膏对创面愈合的干预机制。柏芍膏可以促进大鼠肉芽中collagen-Ⅰ、collagen-Ⅲ含量的增加，其作用要明显优于贝复剂和凡士林，从而促进创面愈合。柏芍膏、凡士林、贝复剂均可促进大鼠创面肉芽组织中Fn的表达，柏芍膏作用更优于其余两种药物。实验研究结果表明柏芍膏能通过提高EGF、EGFR、TGF-β1、Fn等含量来提高胶原蛋白的含量或直接提高胶原蛋白含量以促进创面愈合。

三、技艺萃编

药线疗法

(1) 概述：药线疗法是最具特色的中医外治法的一种，是传统中医外科疮疡或窦瘘性疾患的主要手段。顾氏外科所采用的药线是用桑皮纸制作。药线疗法通过将药线插入溃疡疮孔，配合提脓去腐的油膏及掺药使用，利用药线之线形，使坏死组织附着于药线而使之外出；同时刺激窦瘘管壁，疏通经络，调整局部功能状态，恢复局部气血正常运行的整体环境，促使毒随脓泄，邪去而正复。既利于脓腐化脱，又有助于新肌生长，同时又不破坏正常组织修复进程的生理环境，促进创面生理性修复，有效地防止瘢痕形成，提高修复质量。药线疗法具有操作方便、创伤轻、患者痛苦少、可自行更换、愈后瘢痕小等优点。药线适用于创口过深、过小，脓水不易排出的肛周窦瘘类疾病；有袋脓、空腔的窦瘘；慢性瘘管、窦道。对于体弱、年迈、不能胜任手术的患者尤其适用。但病位深或走向弯曲的窦瘘；外端狭小或内端膨大成腔的窦瘘；有明确内口，感染灶存在的窦瘘；分支多的窦瘘，药线难以插入每个分支，故不适用。

(2) 药线制备：将桑皮纸裁成大小不同 5 种规格分别为 28 cm×7.5 cm，19 cm×5.5 cm，14 cm×3.8 cm，9 cm×3 cm，7 cm×2 cm。左右手分别持桑皮纸的两头，两手方向相反撮 10 次，每次药线均在两指腹间旋转 360°，成绳状即可。将桑皮纸绳对折，双手保持力的均衡，左手持两绳弯折处，右手持绳的顶端，双手方向相反撮绳 10 次，每次药线均在两指腹间旋转 360°，将其紧密的结合成螺旋状。将撮成的药线，双手方向相反的再对撮 5 次，每次药线均在两指腹间旋转 360°。将药线自距桌面 15 cm 处垂直掷下，药线自桌面弹起 2～5 cm，即可初步判断药线是否合格。药线采用高压蒸汽消毒方式，保持干燥及阴凉的环境下存放。

(3) 操作要点：药线放置时沿腔隙及窦道的纵轴，无明显抵抗感及阻力，至腔底部。退出腔隙或窦道长度的 1/5(或 0.5 cm)。尾部留在创口外 1 cm 左右，并呈分叉状，向创口下方或侧方折放，橡皮胶固定，防止掉入腔隙或窦道内。每日根据引流出的脓腐情况，更换药线，每日 1 至 2 次，使创面保持引流通畅。待脓水干净，窦瘘长度小于 0.5 cm 时可停用药线。

挂线疗法

(1) 概述：挂线疗法是用药制丝线、纸裹药线、医用药线、橡皮筋线等材料，采取挂线法以剖开瘘管或窦道的一种治疗方法。《古今医统》记载了挂线疗法治疗肛瘘："药线日下，肠随肌生，僻处既补，水逐线流，创口鹅管全消。"其机制是利用挂线的紧箍力，阻滞气血、经络，使局部组织坏死，从而达到缓慢切开的治疗目的。顾氏外科通常采用橡皮筋挂线。该疗法具有简便、经济、肛门功能损伤小、引流通畅等优点。适用于高位肛瘘、高位马蹄形瘘。

(2) 操作要点：将球头银丝由肛瘘外口轻轻插入，左手食指伸入肛管内引导，仔细寻找内口，使探针自内口穿出并拉出肛门外。在探针一端系一根带橡皮筋的丝线，然后将探针连同橡皮筋沿原路拔出，使橡皮筋贯通瘘管。切开瘘管内外口之间的皮肤、皮下组织，切除外口周围突出的瘢痕组织，提起橡皮筋两端拉紧，合并一处，用止血钳紧贴皮肤切口夹住橡皮筋，于血管钳下方用 7－0 丝线拉紧结扎，并嵌于切口内，除去止血钳。外用红油膏纱条压迫创口加敷料包扎。

操作中应注意，外口若在外括约肌外则可以切开(对于涉及括约肌部分则挂线处理)。一般对于外括约肌较少完全挂开，多以内口以上部分瘘管或管腔挂开。收紧橡皮筋前，切开内外口之间的皮肤、皮下组织、外括约肌皮下部，切除外口周围瘢痕组织，除能减轻疼痛外，还可缩短脱落时间。结扎橡皮筋时要根据需要适当收紧。如果希望延长脱落时间，第一次可适当收紧，待第 2 次紧线。橡皮筋脱落后，注意正确换药，以确保伤口自基底部开始生长。换药时可用红油膏纱条嵌入创面引流，以防止创面粘连导致假性愈合。若脓腐未尽可加用九一丹或八二丹。

拖线疗法

(1) 概述：拖线疗法是在继承顾伯华先生的经验基础上，结合中医学"腐脱新生"的创面修复理论基础上将传统药捻疗法、挂线疗法与现代"微创"理念有机结合，提出"以线代刀"治疗新观点，创立的一种中医外科治疗方法。临床上复杂性瘘管或脓肿位置走行复杂且多弯曲，传统的药线疗法不能引流到位；若用挂线或手术将多处病灶挂开或切开，对组织破坏较大。运用拖线疗法结合冲洗和垫棉压迫疗法，可拔毒蚀管、提脓祛腐，加速愈合。拖线疗法以线代刀，具有疏通经络、活血祛瘀，调整局部气血的运行功能，能促使毒随脓泄，邪去而正复，从而促进组织缺损修复。该疗法可用于治疗临床各类窦瘘或存在空腔的疾病;适用于各类复杂性瘘管或脓肿疾病,如肛管直肠周围脓肿、复杂性肛瘘、藏毛窦等。

(2) 操作要点：将银质球头探针自瘘管外口处探入,如外口暂时闭合可稍作切开,外口切开的大小以能探入一食指为宜。若探查为瘘管则探明内口的位置后,将银质球头探针从内口穿出,贯通内外口,以刮匙清除内口及管道内的坏死组织,如管壁较厚者,可予以部分切除。若探查伴脓肿且空腔较大者,可先在脓肿内口处做一放射状切口,再予脓腔最远端做辅助切口。将10股医用丝线(国产7-0)系于银质球头探针尾部引入管道内,10股丝线两端打结,使之呈圆环状。使放置在瘘管或脓肿空腔内的丝线持松弛状态。对于管道过长者,可采用分段拖线的方法。检查手术区无出血点后,常规包扎固定。术毕次日起,每日早晚换药1次。换药时采用生理盐水冲洗瘘管及脓腔;拭净瘘管、脓腔、创面及丝线上的脓腐组织;并用干燥的棉球吸干管道及创面的分泌物。将提脓祛腐药九一丹放在丝线上缓慢拖入瘘管内蚀管。拖线蚀管时间一般为7～10天(视脓腐脱落的快慢而定)。待引流创面及丝线上无明显脓性分泌物后,采用“分批撤线法”撤除丝线：① 基本原则：每2天撤线一次;② 分批撤线步骤：5、3、2(第1次5股,第2次3股,第3次2股)。拖线拆除后可适当控制排便,以每日1次为佳,自撤线开始之日起配合垫棉压迫,创面放置消毒纱布1/2块,以小型棉块或纱块垫压于患处,外用橡皮膏或绷带适度加压,垂直施力加压使管腔缩小、黏合,最终达到愈合目的。一般压迫持续约7天,每日累计不少于4小时。

操作前应完善术前检查,明确内口及所有瘘管分支。操作中需正确处理内口,腺源性肛瘘的内口多位于齿线附近,清除内口及其周围炎性组织后,适当切开内口下方的组织至肛缘皮肤处,以利引流。如高位经括约肌肛瘘,虽管道穿过外括约肌深部,但内口仍在齿线附近,对于这类瘘管切忌盲目在瘘管最深部探出而造成医源性假道,可适当切开内口至对应的肛缘括约肌间沟处,以保证深部管道的充分引流。合理设计切口及拖线放置,通常根据瘘管长度和形态设计切口位置,切口应大于瘘管横断面,一般1 cm×1 cm,以引流通畅为度。根据瘘管腔道宽度决定放置丝线的数量,若直径小于1 cm,可采用10根丝线;若直径大于1 cm,可采用10根以上丝线。拖线(置于瘘管腔内的丝线)长度一般控制在5 cm以内,不能有残腔,若管道太长可以采用分段拖线法处理。术后换药应注意,生理盐水冲洗管腔的同时将放置于腔内的丝线转动以便拭净黏附的脓腐组织,再将祛腐药物掺于丝线上轻轻拖入管腔。当丝线上分泌物明显减少时可停用祛腐药。针对瘘管创腔内坏死组织较多者或换药不能放松配合者,早期可采用丝线拖线治疗;后期可将丝线换成带有小孔的头皮针管,外接注射器冲洗以利坏死组织排出，此法换药彻底到位且可减轻患者痛苦。此外，术后1周左右瘘管腔开始缩小，可以撤除部分丝线，一般术后9～11天局部肉芽组织色泽鲜红、分泌物呈清亮黏稠，结合局部超声检查，当管腔直径小于0.5 cm时，可拆除全部丝线，同时用刮匙搔刮创腔，以新鲜出血为度。

置管疗法

(1) 概述：顾氏外科置管术源于传统中医外治法铜管引流术。古代置管术是应用于脓肿引流中，《医门补要》记载“其管以薄铜卷如象筋粗式，长二寸余，要中空似细竹，紧焊，其缝一头锉平，一头锉斜尖式，用时要尖头插患孔内，少顷则脓自管中射出如箭”。近年来，随着复杂性肛瘘就诊率和诊断技术的提高，复杂性肛瘘伴局部管腔存在的患者确诊率日趋增高，顾氏外科拓展置管引流术的应用范围，不断丰富完善了复杂性肛瘘的微创治疗体系。置管疗法适用于高位肛瘘和高位脓肿。橡胶过敏者禁用。

(2) 操作要点：将银质球头探针自肛瘘外口处探入，左手食指放入肛管直肠内协助探查。探明内口的位置后，将银质球头探针从内口穿出，贯通内外口，将内口以下的黏膜及部分内外括约肌切开至肛缘，内口上方的瘘管或空腔，根据瘘管形状或空腔大小放置合适的引流管并在肛旁缝合固定。术毕次日起，每日早晚或便后换药，每日2次。换药前先做局部清洁，熏洗坐浴20分钟，水温控制在35～40℃。生理盐水经引流管冲洗管腔。根据腔道大小和脓腐脱净速度，在术后10天左右，MRI复查肛周，排除残腔积脓后可拔除引流管。拔管后适当配合负压吸引及垫棉疗法至创面愈合。

一般直瘘或弧形状瘘选直型胶管(T管剪去上端部分)，如为分叉状瘘(或蹄铁型)选T型胶管，如成空腔状瘘选花蕊型导尿管。胶管的直径可选用10～28号，一般以可适度转动为度，以生理盐水或过氧化氢、甲硝唑等药物冲洗，以引流通畅为好；在肛门外周将胶管与皮肤缝合固定，防止脱落。一般冲洗引流10～14天拔管，如瘘管过深或多次手术者，可放置时间略长。拔管前行MRI复查，明确有无残腔及脓液积聚情况。

冲洗\灌注疗法

(1) 概述：由于深部脓肿及复杂性瘘管术后创面多部位深，情况复杂，为保证引流充分，防止局部积脓可采取冲洗、灌注疗法。灌注冲洗法是利用外界压力注入液体药物，通过液体的流动性达到使不规则和深部的空腔充分引流和携药物达病所进行治疗的目的。适应于各类复杂性瘘管或存在较大空腔的脓肿疾病，通常与拖线疗法联合运用。

（2）操作要点：局部常规清创术后，将冲洗针头或剪去金属针头的输液头皮针（长约 2 cm）与装有药液的 20 mL 注射器相接，将其插入瘘管或脓肿的引流切口，将药液缓慢加压注入。根据脓肿和瘘管分泌物情况反复冲洗灌注药液，最后注入少量空气利于残留的液体排出。局部轻轻挤压，防止药液残留，若为深部腔道可嘱患者适当站立行走，以便排出。

具体操作时应注意冲洗针头插入创腔时，手法宜轻柔，切勿用力，推注药物时可适当加压。冲洗注入的药液剂量、种类等因人、因病而异。嘱患者治疗后适当站立运行走，保证残留药液能及时引流排出。注意创面卫生，如创面渗出较多时，宜勤换药，预防湿疮的形成。

负压疗法

（1）概述：负压引流是现代医学借助外力作用，吸取脓液毒水、改善循环、促进肉芽组织填充和深部腔隙闭合。在《外科启玄》中称为吸法，此与隋唐时期的竹筒拔吸法较为相似。《外台秘要》中对竹筒拔吸法引流的施治部位、主治病证、竹筒大小的选择、操作方法等都有比较详尽的描述："煮此筒子数沸。及热出筒，笼墨点处按之良久。以刀弹破所角处。又煮筒子重角之，当出黄白赤水，次有脓出，亦有虫出者，数数如此角之，令恶物出尽，乃即除。"陆老将负压疗法应用于深部脓肿、瘘管术后取得较好疗效。此法适用于深部脓肿、高位肛瘘等深部腔道病灶及尾骶部藏毛窦、术后难愈性创面等良性肛肠疾病。禁用于各类活动性出血创面、正处于抗凝阶段或者凝血功能异常的患者。

（2）操作要点：每日换药时可用一次性橡胶导管置入脓腔深部（插到顶部后退出 0.5 cm），局部外贴无菌手术贴膜，以保持持续密闭负压治疗。连接医院中心负压系统，一般采用－40～－50 kPa 密闭负压间断吸引 6～8 小时（负压 40 分钟后暂停 20 分钟），治疗 5～7 天。

此外，在肛周脓肿治疗中均需要将引流管靠近脓腔的顶端，因此术前及术中必须清楚判断脓腔大小、深度及走形，术前可以借助肛周超声、CT、MRI 等检查进行定位，术中充分探查。根据深部腔隙，皮下浅表空腔，开放性创面不同，采用不同压力值负压治疗。

垫棉疗法

（1）概述：垫棉疗法是用棉花或纱布折叠成块以衬垫疮部的一种辅助疗法。这种方法的作用，是借着加压的力量，能使溃疡的脓液不致下袋而潴留，或使过大的溃疡空腔皮肤与新肉得以黏合而达到愈合的目的。有关垫棉疗法之记载早在《外科正宗·痈疽内肉不合法》中即有明确描述。陆老采用垫棉压迫法联合拖线疗法治疗伴有空腔的脓肿或瘘管，可以明显缩短愈合时间。适用于溃疡脓出不畅有袋脓现象者；疮孔窦道形成脓水不易排尽者；或溃疡脓腐已尽，新肉已生，而皮肤与肌肉一时不能黏合者；以及采用拖线疗法治疗后存在空腔的瘘管或脓肿。在急性炎症红肿热痛尚未消退时，不得运用本法，否则有促使炎症扩散之弊。

(2) 操作要点：根据瘘管创腔或脓肿空腔大小，用适量棉花或纱布衬垫其表面；一般用 30 cm 长的宽胶布加压将纱布或棉垫固定于皮肤上，将胶布叠加贴合保证固定到位。根据病灶位置，嘱患者适当坐压，保证到位，时间以每次 30 分钟为宜。

需注意的是，如应用本法，未能取得预期效果之时，则宜采取扩创手术，使之引流通畅而逐渐愈合。

结扎疗法

(1) 概述：结扎疗法是指用线或绳结扎，使结扎部位经络阻塞，气血不畅，渐至坏死脱落，再经创面组织修复，以达到治疗目的的方法。

结扎疗法是一种有着悠久历史的传统疗法，迄今已有近两千年历史。秦汉时期的《五十二病方》记载“牡痔居于窍旁，打者如枣……系以小绳，剖以刀”。宋代《太平圣惠方》记录“用蜘蛛丝，缠系痔鼠乳头，不觉自落”。明清时期的《世医得效方》《古今医统大全》《医宗金鉴》等书籍中均出现了“药线系痔”的记载。危亦林《世医得效方》云：“用川白芷煮白苎做线，快手紧结痔上，微痛不妨，其痔自然干萎而落，七日后安。”在国外的文献记载结扎疗法可追溯至公元前 460 年的希波克拉底时代，但真正描述该方法是在 19 世纪初。结扎疗法因其疗效可靠、简便易行而被广泛应用。古代多采用蜘蛛丝、马尾、蚕丝、药线等结扎。陆老一般采用医用丝线贯穿结扎痔核，该法适用于Ⅰ、Ⅱ、Ⅲ、Ⅳ期内痔。

(2) 操作要点：在麻醉下常规消毒肛周和肛管，显露痔核。用血管钳钳夹牵拉固定痔核基底部，若痔核较大可用血管钳将痔核高突部位稍牵拉，然后，用挂有 7－0 丝线的圆针，于血管钳钳夹内痔中上 1/3 交界处，进针，并用剪刀沿齿线剪开一浅表小切口，做“回”字贯穿结扎，在紧线的同时松开血管钳，修剪残端。

具体操作时应注意，贯穿结扎血管钳不能钳夹过深，既不能钳夹到肌层，也不能缝扎过深，否则可能发生大出血，或因结扎内痔过多而造成肛管狭窄。结扎内痔如果个数过多，结扎点间应留有足够黏膜桥，其宽度不能少于 1 cm。7～14

一、门诊医案

便秘(6例)

案1. 裘某，男，70岁。2012年5月25日初诊。

患者排便困难反复5年，大便3至4日1行，量少质干。近5天来闭结不通，时有粪水溢出肛门，腹胀疼痛剧烈，伴寒战。苔黄厚腻，脉洪大。肛门局部检查显示直肠内有大量粪便嵌塞。

西医诊断：粪便嵌塞。

中医诊断：实热腹痛。

治则：峻下热结、清热通腑。

处方：

川厚朴15 g	枳实30 g	生大黄后下12 g	玄明粉分冲9 g

2剂

嘱患者如服药后大便得下，则无需服第2剂。

【二诊】 2012年6月1日。患者自诉服上药1剂后旋即排出大量宿便，先后共排3次，腹痛腹胀顿消。刻诊：大便2日1行，量少质干。苔白腻，舌红，脉弦。2011年6月盆腔CT平扫提示“直肠管壁增厚”。

西医诊断：便秘。

中医诊断：便秘(气阴亏损)。

治则：益气养阴清化。

处方：

生黄芪30 g	生白术30 g	生地黄30 g	炒枳实30 g
当归30 g	莱菔子15 g	大腹皮15 g	全瓜蒌18 g
丹参30 g	火麻仁15 g	生甘草9 g	

14剂

【三诊】 2012年8月15日。患者续方服药2月余，排便可日行1次，质软。苔白腻，舌红，脉弦。再拟原法为治。

处方：2012年6月1日方中生黄芪、生白术均改为45 g，21剂。

【四诊】 2012年9月26日。患者近1个月隔日服药1剂，排便日行1至2次，质软。苔白腻，中剥，舌质瘀，脉弦。拟益气养阴，佐以活血祛瘀为治。

处方：2012年8月15日方加桃仁、红花各12 g，14剂。

【按语】 陆老认为习惯性便秘病变日久，患者多正气亏虚，切勿妄投攻下，应避免滥用芒硝、大黄等攻伐峻下的药物；若只图一时之快，一味投用大黄、芒硝、芦荟等峻猛攻下之品，则易致苦寒伤脾，正气更耗，症状反而加重，《丹溪心法·燥结》云："如妄以峻利药逐之，则津液走，气血耗，虽暂通而即秘矣。"另外，大黄、芦荟、番泻叶等含蒽醌类药物，久用可致结肠黑变病。峻猛攻下药虽非陆老常规用药，但如确属阳明腑实之热结旁流证，"急则治其标"，可适当投以峻下之剂，但只宜1至2剂，中病即止，以免过剂伤正。本案患者初诊时燥屎难下、粪水旁流，急则治其标，故急予大承气汤峻下热结。陆老使用大承气汤时非常重视汤剂的煎服方法，强调汤药煎制方法的正确与否将直接关系到疗效的优劣。第一步：先将炒枳实、川厚朴先煎，武火煎沸，文火再煎20～25分钟。第二步：放入生大黄煎煮40秒左右，不宜超过1分钟，随即取药汁。第三步：将玄明粉置于碗中，用药汁冲兑后服下。服药后患者宿便即下，遂进益气养阴、润肠通便之味以治其本。

案2. 孙某，女，25岁。2012年4月13日初诊。

患者排便困难症已十余年，平素大便3日1行，腹胀明显，矢气少，口干甚，常以"润肠片、番泻叶及开塞露"通便。苔白腻，舌红，脉沉细。

西医诊断：便秘。

中医诊断：便秘(气阴亏损)。

治则：益气养阴清化。

处方：

生黄芪30 g	生白术30 g	生地黄30 g	麦冬12 g
当归30 g	炒枳实30 g	莱菔子15 g	大腹皮15 g
全瓜蒌30 g	杏仁12 g	丹参30 g	木香9 g
火麻仁15 g	生甘草9 g		

21剂

【二诊】 2012年5月4日。服药后患者起效较为明显，排便2日1行，质软，排泄顺畅，矢气也有增多。进一步询问病史得知患者每于经前五六日排便困难尤甚；经后三四日排便相对通畅，经行腹痛隐隐，量多色深，偶有血块。苔薄腻，脉沉细。再拟益气养阴，佐以调摄冲任为治。

处方：原方去麦冬、杏仁，加淫羊藿 15 g，仙茅 15 g，黄柏 12 g，知母 15 g，桃仁 12 g，红花 12 g，21 剂。

【三诊】 2012 年 5 月 25 日。患者大便日行 1 次，质软，量明显增多，矢气增多，口干减轻。苔薄腻，脉细数。再拟益气养阴清化为治。

处方：2012 年 5 月 4 日方加肉苁蓉 15 g，14 剂。

【按语】 本案患者的习惯性便秘与月经周期有关，可能与妇女月经期间黄体形成，卵巢分泌的孕激素可使胃肠道平滑肌张力降低，从而抑制肠蠕动，导致肠刺激感受性降低有关。陆老治疗此类便秘用二仙汤加减治疗，取得了满意的效果。肾开窍于前后二阴，大肠的传导功能有赖于肾气的温煦和肾阴的滋润。便秘的形成与肾的功能正常与否关系密切，李杲云："肾主五液，津液盛则大便如常……"；《杂病源流犀烛·大便秘结源流》曰："大便秘结，肾病也"；《养生四要·却疾》曰："肾虚则津液不足，津不润肠，津液不足则大便干涩不通。"方中仙茅、淫羊藿补肾精、温肾阳；当归滋肾养血、调理冲任；知母、黄柏滋肾阴而泻相火，全方肾阴肾阳双补，可使肾阴阳恢复平衡而诸症自消。

案 3. 张某，男，59 岁。2013 年 10 月 11 日初诊。

患者排便困难反复 1 年余，近 1 月尤为严重，基本均为每 3 至 4 日 1 行，需努责，且便质干硬。2012 年 2 月曾因"肛裂"行手术治疗，但术前、术后排便均正常。舌淡质瘀，苔薄黄腻，脉弦带涩。局部检查可见肛管无挛缩，但直肠指检手指进出不顺畅。

西医诊断：肛裂术后便秘。

中医诊断：便秘（气血瘀滞）。

治则：和营通络，佐以益气养阴。

处方：

丹参 30 g	赤芍 15 g	鸡血藤 15 g	当归 30 g
炒枳实 15 g	生地黄 18 g	熟地黄 18 g	生黄芪 30 g
生白术 30 g	莱菔子 15 g	全瓜蒌 30 g	夏枯草 15 g
石菖蒲 12 g	火麻仁 30 g	生甘草 9 g	

28 剂

【二诊】 2013 年 11 月 8 日。患者排便困难无明显改善，直肠指检显示离肛缘3 cm处有紧缩环，环形较细，无压痛。苔薄腻，舌红，带芒刺，脉弦。再拟益气养阴清化为治，并建议手术松解肛管狭窄。

处方：

生黄芪 30 g	生白术 30 g	生地黄 30 g	玄参 30 g
当归 30 g	枳实 30 g	莱菔子 15 g	全瓜蒌 30 g
火麻仁 30 g	川厚朴 15 g	桃仁 12 g	红花 12 g
生甘草 9 g			

28 剂

【三诊】 2013年12月6日。患者于10天前行肛管狭窄松解术，现排便较10天前顺畅，成形且增粗，唯因创面未愈导致便后肛门疼痛。苔黄腻，舌红，脉弦。主要病因为湿浊未清，拟清热化湿、柔肝止痛为治。

处方：

苍术 15 g	川厚朴 12 g	黄柏 12 g	杭白芍 30 g
陈皮 12 g	炒白术 12 g	防风 15 g	炙甘草 12 g

14 剂

【按语】 本案便秘乃因肛裂术后，肛门气血瘀滞不通，经络阻隔导致开关不利，传输功能失调，引起肛门直肠狭窄所致。陆老认为轻度狭窄先考虑保守治疗，以改善和缓解症状为治疗目的。主张以补为通，从虚论治，针对便秘气阴亏损的基本病机，宗益气养阴之旨，据病情变化灵活加减。初诊用丹参、赤芍、鸡血藤、当归、生地黄、熟地黄活血化瘀，养血滋阴，和营通络；黄芪、白术健脾益气；莱菔子、全瓜蒌、火麻仁理气润肠通便；夏枯草、石菖蒲清热化湿散瘀；甘草调和诸药。二诊患者症状无明显改善，直肠指检可触及紧缩环，重用生黄芪、生白术益气健脾；生地黄、玄参、当归滋阴养血、润肠通便；枳实、厚朴与莱菔子、全瓜蒌合用加强理气润肠之力；火麻仁润燥滑肠；桃仁、红花活血化瘀，使瘀血消散，气机流畅。同时，建议手术松解狭窄环。陆老认为能用药则用药，不能用药则用刀，刀药并重才能体现中医治疗肛肠病的特色与优势。此患者通过黏膜下断裂、多点松解的方法松解了3/4狭窄环，但手术过程中需要注意的是，应松解2处，可于截石位3、9点位皮肤各作一切口，血管钳挑出狭窄环松解；切口可以缝合，不一定要开放。因狭窄是良性病变，故对狭窄部以外的组织要尽量减少损伤。术后病证转换，苔黄腻，舌红，脉弦，属湿浊未清，用苍术、黄柏、川厚朴清热运脾化湿；芍药、甘草合用，酸甘缓急，解痉止痛，减缓肠蠕动；白芍、防风、白术、陈皮融入痛泻要方之意，柔肝健脾化湿；诸药合用，调节创面的生态环境，避免创面增生性瘢痕的形成，为术后肛门直肠的生理功能、感觉功能的恢复创造良好的条件。

术后嘱患者保持成形便以使肛管继续扩张，防止伤口愈合后再次形成狭窄。内外合治，收效甚佳。

案 4. 朱某，男，82 岁，2014 年 10 月 10 日初诊。

患者便秘 2 年，排便费力，3 至 5 日 1 行，质干，近半年来又因服用治疗“帕金森病”的药物致便秘更甚，常 5 至 7 日方可解便 1 次，便质干硬，口干。舌红，苔薄，脉沉细。

西医诊断：便秘。

中医诊断：便秘（气阴亏损）。

治则：益气养阴清化。

处方：

生黄芪 45 g	生白术 45 g	生地黄 30 g	麦冬 12 g
玄参 30 g	当归 30 g	炒枳实 30 g	大腹皮 15 g
炒枳壳 30 g	莱菔子 30 g	全瓜蒌 30 g	槟榔 18 g
木香 9 g	丹参 30 g	桃仁 12 g	红花 12 g
火麻仁 30 g	生甘草 9 g	川厚朴 15 g	

14 剂

【二诊】 2014 年 10 月 24 日。服上药后矢气明显增多，排便较前有所改变，约 3 日 1 行，质仍偏干，口干不甚。舌质瘀，边有齿痕，苔薄，脉沉细。再拟益气养阴清化为治。

处方：

生黄芪 45 g	生白术 45 g	生地黄 30 g	当归 30 g
炒枳实 30 g	玄参 30 g	莱菔子 30 g	全瓜蒌 30 g
大腹皮 15 g	桔梗 12 g	杏仁 12 g	丹参 30 g
槟榔 18 g	木香 9 g	桃仁 12 g	红花 12 g
火麻仁 30 g	生甘草 9 g		

14 剂

【三诊】 2014 年 11 月 7 日。服药近 1 月，排便渐畅，每 1 至 2 日 1 行，自感较前顺畅，便质转软。舌质瘀，苔薄润，脉沉细。再拟原法为治。

处方：

生黄芪 60 g	生白术 60 g	生地黄 30 g	玄参 30 g
当归 30 g	炒枳实 30 g	全瓜蒌 30 g	莱菔子 30 g
大腹皮 30 g	炒枳壳 15 g	川厚朴 15 g	桔梗 12 g

丹参 30 g	槟榔 18 g	木香 9 g	桃仁 12 g
红花 12 g	火麻仁 15 g	生甘草 9 g	

14 剂

【四诊】 2014 年 11 月 21 日。患者排便已基本顺畅，量亦增多，且可成形。舌质瘀，苔薄腻，脉沉细。继拟原法为治，2014 年 11 月 7 日方续服，14 剂。

【五诊】 2014 年 12 月 5 日，近 1 周大便虽每日可行，但量较前减少，质干硬。舌质瘀，苔薄腻，脉沉细。再拟益气养阴为治。

处方：2014 年 11 月 21 日方加麦冬 12 g，南沙参 15 g，北沙参 15 g，知母 15 g，百合 15 g，14 剂。

【六诊】 2014 年 12 月 19 日。患者尚能每日排便，但近日矢气少，腹胀明显，伴口干欲饮，舌体刺痛。舌质瘀，苔腻，脉沉细。拟益气养阴、和营通络为治。

处方：

生黄芪 60 g	生白术 60 g	生地黄 30 g	玄参 30 g
天花粉 15 g	麦冬 12 g	当归 15 g	炒枳实 30 g
川厚朴 15 g	莱菔子 30 g	全瓜蒌 30 g	大腹皮 30 g
炒枳壳 15 g	槟榔 18 g	木香 9 g	丹参 30 g
桃仁 12 g	红花 12 g	火麻仁 30 g	生甘草 6 g

14 剂

【七诊】 2015 年 1 月 2 日。大便每日可行，便质转稀溏，反较前费力，伴胃脘嘈杂不舒，时有心悸心慌。舌质瘀，舌体胖，苔薄，脉沉细。再拟益气养阴、生津润肠。

处方：2015 年 1 月 2 日方去天花粉，加太子参 15 g，五味子 15 g，桑葚 30 g，柏子仁 15 g，14 剂。

【八诊】 2015 年 1 月 16 日。患者大便基本每日 1 行，偶有间日排便，便质软，近日自觉胃脘闷胀，矢气少，夜寐欠安。舌淡，苔白腻，脉弦带滑。再拟益气养阴、温肾润燥为治。

处方：

生黄芪 60 g	生白术 60 g	生地黄 30 g	玄参 30 g
当归 30 g	炒枳实 30 g	川厚朴 30 g	莱菔子 30 g
全瓜蒌 30 g	桔梗 12 g	炒枳壳 30 g	丹参 30 g
槟榔 30 g	桃仁 12 g	红花 12 g	火麻仁 30 g
肉苁蓉 15 g	柏子仁 15 g	生甘草 12 g	

14 剂

【按语】 便秘是常见病，严重者可影响患者的生活质量，除了一些器质性因素外，心理因素、饮食因素、药物因素也会导致便秘。正如本案患者年老体衰，气阴亏虚，素有老年性便秘之称，但在服用治疗帕金森病药物以后，便秘明显加重；除此之外，如服用一些抗抑郁药、抗癫痫药等也会导致便秘，临床上治疗便秘时需要注意。由于有些药物患者必须长期服用，因此药物性便秘治疗上比较困难，病情也容易反复，治疗周期较长。陆老认为本案患者年老体虚，阴血不足，气虚推动无力，阴虚肠道失养，故发为便秘。《医宗金鉴》曰："老年津液干枯，妇人产后亡血及发汗利小便，病后血气未复，皆能秘结，法当补益气血，使津液生则便自通。"根据病因病机，陆老认为对于本案患者，在治疗上则应益气养阴，兼以清热。方中重用生黄芪，可补一身之气，重用生白术，健脾益气；生地黄、玄参、麦冬合用，可增水行舟，滋阴凉血清热，生津润燥；与当归合用，更可养血润燥，肠润则大便得下；患者为老年患者，故用火麻仁润下，一般不使用大黄、番泻叶等峻下药物，以免攻伐太过，损伤正气；六腑以通为用，以降为和，故陆老在治疗时注意调畅气机，肺与大肠相表里，采用桔梗、杏仁配伍，一升一降，宣肺降气，使气机升降有序，肺气宣降，肠腑则通；厚朴、枳实合用，则可下气除满，行气消胀，配以枳壳、莱菔子，更可导气下行，降气通便；木香可通三焦，解六郁，槟榔下气最速，两者合用，亦增下气除满之功；久病夹瘀，故用桃仁、红花、丹参以奏活血祛瘀、润肠通便之功；由于药物因素导致的便秘病程较长，且易反复，患者精神压力相对较大，易引起睡眠质量欠佳，故常加用柏子仁养心安神，兼以润肠通便；老年患者久病体虚，肉苁蓉可补肾阳、益精血、润肠通便，且现代药理学研究表明肉苁蓉有增强肠蠕动的作用，故针对药物性便秘可考虑使用；生甘草可调和诸药。

案5. 吴某，女，49岁。2015年6月26日初诊。

患者便秘日久，排粪造影及结肠传输试验提示为"混合型便秘"，半月前曾行"直肠前突"手术治疗，术后虽有便意，但仍难以解下。舌红质瘀，边有齿痕，苔薄，脉沉细。

西医诊断：便秘。

中医诊断：便秘(气阴亏损)。

治法：益气养阴清化。

处方：

生黄芪60 g	生白术60 g	生地黄60 g	玄参60 g
麦冬15 g	当归30 g	炒枳实30 g	南沙参15 g
北沙参15 g	川厚朴15 g	莱菔子30 g	全瓜蒌30 g

炒枳壳 15 g	丹参 30 g	桔梗 12 g	槟榔 18 g
桃仁 12 g	红花 12 g	火麻仁 30 g	生甘草 9 g

14 剂

【二诊】 2015 年 7 月 10 日。患者诉症情好转且较稳定，大便日行 1 至 2 次，便质软且成形，量增多。舌红，苔薄，脉沉细。再拟原法为治。

处方：原方续服，28 剂。

【三诊】 2015 年 8 月 7 日。患者近期受情绪影响而致夜寐不安，排便亦欠畅，舌红，苔薄润，脉细数，再拟原法为治。

处方：2015 年 7 月 10 日方加酸枣仁 15 g，柏子仁 15 g，14 剂。

【四诊】 2015 年 10 月 30 日。患者近 2 月因工作原因停药，初期大便每 1 至 2 日 1 行，软便居多，近期排便较费力，且有便后不尽感。舌红质瘀，苔薄润，脉沉细。再拟益气养阴、活血润燥为治。

处方：

生黄芪 60 g	生白术 60 g	生地黄 30 g	玄参 60 g
麦冬 15 g	当归 30 g	炒枳实 45 g	莱菔子 30 g
全瓜蒌 30 g	丹参 30 g	槟榔 18 g	桃仁 12 g
红花 12 g	火麻仁 30 g	肉苁蓉 15 g	柏子仁 15 g
生甘草 9 g			

14 剂

【按语】 便秘临床上较为常见，发病率高，目前分为 3 型：慢传输型便秘、出口梗阻型便秘、混合型便秘。混合型便秘由于兼有其余两种类型便秘的症状，治疗上需要兼顾，同时解决出口梗阻及慢传输的问题，方能取得满意的疗效。陆老认为治疗便秘首先要明确诊断。本案患者通过辅助检查明确所患便秘为混合型便秘，故治疗上先行直肠前突修补术，解决出口梗阻的问题，并通过服用中药调理，促进肠蠕动，从而使慢传输得到改善。病因病机方面，陆老认本案患者气虚推动无力，阴虚肠道失于濡养，故发为便秘。若要行舟，行舟之力与载舟之水，两者相辅相成，缺一不可。故肠失传导，舟行乏力，多因气阴不足所致。因此，根据病因病机，在治疗上应予益气养阴，兼以清热。方中重用生黄芪、生白术、生地黄、玄参各 60 g，并配以麦冬，南、北沙参，以滋补气阴，增水行舟，生津润燥而达到通便的功效；同时合用当归、丹参以养血活血润燥，肠润则大便得下；“六腑以通为用”，肠腑通则便自下，厚朴、枳实、槟榔合用，可下气除满，行气消胀，配以枳壳、莱菔子，更可导气下行，降气通便；久病夹瘀，故用桃仁、红花以奏活血祛瘀、润肠通便之功；陆老喜用火麻仁、肉苁蓉润肠通便。除确属阳明腑实之热结旁流证外，一般不使用大黄、芒硝、芦荟等攻伐峻下之物，且中病即止。患者情志不畅后出现夜寐不安，故酌用酸枣仁、柏子仁以养心安神，润肠通便。

案6. 张某，男，60岁。2015年7月31日初诊。

患者排便困难反复2年余，每4至5日1行，平素依赖药物及保健品通便，矢气尚可，但夜寐较差，多思多虑。舌红，边有瘀斑及齿痕，苔腻，脉弦。近期外院做相应焦虑情绪测定结论为轻度焦虑。2012年2月在外院行“直肠类癌”手术(病理报告显示高分化神经内分泌肿瘤)。2014年9月又行“前列腺增生”手术。

西医诊断：便秘。

中医诊断：习惯性便秘(气阴两虚，血瘀痰凝)。

治则：益气养阴、和营化痰。

处方：

生黄芪 60 g	生白术 60 g	生地黄 60 g	玄参 60 g
当归 30 g	炒枳实 60 g	莱菔子 30 g	全瓜蒌 30 g
丹参 30 g	石菖蒲 15 g	姜半夏 15 g	秫米 30 g
桃仁 12 g	红花 12 g	火麻仁 30 g	玫瑰花 12 g
生甘草 9 g			

28剂

【二诊】 2015年9月18日。患者以上述中药加减治疗近50天，近期总体症状较为稳定，排便基本每日1行，唯便形细，便量较少，夜寐欠佳。苔薄润根薄黄，舌红，脉弦。再拟原法为治。

处方：原方加知母15 g，百合15 g，淮小麦30 g，大枣15 g，胆南星15 g，柏子仁9 g，21剂。

【三诊】 2015年11月27日。患者近期排便基本每日1行，且药量已减半(隔日服汤药1剂)，唯排便时间仍需15～20分钟。苔薄，舌质偏瘀，脉弦。再拟原法为治。

处方：2015年9月18日方续服，21剂。

【四诊】 2016年1月15日。患者服药隔日1剂，大便每日可行，便量明显增多，临厕时间缩短，每次3～5分钟即毕。苔薄，舌质偏瘀，脉弦。再拟原法为治。

处方：2015年9月18日方加广郁金15 g，21剂。

【按语】 陆老认为便秘日久，患者常伴有焦虑、忧思多虑、精神紧张、胸胁满闷、抑郁、失眠、多梦、烦躁、易怒等精神问题及情志改变，主诉较多，与之很难沟通。《医述·卷七》云"思则气结，结于心而伤于脾也"，《医学衷中参西录·资生汤》云"心为神明之府，有时心有隐曲，思想不得自遂，则心神拂郁，心血亦遂不能濡润脾土，以成过思伤脾之病"。患者忧思多虑，则脾失健运，气机郁结或抑郁恼怒，"怒伤肝"，肝郁气滞，均可导致心血暗耗，心神不安。便秘病史越长，患者越容易焦虑不安，而患者焦虑的情绪反过来又加重便秘的症状，两者形成一种恶性循环。对此型便秘，陆老常取法《金匮要略》甘麦大枣汤之意，选用淮小麦、炙甘草、大枣、知母、百合、丹参、郁金等养心柔肝、宁心安神之药治疗，效果满意。

痔疾(4例)

案1. 林某，男，38岁。2014年1月10日初诊。

患者反复便血近2月，色鲜量较多，排便每日1行，便质干，溲赤，肛门灼热疼痛，2年前曾行痔疮手术。苔黄腻，脉浮数。直肠指检可及截石位7点位有手术瘢痕；3、11点位混合痔，内痔黏膜充血、糜烂。

西医诊断：混合痔。

中医诊断：痔(湿热下注、迫血妄行)。

治则：凉血清热化湿。

处方：

生地黄 15 g	赤芍 15 g	牡丹皮 15 g	苍术 15 g
黄柏 12 g	川牛膝 12 g	生地榆 30 g	生槐花 12 g
生蒲黄 12 g	侧柏叶 30 g	藕节炭 30 g	仙鹤草 30 g
旱莲草 15 g	生甘草 9 g		

14剂

【二诊】 2014年1月24日。患者便血及其他诸症皆消。苔黄腻，脉浮数。效不更方，继服原方14剂以巩固疗效。

【按语】 陆老认为Ⅰ、Ⅱ度内痔便血多由于湿热下注、热盛迫血妄行引起，采用凉血清热利湿为主治疗，效果满意。方中生地黄能清营血分之热而凉血，通过凉血而达止血之功效，可用于血热引起的各种出血症；《汤液本草》载生地黄"诸经之血热，与他药相随，亦能治之，溺血便血亦治之"。陆老认为凉血止血药物多有留瘀之弊，治疗守"疏其血气，令其调达，而致和平"的宗旨，可在止血剂中少佐散瘀之品，使止血而不留瘀，如牡丹皮、赤芍之属。地榆凉血止血，其性沉降，尤宜治疗下焦出血，乃痔科要药。槐花具有凉血止血，清肝泻火的功效，为治疗便血的常用药。蒲黄生用凉血止血效果较佳，单味生蒲黄，煎服或吞服、外敷等都能凉血止血，若随症配伍其他药物，则效果更佳。侧柏叶生用，长于凉血而止血热妄行；在止血方剂中，无论寒热吐血，都可佐用侧柏叶，《本草汇言》载“侧柏叶……凡吐血、衄血、崩血、便血，血热流溢于经络者，捣汁服之立止”。苍术苦温燥湿健脾，朱震亨云“苍术治湿，上、中、下皆有可用”；黄柏苦寒清热燥湿，偏走下焦，为治下焦湿热要药；两药配伍即为二妙丸，是中医用于清热燥湿的名方，广泛应用于湿热下注引起的炎症、红肿、渗出等症。川牛膝乃引经之品，可引药下行，因此多用于治疗下部疾患，《医学衷中参西录》云“牛膝，原为补益之品，而善引气血下注，是以用药欲其下行者，恒以之为引经”。藕节炭具有收敛止血的功能，《日用本草》载藕节炭“清热除烦，凡呕血、吐血、出血、败血，一切血症宜食之”。仙鹤草功能止血，性既不温热也不寒凉，乃平和之性，作用广泛，可用于身体各部分出血病症，且无论寒、热、虚、实者均可应用，可单独服用，也可配合其他止血药同用，常与旱莲草相须为用。墨旱莲性酸凉甘，酸能收敛，凉能止血、能清热，对因肝肾阴虚和血热引起的各种出血症，都有很好的止血作用。陆老认为气与血的关系密切，“气为血之帅，血为气之母”，因患者出血较多，损伤气血，可酌情加用仙鹤草、旱莲草益气摄血，体现了气能生血、气能摄血之意。

案2. 陆某，女，65岁。2013年1月25日初诊。

患者便血1月余，色鲜量多，先血后便，呈喷射状，面色㿠白，头昏不适，乏力，动则气促。苔薄，舌淡，脉细数。2013年1月4日肠镜检查未发现异常。直肠指检可及截石位3、7、11点位内痔，直肠未及肿块，指套无染血及脓性分泌物。

西医诊断：内痔。

中医诊断：痔(气血亏损，气不摄血)。

治则：益气养血，佐拟清热化湿。

处方：

生黄芪 60 g	党参 15 g	炒白术 12 g	茯苓 12 g
熟地黄 15 g	仙鹤草 30 g	侧柏叶 30 g	藕节炭 30 g
蒲黄 18 g	女贞子 15 g	旱莲草 30 g	红枣 15 g
当归 12 g	杭白芍 30 g	炙甘草 12 g	

14剂

【二诊】 2013年2月8日。患者自诉服药后便血明显减少，已无喷射状出血，头晕好转，气促乏力明显减轻，面色渐华，排便尚可。苔薄，舌胖，边有齿痕，脉细。再拟益气养血为治。原方续服，14剂。

【三诊】 2013年2月22日。患者已无便血近10天，头晕、气促乏力已消失，排便通畅。苔薄，舌胖，边有齿痕，脉细。再拟益气养血为治。原方续服，14剂。

【按语】 陆老治疗气血亏损、气不摄血之内痔出血常重用生黄芪合八珍汤加减益气养血。八珍汤是由四君子汤和四物汤组合而成，吴昆《医方考》卷3云："血气俱虚者，此方主之……是方也，人参、白术、茯苓、甘草，甘温之品也，因此补气；当归、川芎、芍药、地黄，质润之品也，因此补血；气旺则百骸资之以生，血旺则百骸资之以养"。方中另用仙鹤草益气摄血，旱莲草、女贞子合用即二至丸可滋阴养血；藕节炭收敛止血；侧柏叶、蒲黄可清热化湿、凉血止血；灶心土温经止血；红枣、炙甘草和中养胃。方中重用生黄芪能益气摄血止血、补气升提，《本草便读》载"（黄芪）之补，善达表益卫，温分肉，肥腠理，使阳气和利，充满流行，自然生津生血"。黄芪与当归合用为当归补血汤，是补气生血的基础方，吴昆《医方考》卷3云："当归味厚，为阴中之阴，故能养血；而黄芪则味甘补气者也；今黄芪多于当归数倍，而曰补血汤者，有形之血不能自生，生于无形之气故也。"

案3. 张某，女，28岁。2014年10月24日初诊。

患者自诉3月来便血色鲜量多，外院曾拟"内痔出血"治疗。患者平素排便每2至3日1行，服用通便药可每日1行。苔薄，舌红，脉细带数。直肠指检可及肛内截石位3、7、11点位内痔。

西医诊断：内痔。

中医诊断：痔（阴虚肠燥、血热妄行）。

治则：养阴清热、凉血止血。

处方：

生地黄 30 g	麦冬 12 g	赤芍 15 g	牡丹皮 15 g
黄柏 12 g	生地榆 30 g	生槐米 18 g	侧柏叶 30 g
藕节炭 30 g	生甘草 9 g		

14剂

【二诊】 2014年11月7日。患者服药后症情明显改善，偶见便后手纸染血，唯排便较为艰涩，每2至3日1行，质干。苔薄，舌红，脉细。

西医诊断：内痔。

中医诊断：痔（气阴亏损）。

治则：益气养阴、凉血润燥。

处方：

生黄芪 30 g	生白术 30 g	生地黄 30 g	玄参 30 g
麦冬 12 g	生地榆 30 g	生槐米 18 g	炒枳实 30 g
莱菔子 15 g	全瓜蒌 30 g	槟榔 18 g	木香 9 g
肉苁蓉 15 g	火麻仁 30 g	生甘草 9 g	

14 剂

【三诊】 2014 年 11 月 21 日。患者便血已除，大便每日 1 行，便质软。苔薄，舌红，脉细。再拟益气养阴清化为治。2014 年 11 月 7 日方续服，14 剂。

【按语】 陆老认为本案患者初诊时以便血色鲜量多为主，为阴虚肠燥、血热妄行，故治以生地黄、赤芍、牡丹皮、黄柏清热凉血；生地榆、生槐米、侧柏叶凉血止血；藕节炭收敛止血；麦冬清热养阴、生津润燥。二诊时，患者便血基本停止，但排便艰难，每 2 至 3 日 1 行，便质干难下，此乃患者气阴亏损所致。若长此以往则再可导致内痔便血复发，此时治疗当以通便为主，故以生黄芪、生白术健脾益气；生地黄、玄参、麦冬清热滋阴、增液润燥；炒枳实、槟榔降气下肠；莱菔子、全瓜蒌宽胸下气；木香、火麻仁行气润肠通便。陆老认为阴虚至一定程度，可致“无阴则阳无以生”，故可损伤体内的阳气而引起阳虚，出现“阴损及阳”，因而在治疗时常加入肉苁蓉等温补肾阳、润肠通便之药，《玉楸药解》载“肉苁蓉……润肠胃结燥……养血润燥，善滑大肠，而下结粪，其性从容不迫，未至滋湿败脾，非诸润药可比”；且肉苁蓉“乃平补之剂，温而不热，补而不峻，暖而不燥，滑而不泄，故有从容之名”（《本草汇言》），可以长期服用而无明显副反应。陆老初诊时针对患者湿热下注的病机，采用凉血清热为治；二诊时针对患者气阴亏损的病机，采用益气养阴为治；同时亦取槐角地榆丸、增液汤之旨以凉血清肠，润燥通便，因而达效。

案 4. 王某，男，52 岁。2013 年 5 月 10 日初诊。

患者自诉 2 天前大便时突然有块物脱出肛门，便后不能回纳，肿胀疼痛剧烈，1 年前有类似发作史，无便血。苔黄腻，脉弦滑。局部检查显示肛缘环状块物充血水肿，触痛明显，肛内 3、5、7、11 点位内痔脱出肛外嵌顿，色泽正常，未及糜烂。

西医诊断：环状混合痔嵌顿。

中医诊断：痔（湿热下注、脉络阻滞）。

治则：

（1）手法回纳：患者取侧卧位，施以局部麻醉后医者将涂有液状石蜡的手指轻柔按摩肛门及嵌塞痔核，待肛门放松后，嘱患者深呼吸放松，然后将脱出痔核逐一缓慢推送还纳进肛门，直至嵌顿痔核全部回纳。再用无菌纱布压迫，“丁”字带固定以免再次脱出。嘱患者卧床休息，尽量减少站立、下蹲动作，如因排便或外洗等因素导致痔核再次脱出，应及时采用上述方法复位，以免痔核脱出嵌顿时间过长引起局部坏死。

(2) 清热活血化瘀中药内服加外洗治疗。

处方：

生地榆 15 g	生槐花 15 g	侧柏叶 30 g	苍术 15 g
黄柏 12 g	牛膝 12 g	生地黄 15 g	赤芍 15 g
牡丹皮 12 g	丹参 30 g	陈皮 9 g	姜半夏 9 g
生甘草 9 g			

14 剂

每日 1 剂，每剂先煎 2 次，每次煎取药汁 400 mL，分别于早餐与午餐之间、午餐与晚餐之间温服；药渣再煎汤取汁 2 次，每次 400 mL，加入热水 2 000 mL。先嘱患者熏蒸肛门 5 分钟，待药液温度降至与皮肤温度相近时(约 40℃)，再浸泡坐浴 10 分钟，早晚各 1 次。

【二诊】 2013 年 5 月 24 日。患者自诉肛门疼痛已消失，局部检查肛门口痔核已回纳，水肿明显消退，唯留有外痔皮赘，无触痛。苔黄腻，脉弦滑。再拟原法为治。守 2013 年 5 月 10 日方内服加外洗，14 剂。

【按语】 陆老认为，治疗嵌顿痔的关键是“急则治标”，即及时还纳脱出的痔核，解除嵌顿，重点是消除痔的症状而不是根治；具体措施为采用手法复位，并以清热活血化瘀中药内服加外洗治疗。方中生地黄、赤芍、牡丹皮清热凉血散瘀；丹参、川牛膝活血散瘀、消肿止痛；黄柏、苍术、川牛膝清热燥湿、解毒消肿；生地榆、生槐花、侧柏叶凉血止血；陈皮、姜半夏行气通络、化痰散结；生甘草清热解毒、调和诸药，诸药合用共奏清热凉血、活血散瘀、行气通络、消肿止痛之效。中药熏洗坐浴，可使药物直接作用于肛门病变部位，并借助热力温通气血经络，促进局部血液循环，从而可有效改善水肿、肛门疼痛等症状。陆老采用手法复位联合清热活血化瘀中药内服加外洗治疗嵌顿痔。对于痔核脱出、疼痛、血栓、肿胀等有良好的治疗效果，且无明显的不良反应，适用于急性环状或局部嵌顿痔的早期患者，对于有手术禁忌证或不愿手术的患者更为适宜。

溃疡性结肠炎(2 例)

案 1. 刘某，男，42 岁。2014 年 2 月 21 日初诊。

患者自诉每日解赤白黏冻便 2 至 4 次，伴有脐周腹痛、齿龈出血，口苦。舌红，苔白腻，脉细数。电子肠镜检查提示溃疡性结直肠炎(乙状结肠、直肠)。

西医诊断：溃疡性结肠炎。

中医诊断：泄泻(湿热内蕴、脾肾阳虚)。

治则：温补脾肾，佐以和营清热。

处方：

红藤 15 g	败酱草 30 g	牡丹皮 9 g	白头翁 15 g
秦皮 12 g	木香 3 g	地锦草 30 g	淡附片 12 g
杜仲 15 g	补骨脂 15 g	玄参 15 g	炒白术 12 g
巴戟天 15 g	大枣 15 g	炙甘草 9 g	

28 剂

【二诊】 2014 年 3 月 21 日。患者症状缓解，每日解大便 1 至 2 次，便质软，偶有黏冻，腹痛不甚明显，无口苦。舌红，苔薄，脉细濡。辨证为气阴亏损、湿热下注。治以养阴清热利湿。

处方：

玄参 12 g	生地黄 12 g	麦冬 12 g	天花粉 12 g
太子参 15 g	黄柏 15 g	白头翁 30 g	秦皮 12 g
地锦草 30 g	红藤 30 g	败酱草 30 g	厚朴 9 g
生甘草 3 g			

28 剂

【三诊】 2014 年 4 月 18 日。患者大便每日 1 次，质软，无黏冻，无腹痛。舌尖红，苔薄白腻，脉细数。再拟原法为治。

处方：

红藤 15 g	败酱草 30 g	白头翁 15 g	秦皮 12 g
青黛 15 g	黄柏 12 g	黄芩 15 g	地锦草 30 g
防风 30	白芍 30 g	炒白术 15 g	陈皮 9 g
太子参 15 g	山药 12 g	菟丝子 15 g	巴戟天 15 g
大枣 15 g	炙甘草 9 g		

28 剂

【四诊】 2014 年 5 月 16 日。患者刻下大便每日 1 至 2 次，质软成形，无腹痛，体重渐增。舌尖红，苔薄白腻，脉细数。再拟原法为治。以 2014 年 4 月 18 日方续服，21 剂。

【五诊】 2014 年 6 月 6 日。患者大便每日 1 至 2 次，质软成形，无腹痛。2014 年 6 月 5 日复查电子肠镜提示全大肠黏膜未见异常。

【按语】 溃疡性结肠炎是一种病变主要累及结肠黏膜和黏膜下层的慢性非特异性炎症，病因尚不十分清楚。临床表现为腹泻、黏液脓血便、腹痛等，属中医“痢疾”“泄泻”“腹痛”“肠澼”等范畴。本病多因感受外邪，内蕴大肠；或损伤脾胃，酿生湿热；饮食所伤，脾失健运，湿浊内生，郁而化热；或情志失调，损伤肝脾，肝脾不和，气滞血瘀；或素体肝肾不足而发。本病病位在大肠，涉及脾、肝、肾、肺诸脏。以湿浊蕴肠、气滞络瘀为基本病机，脾虚失健为发病基础，饮食不调为主要发病诱因。陆老治疗溃疡性结肠炎，倡导在扶正祛邪的辨证治疗中，始终顾护胃气，不可单纯补摄；治疗以“热痢清之，寒痢温之，初痢实则通之，久痢虚则补之，寒热交错者清温并用，虚实夹杂者攻补兼施”为治疗大法；认为疾病初起之时，以实证、热证多见，治宜清热化湿解毒；久病多虚、多寒，应以补虚温中，调理脾胃，温阳补肾，兼以清肠，收涩固脱。临床用药宜结合具体病情施治，忌过早补摄，忌峻下攻伐，忌分利小便。本案初诊时患者解赤白黏冻便，伴腹痛，舌红，苔白腻，脉细数。辨证为湿热内蕴，脾肾阳虚，方用红藤、败酱草、白头翁、秦皮、地锦草等清肠化湿、解毒消痈；加牡丹皮、木香行气活血通络；久病累及脾肾，故用玄参、白术、大枣补益中气，巴戟天、淡附片、杜仲、补骨脂温阳益肾。二诊时患者偶解黏冻便，腹痛亦不甚明显，舌红，苔薄，脉细濡。证属气阴亏损，湿热下注，故去淡附片、杜仲、补骨脂以减温阳之力，用玄参、生地黄、麦冬三药合用取法增液汤，意在养阴清热，与天花粉、太子参合用更增益气生津之力；黄柏清热燥湿，厚朴调畅气机。三诊患者症状基本已除，以青黛、黄柏、黄芩加强清热利湿之效；并合白芍、防风、白术、陈皮健脾祛风，益气固本；太子参、菟丝子、山药等温补脾肾；诸药合用清热利湿、凉血排脓、行气止痛、补脾温肾，则黏血便止，腹痛消，诸症愈。续服三诊方以巩固疗效，复查肠镜已无明显异常，收效甚佳。

案2. 马某，男，50岁。2012年2月3日初诊。

患者自诉2011年8月当地医院肠镜检查提示溃疡性结肠炎，病理提示为黏膜慢性炎；2012年2月2日肠镜检查提示乙状结肠、直肠、降结肠充血，有小溃疡，上附脓腐。刻诊：排便日行2次，不成形，口苦，胁肋作胀。苔薄，舌质瘀，脉弦滑。

西医诊断：溃疡性结肠炎。

中医诊断：泄泻（肝旺侮脾、肠风内盛、湿热内蕴）。

治则：疏肝健脾祛风，佐以清热化湿为治。

处方：

柴胡 12 g	防风 30 g	杭白芍 30 g	陈皮 9 g
炒白术 12 g	淮山药 15 g	白扁豆 12 g	白蔻仁 12 g
石榴皮 30 g	诃子肉 15 g	红藤 15 g	败酱草 30 g
青黛 9 g	黄芩炭 12 g	丹参 30 g	生甘草 9 g

28 剂

【二诊】 2012 年 3 月 2 日。患者服药 1 月后症状有明显改善，大便每日 1 行，基本成形，但停药后症情反复，便前腹痛隐隐，畏寒，大便溏薄夹黏冻。苔薄，舌质瘀，脉细，再拟健脾清热化湿为治。

处方：

红藤 15 g	败酱草 30 g	白头翁 15 g	秦皮 12 g
地锦草 30 g	青黛 9 g	黄芩炭 12 g	石榴皮 30 g
淮山药 15 g	白扁豆 15 g	炮姜 12 g	淡附片 15 g
白蔻仁 12 g	芙蓉叶 30 g	生甘草 12 g	

14 剂

【三诊】 2012 年 3 月 16 日。患者服上药 10 天始症情改善，排便日行 1 至 2 次，口干苦。苔薄，舌尖红，脉沉细。再拟原法为治。

处方：2012 年 3 月 2 日方去芙蓉叶、白蔻仁、生甘草，加蜀羊泉 30 g，杭白芍 30 g，炙甘草 15 g，14 剂。

【四诊】 2012 年 3 月 30 日。患者近期排便日行 2 次，成形，无便血及分泌物，便前无腹痛。苔薄，舌质瘀，脉细带数。再拟柔肝祛风、健脾温阳化湿为治。

处方：

柴胡 15 g	防风 30 g	杭白芍 30 g	陈皮 9 g
炒白术 12 g	白扁豆 12 g	淮山药 12 g	黄芩炭 12 g
青黛 9 g	白头翁 15 g	红藤 15 g	败酱草 30 g
仙茅 15 g	淫羊藿 18 g	菟丝子 15 g	巴戟天 15 g
炙甘草 12 g			

28 剂

【五诊】 2012 年 11 月 16 日。患者以上药加减治疗近 9 月症情稳定，近日排便日行 2 次居多，便质渐成形，伴有暗红色分泌物。2012 年 11 月 14 日肠镜检查提示直肠、降结肠溃疡已愈合、黏膜无充血。苔薄润，脉沉细。再拟原法为治。

处方：

(1) 2012 年 3 月 30 日方去仙茅、淫羊藿、菟丝子、巴戟天，加地锦草 30 g，诃子肉 15 g，炮姜 12 g，黄柏 12 g，皂角刺 15 g，28 剂。

(2) 红藤 30 g，川厚朴 15 g，白及 15 g，五倍子 15 g，青黛 9 g，浓煎取汁 100 mL，肛滴保留灌肠。

【六诊】 2012 年 12 月 14 日。近期中药内服结合保留灌肠治疗，排便次数递减为日行 2 次，夜寐差。苔薄润，脉沉细。再拟原法为治。

处方：

(1) 2012 年 3 月 30 日方去仙茅、淫羊藿、菟丝子、巴戟天，加秦皮 12 g，蜀羊泉 30 g，芙蓉叶 30 g，升麻 15 g，淮小麦 30 g，大枣 15 g，玫瑰花 12 g，14 剂。

(2) 中药灌肠方同 2012 年 11 月 16 日方“(2)”。

【按语】 陆老治疗溃疡性结肠炎活动期时以清热化湿为主，佐以涩肠止泻、行气化瘀；缓解期时以益气健脾、温补肾阳为主。治疗原则虽然明确，但因为个体差异，实际应根据疾病不同阶段进行动态治疗。本案患者活动期时以痛泻要方加减疏肝健脾，参苓白术散加减健脾渗湿止泻；大便次数多，伴有黏液时，以红藤、败酱草、白头翁、地锦草、秦皮、芙蓉叶、藤梨根、蜀羊泉等清热解毒消痈。缓解期时患者以脾肾阳虚为主，以淫羊藿、巴戟天、炮姜、淡附片、仙茅、菟丝子益肾温阳；便血时加茜草凉血止血；腹痛不适时加芍药，与甘草组成芍药甘草汤缓急止痛；夜寐不安时予甘麦大枣汤养心安神。陆老在临证之际善用芙蓉叶来治疗湿热重、黏液多的溃疡性结肠炎，有清热解毒、消肿排痈之功，颇具良效。2012 年 11 月 14 日患者肠镜检查提示溃疡已愈合，此时在中药口服的基础上加中药灌肠，红藤、青黛清热解毒，五倍子收敛止泻，厚朴解毒化湿，白及止血，诸药共奏清热化湿、收敛止血之功。灌肠后药液直接作用于直肠黏膜，可有效改善肠壁创面水肿、充血，同时创面脓腐较多时肛滴保留灌肠可起到良好的去污作用。陆老特别强调：为使药液长时间停留于肠内，首先肛管应尽可能深的插入肛内，但切忌用力过猛损伤肠黏膜；其次肛滴时速度尽量缓慢，以减少对肠壁的刺激。

溃疡性直肠炎(1 例)

案. *付某，女，29 岁。2013 年 12 月 6 日初诊。*

患者排便次数增多 2 年余，每日 4 至 5 次，便质或溏或稀，偶成形，口苦，便前时有腹痛，畏寒肢冷。苔薄，舌边有齿痕，脉沉细。2013 年 8 月 6 日肠镜检查提示距肛门 5 cm 处直肠黏膜充血水肿，伴有浅小溃疡，上覆脓性分泌物。

西医诊断：溃疡性直肠炎。

中医诊断：泄泻(肝旺侮脾、脾阳不升)。

治则：柔肝健脾、温阳化湿。

处方：

柴胡 15 g	防风 30 g	杭白芍 30 g	陈皮 9 g
炒白术 12 g	茯苓 12 g	淮山药 15 g	扁豆 12 g
升麻 15 g	红藤 15 g	败酱草 30 g	白头翁 15 g
青黛 9 g	炮姜 12 g	菟丝子 15 g	巴戟天 15 g
淡附片 15 g	炙甘草 15 g		

14 剂

【二诊】 2013 年 12 月 20 日。患者虽大便仍日行 2 至 3 次,但腹痛减轻,激惹症状亦有好转。苔薄白腻,脉细。再拟柔肝健脾、温阳化湿为治。

处方：原方杭白芍改为 60 g,去茯苓、炮姜、菟丝子、巴戟天、淡附片,加诃子肉 15 g,白蔻仁 12 g,21 剂。

【三诊】 2014 年 1 月 17 日。患者症情稳定,排便日行 2 次,成形,无便前腹痛。苔薄黄腻,脉沉细。再拟柔肝祛风、健脾化湿为治。

处方：2013 年 12 月 6 日方中杭白芍改为 45 g,去茯苓、升麻、白头翁、菟丝子、巴戟天,加生薏苡仁 15 g,黄芩 12 g,姜半夏 12 g,14 剂。

【按语】 陆老认为脾虚湿胜是导致本病发生的重要因素,脾虚为发病之本,湿热为发病之标,脾脏喜燥而恶湿,湿邪最能引起泻痢。因此,清热解毒,健脾化湿应当贯穿治疗始终,无论是活动期还是缓解期,都要高度重视这一治则。陆老认为化湿法可分为三种：清热化湿、健脾化湿、温阳化湿。本案患者治疗用柔肝健脾、温阳化湿法,兼顾(健脾温阳)。初诊用痛泻要方(陈皮、炒白术、防风、杭白芍)调和肝脾、补脾柔肝、祛湿止泻;柴胡疏肝柔肝,与痛泻要方合用于腹痛,有较好的止痛效果;茯苓、淮山药、扁豆健脾化湿;升麻用于无里急后重感的腹泻,可升阳止泻;以红藤败酱散与白头翁汤合用(红藤、败酱草、白头翁、青黛)而使之清热解毒;炮姜、菟丝子、巴戟天可温肾阳化湿,补肾助阳止泻,且菟丝子可提高机体免疫力;淡附片辛热,温中散寒,可振奋脾阳;白芍有养血调经、平肝止痛、敛阴止汗之功,《汤液本草》谓:"腹中虚痛,脾经也,非芍药不能除";白芍配炙甘草取《伤寒论》芍药甘草汤缓急和中之意,可减缓肠蠕动,缓解肠痉挛。二诊时患者症状改善,大便仍每日 2 至 3 次,给予诃子肉、白蔻仁等酸涩之品以收敛固涩。三诊时患者症情总体稳定,排便日行 2 次,成形,加入姜半夏辛开散结,化痰除痞;与炮姜一起配伍黄芩,辛开苦降,寒热平调,使升降调,寒温平,阴阳合而痞满消;生薏苡仁化湿健脾。

直肠炎(1 例)

案. 汪某,男,27 岁。2015 年 3 月 13 日初诊。

患者 1 年半来大便日行 3 次以上,质偏溏,时夹黏冻,有肠易激症状,便前伴有腹痛,畏寒肢冷,怠倦、面色萎黄。苔薄,舌边有齿痕,脉沉细带数。2014 年 10 月外院肠镜检查提示直肠炎,镜下可见直肠有散在性片状出血。

西医诊断:直肠炎。

中医诊断:泄泻(肝旺侮脾、肠风内生)。

治则:柔肝祛风、温中化湿。

处方:

柴胡 15 g	防风 30 g	杭白芍 60 g	陈皮 12 g
炒白术 12 g	淮山药 15	白扁豆 15 g	赤石脂 15 g
淡附片 15 g	炮姜 12 g	蜀羊泉 30 g	芙蓉叶 30 g
红藤 15 g	败酱草 30 g	白头翁 15 g	地锦草 30 g
淮小麦 30 g	大枣 15 g	升麻 15 g	炙甘草 15 g

14 剂

【二诊】 2015 年 3 月 27 日。患者服药后,大便日行 1 至 2 次,质时稀时软,黏冻减少,便前腹痛、畏寒肢冷、倦怠等症亦有所减轻。苔薄润,舌尖红,脉迟缓。再拟原法为治。

处方:

柴胡 12 g	防风 30 g	杭白芍 60 g	陈皮 12 g
炒白术 15 g	淮山药 15 g	诃子肉 15 g	黄芩炭 12 g
炮姜 12 g	淡附片 15 g	益智仁 12 g	红藤 15 g
败酱草 30 g	白头翁 15 g	秦皮 12 g	升麻 15 g
石菖蒲 12 g	煅牡蛎 30 g	炙甘草 15 g	

14 剂

【三诊】 2015 年 5 月 15 日。患者连续服药近 2 月,目前症情明显好转且稳定,排便日行 1 至 2 次,多成形,无黏冻、腹痛,亦无肠易激症状,面色红润。苔薄润,舌边有齿痕,脉细数。再拟原法为治。

处方:2015 年 3 月 27 日方加太子参 15 g,14 剂。

【按语】 本案相当于中医的"泄泻",因脾胃为后天之本,脾主运化,胃主受纳，若因外感时邪、情志失调、饮食所伤，皆可损伤脾胃，脾胃虚弱，气血化源不足，导致肝阴血不足，肝用失制，肝气疏泄太过，肝旺乘脾；脾虚失运，升降失司，水湿不化，湿热蕴积肠胃而发病。《证治汇补》云“或外风从肠胃经络而入害，或内风因肝木过旺而下乘，故曰肠风”；《素问·阴阳应象大论》云“清气在下，则生飧泻”“湿盛则濡泄”。脾气虚损，日久又可使脾阳不振，出现倦怠乏力、畏寒肢冷等症。故治疗应从柔肝祛风、健脾温中化湿。初诊时，以痛泻要方、红藤败酱散、白头翁汤、甘麦大枣汤加减治疗。方中白术苦甘而温，燥湿运脾以治脾湿，同时炒用燥湿之力大增；白芍酸苦微凉、柔肝敛肝，土中泻木以制肝旺；防风祛风胜湿止泻；陈皮理气行滞，燥湿畅脾。根据不同体质和症状可改变痛泻要方中 4 味药的剂量。柴胡升麻配伍，首见于补中益气汤，李杲云柴胡“能引清气而升阳道，又能引胃气上行，升腾而行春令是也”；升麻与柴胡相配，升举清阳。《本草纲目》认为山药能“益肾气、健脾胃、止泻痢、化痰涎、润毛皮”。扁豆有健脾、和中、益气、化湿、消暑之功效。赤石脂涩肠、止血、收湿、生肌，《本草汇言》：“渗停水，去湿气，敛创口，固滑脱，止泻痢肠澼，禁崩中淋带。”淡附片、炮姜同用，一温先天以生后天，二温后天以养先天，相须为用，以增强温里回阳之力，可使脾阳得振。炙甘草调和药性，使药力持久。古人云：久病入络，痼病必瘀；瘀血既是病理产物，又是继发性致病因素。因此陆老常用红藤、败酱草、地锦草、芙蓉叶等清热解毒、活血消肿药物，既可清除蕴积肠胃之湿热，又能使血行瘀自化，有助于祛除内生之肠风。淮小麦、大枣、炙甘草三药合用，甘润平补，养心调肝，使心气充，阴液足，肝气和。二诊时症情已见改善，加入石菖蒲化湿开胃，开窍豁痰，《滇南本草》载其“治九种胃气，止疼痛”；黄芩炭、秦皮清热燥湿止泻；煅牡蛎、益智仁、诃子肉收敛、固涩、止泻。三诊排便次数减少，再加太子参以增益气健脾之效。

回盲部炎症(1 例)

案. 赖某，女，58 岁。2012 年 5 月 11 日初诊。

患者回盲部轻度炎 1 年余。2010 年 11 月外院肠镜检查提示回盲部黏膜充血水肿，但无糜烂、出血、溃疡。曾以中西药物治疗，近期排便日行次数增多，少则 3 至 4 次，多则 5 至 6 次，便质稀溏，且无定时，伴腹痛，口干明显。苔薄黄腻，脉沉细。

西医诊断：回盲部炎症。

中医诊断：泄泻(湿热内蕴、肝旺侮脾、肠风内盛)。

治则：清热化湿、疏肝祛风健脾。

处方：

红藤 15 g	败酱草 30 g	白头翁 15 g	秦皮 12 g
地锦草 30 g	青黛 9 g	黄芩炭 12 g	防风 30 g
杭白芍 30 g	青皮 9 g	陈皮 9 g	炒白术 12 g
玫瑰花 12 g	淮山药 15 g	赤石脂 15 g	白蔻仁 9 g
诃子肉 15 g	神曲 15 g	焦山楂 15 g	生甘草 9 g

14 剂

【二诊】 2012 年 5 月 25 日。患者初服上药大便呈水泄状，后排便为日行 2 至 3 次为主，多成形，质软，无明显腹痛，下肢略见浮肿。苔薄腻，脉沉细带滑。再拟原法为治。

处方：

马齿苋 30 g	柴胡 12 g	防风 30 g	杭白芍 30 g
陈皮 9 g	炒白术 12 g	玫瑰花 12 g	扁豆 12 g
淮山药 12 g	泽泻 30 g	猪苓 30 g	诃子肉 15 g
红藤 15 g	败酱草 30 g	地锦草 30 g	生甘草 9 g

14 剂

【三诊】 2012 年 6 月 8 日。患者服药后症情明显好转且稳定，无腹痛，排便日行 2 至 3 次，成形为主，下肢水肿明显消退。苔薄腻，脉沉细。再拟原法为治。

处方：2012 年 5 月 25 日方加姜半夏 12 g，冬瓜皮 30 g，萆薢 15 g，14 剂。

【按语】 回盲部疾病单纯依靠临床表现和部分辅助检查较难确诊，消化道钡餐、B 超检查易引起漏诊、误诊。而结肠镜检查则可明确病灶部位，配合腹部 CT 等可以提高确诊率，减少漏诊发生。中医认为本病因湿滞肠腑，久而化热，气血瘀滞，肠络受伤，血肉腐败，情志失调，肝气郁结，横逆犯脾，则可见便下黏液或脓血、腹痛、里急后重之症；且湿性黏滞，阻遏脾阳，使脾愈虚，脾失健运，升清降浊失司，水谷精微不布，清浊相混，下注于肠，而成泄泻。《杂病源流犀烛》云："湿盛则飧泄，乃独由于湿耳。不知风寒热虚，虽皆能为病，苟脾强无湿，四者均不得而干之，何自成泄？是泄虽有风寒热虚之不同，要未有不原于湿也。"初诊时，陆老以红藤败酱散与痛泻要方合而使之，常用红藤、败酱草、白头翁、秦皮、地锦草、青黛等清热解毒；黄芩炭等清热燥湿，泻火解毒；白术苦温，补脾燥湿；白芍酸寒，柔肝缓急止痛；陈皮辛苦而温，理气燥湿，醒脾和胃；防风燥湿以助止泻，为脾经引经药；玫瑰花疏肝；淮山药健脾燥湿；赤石脂、白蔻仁、诃子肉涩肠止泻；神曲、焦山楂合用既可和胃，又可助消化。患者病程缠绵，久病必瘀，因此二诊时陆老认为血瘀亦为此病理过程中一个不容忽视的重要因素，故予马齿苋、地锦草、牡丹皮等清热解毒、凉血活血之品以祛瘀止泻，且马齿苋本身亦有止泻之功效。患者症见下肢浮肿，责之于脾的运化水湿的功能失调，《素问·至真要大论》云"诸湿肿满，皆属于脾"，故取法张仲景《伤寒论》中五苓散之意，予泽泻、猪苓利水渗湿，以治疗泄泻水肿，《神农本草经百种录》有"泽泻凡夹水之疾，皆能除之"。三诊给予姜半夏温中和胃，具有双向调节胃肠功能的作用；冬瓜皮善于利水消肿；萆薢《本草纲目》载"足阳明、厥阴经药也。厥阴主筋属风，阳明主肉属湿，萆薢之功，长于去风湿"，诸药配伍以增强巩固疗效。

泄泻(1例)

案. 李某，男，71岁。2012年11月2日初诊。

患者自诉2年来排便次数增多，日行6至8次，甚有便自溢之证，量或多或少，质稀不成形，便前腹痛明显，胸闷不适，伴头痛、怕冷，当地医院肠镜检查无异常发现。苔薄润，脉沉细。

西医诊断：腹泻。

中医诊断：泄泻(肝旺侮脾、湿热内蕴、肠风内生)。

治则：柔肝健脾、祛风化湿。

处方：

柴胡 15 g	防风 30 g	杭白芍 30 g	陈皮 9 g
炒白术 12 g	淮山药 12 g	扁豆 12 g	赤石脂 15 g
诃子肉 15 g	炮姜炭 9 g	香白芷 30 g	紫苏叶 9 g
淮小麦 30 g	大枣 15 g	炙甘草 12 g	

21 剂

【二诊】 2012年11月23日。患者服药后排便次数递减为日行3次，已无粪水自溢，肠鸣频率较前减少，皮肤瘙痒难忍，苔薄，脉弦滑。再拟原法为治。

处方：原方加泽泻 30 g，丹参 30 g，鸡血藤 30 g，土茯苓 30 g，21 剂。

【三诊】 2012年12月14日。患者排便每日3至4次，排泄量或多或少，皮肤瘙痒减轻。苔薄根腻，脉弦滑。再拟柔肝健脾、养血祛风为治。

处方：

柴胡 15 g	防风 30 g	杭白芍 30 g	陈皮 9 g

炒白术 12 g	淮山药 15 g	白扁豆 12 g	诃子肉 15 g
茯苓 12 g	薏苡仁 15 g	当归 12 g	鸡血藤 15 g
土茯苓 30 g	苦参 12 g	萆薢 15 g	菝葜 30 g
生甘草 9 g			

14 剂

【四诊】 2012 年 12 月 28 日。患者排便日行 1 至 2 次，成形，皮肤瘙痒消失。苔薄根腻，脉弦滑。再拟原法为治。2012 年 12 月 14 日方续服，21 剂。

【按语】 本案初诊时陆老用痛泻要方、芍药甘草汤、甘麦大枣汤三方加减治疗。痛泻要方为治肝脾不和之痛泻的常用方，由白术、白芍、陈皮、防风组成，可以补脾胜湿而止泻，柔肝理气而止痛，使脾健肝柔，痛泻自止。陆老认为患者头痛往往和脾阳不足有关，故不用化湿的方法，而用香白芷治头痛效果很好。中成药都粱片，只含一味香白芷，不仅可治疗头痛，还可治疗口腔溃疡引起的疼痛。因患者怕冷由脾阳不足引起，故用炮姜炭温中散寒。陆老认为脾虚湿盛是导致泄泻发生的关键因素，故用淮山药、扁豆健脾止泻。患者排便次数增多，故用赤石脂、诃子肉涩肠止泻。陆老认为这里使用紫苏叶有 3 个作用：① 患者胸闷不适、肠功能不佳，用紫苏叶可行气宽中；② 患者大便次数多、质稀，用紫苏叶可祛风胜湿；③ 患者头痛，用紫苏叶祛风散寒止痛。二诊时患者症状改善，故在原方基础上加泽泻、土茯苓健脾利水渗湿、利小便以实大便。陆老认为皮肤瘙痒多与风邪有关，而血在风证的发生、发展和转归的整个病程中都起着至关重要的作用，无论是血虚、血热、血寒、血瘀、血燥皆可引起风证，《医宗必读・痹》云“治行痹者，散风为主，御寒利湿，仍不可废，大抵参以补血之剂，盖治风先治血，血行风自灭也”，故用丹参、鸡血藤养血祛风。三诊时因患者排便每日 3 至 4 次，但头痛、怕冷消失，故去炮姜、香白芷、紫苏叶、赤石脂，加茯苓、薏苡仁、萆薢、菝葜健脾利水渗湿、利小便以实大便；当归养血祛风，苦参清热祛风燥湿。

肠易激综合征(1 例)

案. 毛某，男，24 岁。2013 年 10 月 9 日初诊。

患者有排便激惹症状 2 年余，外出时有突发性腹泻症状，日行排便多达 5 次，但无腹痛，平素情绪波动过大，常夜不得寐，外院肠镜检查未见异常。苔薄，舌红，边有齿痕，脉细带数。

西医诊断：肠易激综合征。

中医诊断：泄泻(肝旺侮脾、肠风内动)。

治则：柔肝祛风，健脾化湿。

处方：

柴胡 15 g	升麻 15 g	防风 30 g	白芍 45 g
陈皮 9 g	炒白术 12 g	淮山药 12 g	白扁豆 15 g
石榴皮 30 g	丹参 15 g	淮小麦 30 g	大枣 15 g
炙甘草 12 g			

14 剂

【二诊】 2013 年 10 月 23 日。患者近期排便日行 2 至 3 次，夜寐稍有好转。苔薄，舌红，脉细数。再拟原法为治。

处方：原方加石菖蒲 12 g，胆南星 12 g，21 剂。

【三诊】 2013 年 11 月 13 日。患者近期排便日行 1 至 2 次，质偏溏，微寒，夜寐尚可。苔薄，舌红，脉细数。再拟原法为治。

处方：2013 年 10 月 23 日方加肉桂 6 g，14 剂。

【四诊】 2013 年 11 月 27 日。患者近期症情稳定，口干甚，排便日行 1 至 2 次，便质偏干，夜寐可。苔薄，舌红，脉细数。继拟柔肝健脾为治，佐以益气养阴。

处方：2013 年 11 月 13 日方加生地黄 15 g，麦冬 15 g，生黄芪 15 g，14 剂。

【按语】 该患者为腹泻型肠易激综合征，本病发生的原因有外邪所伤，饮食不节，情志失调及劳倦过度，主要病机在于肝郁脾虚，肝脾不调，肝气横逆犯脾，脾失健运，致大肠传导失司。病位在大肠，与肝脾密切相关，以柔肝祛风、健脾化湿为治。正如《景岳全书·泄泻》曰："凡遇怒气便作泄泻者，必先怒时挟食，致伤脾胃，故便有所犯，即随触而发，此肝脾二脏之病也，盖以肝木克土，脾气受伤而是然。"陆老治以痛泻要方为主，白术补脾燥湿、利水，《本草汇言》云"脾虚不健，术能补之，胃虚不纳，术能助之"；陈皮理气健脾，燥湿化痰，李杲曰"夫人以脾胃为主，而治病以调气为先，如欲调气健脾者，橘皮之功居其首焉"；防风胜湿散肝郁，为脾经引经药；白芍有养血调经，平肝止痛，敛阴止汗之功；柴胡疏肝解郁、升阳举陷、疏散退热；升麻升阳止泻；炙甘草味甘、性平，有补中益气、祛痰止咳、缓急止痛、清热解毒、调和诸药之功效。炙甘草配合芍药取《伤寒论》中芍药甘草汤缓急和中之义。淮山药、白扁豆健脾化湿；石榴皮涩肠止泻。因本例患者伴有情志抑郁，故效法甘麦大枣汤之意以养心安神，其中淮小麦养心阴，除烦热；炙甘草补益心气，和中缓肝；大枣甘平质润，益气和中，润燥缓急；丹参清心除烦、安神定志。陆老认为渗湿利尿药多为淡渗下行之品，有碍脾阳升发；清阳不升，则泄下难止。故肝脾不和型泄泻不宜先利湿，当先实脾，兼调情志。二诊时加胆南星、石菖蒲开窍豁痰，镇惊安神。三诊时加肉桂引火归元以温阳散寒。四诊见患者又有阴液不足的表现，故加生地黄、麦冬、生黄芪益气养阴、滋阴润燥。

克罗恩病(1 例)

案. 朱某，女，45 岁。2015 年 2 月 27 日初诊。

患克罗恩病 4 年，初因“肠穿孔”而就医，外院肠镜检查确诊为“克罗恩病”，予硫唑嘌呤治疗，出现白细胞减少等骨髓抑制症状，关节疼痛。刻诊：排便日行 1 次，畏寒肢冷，伴有腹痛。苔薄润，脉沉细。

西医诊断：克罗恩病。

中医诊断：腹痛(脾肾阳虚、湿浊未清)。

治则：清热化湿、健脾温肾。

处方：

红藤 15 g	败酱草 30 g	白头翁 15 g	秦皮 12 g
地锦草 30 g	青黛后下 6 g	黄芩炭 12 g	淮山药 15 g
白扁豆 15 g	太子参 15 g	淡附片 15 g	巴戟天 12 g
山茱萸 12 g	炙甘草 15 g		

28 剂

【二诊】 2015 年 3 月 27 日。患者服中药后腹痛已除，排便日行 1 次。苔薄润，舌边有齿痕，脉沉细带数。再拟原法为治。

处方：原方加芙蓉叶 30 g，蜀羊泉 30 g，28 剂。

【三诊】 2015 年 5 月 15 日。患者的克罗恩病经上述中药调治近 3 月，目前症情稳定，排便日行 1 次，偶有腹痛，汗出较多。苔薄润，脉沉细带数。再拟原法为治。

处方：2015 年 3 月 27 日方加淮小麦 30 g，大枣 15 g，五味子 15 g，28 剂。

【按语】 陆老认为本病当属中医之“腹痛”“泄泻”等范畴。病机为虚实夹杂，脾气受损，湿从内生，湿滞日久而化热，湿热熏蒸，壅滞肠间，传导失司，与气血相搏结，损伤血络，气血凝滞，血败肉腐，内溃成疡，日久累及于肾，脾肾两虚，正虚邪恋，缠绵难愈。《黄帝内经》云“脾胃内伤，百病由生”“久泻无不伤肾”之说。湿邪内蕴、气血壅滞、脾肾亏虚为其发病关键，湿热内蕴为其标实，脾肾亏虚为其本虚，两者互为因果关系，形成恶性循环，故而难治。治则以清热化湿治其实、健脾温肾治其虚。初诊陆老用红藤败酱散和白头翁汤加减，红藤善于清热解毒散结，活血通络，为治肠痈的要药；败酱草清热解毒，凉血消痈排脓，祛瘀止痛；《本草纲目》载地锦草："主痈肿恶疮，金刃扑损出血，血痢，下血，崩中，能散血止血，利小便"；白头翁清热解毒，凉血止痢；秦皮苦寒性涩，收敛作用强；黄芩、青黛清热燥湿，泻火解毒；《外科正宗》记载"肠痈者，皆湿热瘀血流于小肠而成也""疮全赖脾土"，故予太子参、淮山药、白扁豆补气化湿健脾；炙甘草缓急止痛。患者素体中阳不足，予以淡附片温中，可标本兼顾，奏温中化湿之功；巴戟天补肾助火，山茱萸益肝肾而固精，两者合用，有助肾阳、固下元之功效。二诊患者腹痛已除，加蜀羊泉清热解毒，芙蓉叶凉血止血、清热解毒、活血消肿；两者合用可促进肠道黏膜水肿修复。三诊患者诉出汗较多，系因思虑过度、心阴受损，给予甘麦大枣汤治疗，《金匮要略论注》云："小麦能和肝阴之客热，而养心液，且有消烦利溲止汗之功……甘草泻心火而和胃……大枣调胃，而利其上壅之燥……"；配伍原方中山茱萸、太子参等以补养心肾；五味子可生津敛汗。诸药配合标本兼顾。

放射性肠炎(1例)

案. 徐某，女，61岁。2014年8月1日。

患者有"放射性肠炎"病史2年余，2012年6月因子宫癌行手术治疗，目前因症情反复而又行放疗。刻诊：排便日行3至4次，便意强，便量少，时有不尽感，肛门疼痛。苔薄，舌边有齿痕，脉细带数。直肠指检可及肛管狭窄，发硬，局部黏膜轻度糜烂，肛管弹性减弱，未及新生物，指套未染血。

西医诊断：放射性肠炎。

中医诊断：泄泻(湿热下注、肝旺侮脾)。

治则：清热化湿、柔肝健脾。

处方：

红藤 15 g	败酱草 30 g	白头翁 15 g	地锦草 30 g
青黛 9 g	芙蓉叶 30 g	蜀羊泉 30 g	黄芩 12 g
柴胡 15 g	防风 30 g	杭白芍 45 g	陈皮 9 g
炒白术 12 g	赤石脂 15 g	延胡索 30 g	徐长卿 30 g
炙甘草 15 g			

14剂

【二诊】 2014年8月15日。患者服上药排便性状有改善，日行2至3次，量略有增多，但肛门疼痛依然。苔白腻，舌尖红，边有齿痕，脉细带数。再拟原法为治。

处方：原方去青黛、芙蓉叶、蜀羊泉、黄芩炭、柴胡、赤石脂，加马齿苋 30 g，薏苡仁 15 g，茯苓 12 g，淮山药 15 g，丹参 30 g，制乳香 9 g(分冲)，制没药 9 g(分冲)，14 剂。

【三诊】 2014 年 8 月 29 日。患者近 2 周排便不畅，但矢气较多，肛周疼痛较前明显好转。苔白腻，脉细弦。再拟原法为治。

处方：

红藤 15 g	败酱草 30 g	白头翁 15 g	地锦草 30 g
马齿苋 30 g	延胡索 30 g	徐长卿 30 g	防风 15 g
杭白芍 30 g	陈皮 12 g	炒白术 12 g	淮山药 12 g
生薏苡仁 15 g	姜半夏 12 g	黄芩 12 g	川厚朴 15 g
蜀羊泉 15 g	皂角刺 12 g		

28 剂

【四诊】 2014 年 10 月 31 日。患者经上药加减治疗已 2 月，目前症情稳定，排便日行 1 至 2 次，无肛门疼痛和便后不尽感。苔白腻，脉细弦。再拟清热化湿、柔肝健脾为治，续服 2014 年 8 月 29 日方，14 剂。

【按语】 恶性肿瘤患者在放疗之前已是癌毒结聚，损耗正气，加之属于热毒的射线侵袭，使脾胃更伤，脾失健运，气机失调，腑气不通；毒邪内阻，气机壅滞，郁而化热，湿热相搏，脉络受损，血腐为脓，兼见而下，导致腹痛、泄泻等，结合现代医学及多年临床实践，陆老认为本病病位在肠，病变在脾，以脾虚湿盛、虚实夹杂为主要病机。患者主要表现为腹痛、腹泻、里急后重、肛门坠胀灼热等，与中医湿热痢的症状及病机相类似，《素问・脏气法时论》曰："脾病者……虚则腹满肠鸣，飧泄，食不化。"《医略十三篇・痢疾》云"治痢之法，当参入治痈之意"。故初诊时陆老以红藤解毒消痈、活血止痛、祛风除湿；败酱草清热解毒，排脓破瘀；白头翁苦寒，清热燥湿，凉血止痢；芙蓉叶清热解毒，凉血止血，消肿排脓；蜀羊泉清热解毒；地锦草清热解毒、凉血止血、利湿退黄；青黛清热解毒、凉血定惊；黄芩清热燥湿、泻火解毒，诸药配伍旨在清热化湿、凉血解毒以治其标。《黄帝内经》云"清气在下，则生飧泄"，故又取痛泻要方之意，柔肝健脾以治其本，方用防风配柴胡散风胜湿泻肝，升清止泻；白术味甘苦性温，归脾胃经，以健脾、燥湿为主要作用，被前人誉为"脾脏补气健脾第一要药"，其既长于补气以复脾运，又能燥湿、利尿以除湿邪，炒白术能燥湿醒脾，使气行则痛止；白芍柔肝缓急，两者相配，土中泻木，共奏补脾柔肝之功；陈皮辛能利气；加入延胡索活血散瘀、理气止痛，《本草纲目》载："能行血中气滞，气中血滞，故专治一身上下诸痛，用之中的，妙不可言”；徐长卿祛风化湿止痛，入煎剂宜后下；赤石脂涩肠、止血、收湿、生肌，《本草纲目》载：“补心血，生肌肉，厚肠胃，除水湿，收脱肛。”诸药合用，标本兼顾。二诊时给予马齿苋清热利湿、解毒消肿；茯苓甘淡，健脾渗湿止泻，与薏苡仁、淮山药等配伍更增强健脾化湿之力；根据“久病必瘀”的观点加入丹参、乳香、没药等活血药物以疏通血脉、祛瘀止痛。三诊时患者疼痛明显减轻，给予黄芩与半夏配伍法仲景辛开苦降之法，以协调恢复中焦气机升降之职，使清阳得升，浊阴得降，则脾气不升之下利诸症自除；患者排便不畅且矢气多，加川厚朴行气消积、燥湿除满；另外，皂角刺可消肿托毒、排脓，配伍蜀羊泉可改善肠道黏膜水肿。

肛裂(2例)

案1. 胡某，女，17岁。2014年2月14日初诊。

患者2月来排便前后有明显周期性肛门疼痛，便后疼痛持续半小时左右，排便虽每日可行，但干涸难下。苔薄，舌红，脉细数。直肠指检可及截石位6点有表浅溃疡，色鲜红。

西医诊断：肛裂。

中医诊断：肛裂(阴虚肠燥)。

治则：养阴清热。

处方：

(1) 生地黄30 g　麦冬12 g　玄参12 g　南沙参15 g　北沙参15 g　杭白芍30 g　炙甘草15 g

28剂

(2) 白玉膏，2盒，外用。

【二诊】 2014年3月14日。患者自诉服药后肛门疼痛消失，排便每日1次，便质转软。苔薄，舌红，脉细数。局部检查未及裂口，截石6点位瘢痕。再拟原法为治。原方续服，14剂。

【按语】 本案患者典型症状是肛门疼痛，因排便时干硬粪便直接摩擦溃疡面和撑开裂口，造成肛门剧烈疼痛，粪便排出后疼痛虽暂时缓解，但经过数分钟后由于括约肌反射性痉挛，又引起较长时间的肛门剧烈疼痛，故疼痛呈明显周期性。陆老用芍药甘草汤加味治疗，方中重用杭白芍以益阴和营，配炙甘草补中缓急，两药合用，酸甘缓急、解痉镇痛的作用更强。芍药甘草汤不仅有和血养阴、缓急止痛之功，还有松弛肛周括约肌功能，故用于大便干结难解、肛裂导致肛门括约肌痉挛引起的疼痛临床效果较好。生地黄，麦冬，玄参，南、北沙参养阴增液，可使肠燥得润、大便得下，含有“增液汤”之意。并予白玉膏创口外用清热生肌敛疮，可促进溃疡愈合。

案 2. 王某，女，45 岁。2014 年 6 月 6 日初诊。

患者于 2014 年 3 月 17 日在外院做“PPH 手术”及“肛裂切开扩创术”，术后肛门疼痛不止，排便日行 1 次，便干难解，需用开塞露助便。苔薄腻，舌质瘀，脉细滑。局部检查提示截石位 5 点肛裂手术瘢痕已愈合，但瘢痕短，未及内括约肌部位。直肠指检可及截石位 4 点 PPH 手术吻合口下方黏膜隆起，压痛明显，指套带血，肠腔欠平整。

西医诊断：混合痔肛裂术后。

中医诊断：痔裂术后(湿热内蕴)。

治则：清热化湿。

处方：

苍术 15 g	川厚朴 12 g	黄柏 12 g	川牛膝 12 g
芙蓉叶 30 g	蜀羊泉 30 g	赤芍 15 g	牡丹皮 15 g
金银花 30 g	连翘 15 g	虎杖 15 g	生甘草 9 g

28 剂

【二诊】 2014 年 7 月 4 日。患者服药后症状尚无明显改善，排便虽可每日 1 行，然仍欠畅下，少量便血，便时疼痛明显。苔薄根腻，舌质瘀，脉细带弦。再拟和营通络、清热化湿为治。

处方：

当归 30 g	丹参 30 g	虎杖 15 g	苍术 15 g
川厚朴 12 g	杭白芍 30 g	炙甘草 15 g	黄柏 12 g
川牛膝 12 g	徐长卿 30 g	延胡索 30 g	

21 剂

【三诊】 2014 年 7 月 25 日。患者服药后便血已止，唯排便干燥困难。苔薄，舌红，脉沉细。诊断为便秘(气阴亏损)。治以益气养阴清化。

处方：

生黄芪 30 g	生白术 30 g	生地黄 30 g	玄参 30 g
麦冬 12 g	莱菔子 30	炒枳实 30 g	川厚朴 15 g
生石膏 15 g	知母 15 g	百合 15 g	槟榔 18 g

火麻仁 30 g　　　生甘草 9 g

14 剂

【四诊】 2014 年 8 月 8 日。患者服药后大便日行 1 次，便质软。苔薄，舌红，脉沉细。再拟益气养阴清化为治。2014 年 7 月 25 日方续服，14 剂。

【按语】 本案患者曾做“PPH 手术”及“肛裂切开扩创术”，但术后疼痛不止；查体见截石位 5 点肛裂手术瘢痕已愈合，但瘢痕短，未及内括约肌部位，直肠指检手指通过不通畅，说明肛门括约肌放松不充分，但因无哨兵痔、肛乳头及其他病理产物，故仍考虑予以保守治疗。本案以三妙丸加减，药用苍术、黄柏、川牛膝清热燥湿、消肿止痛；赤芍、牡丹皮清热凉血化瘀；芙蓉叶、蜀阳泉可清肠道湿热、解毒消肿；金银花、连翘、生甘草清热解毒；虎杖清热利湿、活血化瘀、缓泻通便；川厚朴燥湿散满、下气宽肠。二诊患者服药后症状无明显改善，便时疼痛较甚，故用杭白芍、炙甘草缓解肛门括约肌痉挛、解痉止痛；延胡索具有活血、行气、止痛作用，《本草纲目》云：“延胡索，能行血中气滞，气中血滞，故专治一身上下诸痛，用之中的，妙不可言”；徐长卿祛风除湿止痛，常用于外科手术后疼痛等，且不论湿热、气滞、血瘀引起的疼痛，徐长卿的镇痛效果均十分明显；当归、丹参活血化瘀，可使瘀血去而新血生，气机流畅而津液输布，肠道润泽而大便自通。三诊时患者病情发生变化，病机转换，以排便干燥困难为主症，辨证为气阴亏损，故用生黄芪、生白术、生地黄、玄参、麦冬等益气养阴、滋阴润燥；川厚朴、炒枳实、莱菔子、槟榔等调畅肠道气机，使大肠恢复通降下行之性，则便秘可通；火麻仁润肠通便；生石膏清热泻火；知母、黄柏滋阴降火。陆老认为便秘其“源”在脾，而补益脾胃则首推白术，《本草通玄》云：“白术，补脾胃之药，更无出其右者”；《本草求真》亦云：“白术为脾脏补气第一要药也”；陆老指出治疗便秘时白术一定要生用、重用，经常需要 30 g 以上才能起效，且白术常服、久服无伤阴之弊。另外，生地黄、玄参、麦冬三药合用，取“增液汤”之旨，可养阴增液，使肠燥得润、大便得下；当归与黄芪同用，合当归补血汤之意，可补气生血。

肛周脓肿(2 例)

案 1. 曾某，男，36 岁。2014 年 6 月 27 日初诊。

患者 2 周前饮酒后出现肛周疼痛，曾就诊当地医院，予抗生素治疗，效果欠佳。昨起自觉疼痛加剧，肛门坠胀明显，伴有发热、畏寒，体温 38.7℃，二便不利。局部检查提示肛周外形无异常，直肠指检可及截石位 5～6 点扪及直肠黏膜隆起饱满，压痛明显，黏膜温度明显增高，指套无脓血分泌物。苔薄腻，舌质瘀，脉弦带数。

西医诊断：肛周脓肿。

中医诊断：肛痈(湿热下注、热毒蕴结)。

治则：凉血解毒、清热燥湿。

处方：

赤芍 30 g	牡丹皮 15 g	玄参 12 g	苍术 15 g
黄柏 15 g	川牛膝 15 g	紫花地丁 30 g	金银花 15 g
连翘 15 g	皂角刺 12 g	生甘草 9 g	

7 剂

【二诊】 2014 年 7 月 4 日。患者肛周疼痛明显减轻，二便通畅，唯每日午后及便后仍有酸胀、微痛。直肠指诊可及截石位 5～6 点直肠黏膜隆起较前缩小，热感已消，无明显压痛，亦无波动感。苔薄，舌红，脉细数。再拟原法为治。

处方：原方加夏枯草 12 g，虎杖 15 g，皂角刺改为 30 g，7 剂。

【三诊】 2014 年 7 月 11 日。患者诸症消除，刻诊：无明显不适。未施药，嘱随访。

【按语】 本案系肛痈早期，尚未成脓。患者因炙煿酗酒，导致湿热内生，下注大肠，蕴阻肛门，阻滞经络，气血凝滞而成。《外科正宗》云“夫脏毒者，醇酒厚味，勤劳辛苦，蕴毒流注肛门，结成肿块”。陆老认为肛痈早期以经络阻滞、气血阻塞为主，应以消为主，治疗贵在消散，即使不能内消，亦可使病情移深居浅，转重就轻；但消法的使用贵乎早，《疡医大全·论初起肿疡》云“初起肿疡……，未成脓者……施治之早；尽可内消十之六七”；《外科启玄》云“消者灭也，灭其形症也，如形症已成，不可用此法”。本案通过凉血解毒，清热燥湿，使早期之肛痈消散，避免疾病的进一步发展。二诊时患者症状较前明显减轻，但仍有酸胀、疼痛，故用夏枯草、虎杖加强清热解毒；此时加大皂角刺的剂量以提升消肿止痛之功效。

案 2. *屠某，男，47 岁。2013 年 2 月 8 日初诊。*

肛门疼痛间断发作 3 月。患者曾因过食辛辣突发肛门疼痛，病之初于外院经抗生素治疗，症状略有好转，但遇劳则发，且渐加重。现自觉肛门疼痛，神疲乏力，懒言，大便尚可，无便血及发热。肛门局部检查肛周无异常；直肠指检于截石位 7 点位距肛缘 2 cm 处黏膜下可及 1.5 cm×1.5 cm 大小的炎性包块，质地略硬，触痛不明显，无波动感。舌淡胖，边有齿痕，苔薄，脉细。

西医诊断：肛周脓肿。

中医诊断：肛痈(气血不足、湿热内蕴)。

治则：益气托里、清热透脓。

处方：

(1) 内服药：

生黄芪 30 g	党参 15 g	茯苓 15 g	当归 12 g
金银花 15 g	连翘 15 g	紫花地丁 30 g	蒲公英 30 g
皂角刺 12 g	苍术 15 g	黄柏 12 g	川牛膝 12 g
薏苡仁 15 g	生甘草 9 g		

7 剂

(2) 灌肠方：

黄柏 15 g	黄芩 12 g	白花蛇舌草 30 g	半枝莲 15 g
金银花 15 g			

每日 2 次(每剂浓煎 100 mL，每次 50 mL，肛滴保留。)

【二诊】 2013 年 2 月 15 日。患者肛门疼痛未见改善，胀痛呈持续性，犹如鸡啄，无发热。舌红，苔黄腻，脉弦滑。直肠指检可及截石位 6～7 点炎性肿块，约 4 cm×3 cm，触之疼痛明显，有明显波动感，即予手术切开排脓治疗。

【按语】 本案因过食辛辣，滋生湿热，下注魄门，日久不愈，湿与毒结，腐肉为脓，故而肛门疼痛。陆老认为肛周脓肿反复发作，经抗生素治疗后，湿热毒蕴、气血凝滞、肿痛难消、脓成难溃，治疗应以透托法托毒外出，且透托法常与清热法同用，因热盛则肉腐，肉腐则为脓，因此在内服托里消毒饮的同时，配合中药保留灌肠清热解毒，起到内外并治的作用。方中生黄芪乃"疮家圣药"，重用以益气养血、脱腐生肌，正如《神农本草经》载"黄芪，味甘微温；主痈疽久败创，排脓止痛"，配合皂角刺托毒排脓，可使毒邪早日移深居浅，液化成脓，以利手术。当成脓以后则不可再一味保守治疗，应及时切开排脓以防脓毒内陷，产生变证，并保持脓腔引流通畅，终使邪有出路。

肛周瘙痒(1 例)

案. 乐某，女，35 岁。2015 年 5 月 8 日初诊。

患者自诉肛周瘙痒症已 5 年，夜间尤甚，肛周潮湿、黏腻，肛门坠胀，烦躁不安，夜不能眠，大便日行 1 次，便质干，小便黄赤。舌红，苔黄腻，脉弦滑。直肠指检可及肛腺分泌旺盛，渗出明显，肛周皮肤增生肥厚，局部溃烂。

西医诊断：肛周瘙痒。

中医诊断：肛周湿疹(肝经湿热、血虚风燥)。

治则：清肝利湿、养血润燥。

处方：

龙胆草 6 g	柴胡 12 g	茵陈 15 g	生山栀 12 g
黄芩 12 g	当归 30 g	生地黄 15 g	车前子 15 g
泽泻 30 g	土茯苓 30 g	苦参 12 g	地肤子 15 g
白鲜皮 15 g	丹参 30 g	生甘草 12 g	

14 剂

【二诊】 2015 年 5 月 22 日。患者自诉服药后肛周瘙痒及其他症状消失。舌红,苔黄腻、脉弦滑。再拟原法为治。原方续服,14 剂。

【按语】 陆老认为肛周瘙痒多由于肝经郁热、湿浊下注肛门所致,而病程反复,又可致阴血亏虚,故治疗采用清肝利湿、养血润燥为主,拟龙胆泻肝汤加减治疗,临床效果满意。方中龙胆草清热燥湿,善清下焦湿热,《药品化义》卷 9 云“胆草专泻肝胆之火……凡属肝经热邪为患,用之神妙,其气味厚重而沉下,善清下焦湿热……或茎中痒痛,女人阴癃作痛,或发痒生疮,以此入龙胆泻肝汤治之,皆苦寒胜热之力也”;黄芩、生山栀泻火解毒、清热燥湿,其中黄芩抗过敏效果较好;茵陈、泽泻、车前子清热利湿,导热下行,可使湿热从小便而去。陆老认为“血虚则生风,风聚则发痒”,临证常用生地黄、当归、丹参滋阴养血,血液充足则气血津液运行正常,肤有所养而肛周瘙痒自止,且可使邪去而不伤正,正如《妇人大全良方·卷三》所云“医风先医血,血行风自灭是也;治之先宜养血,然后祛风,无不愈者……养其血,则风自去矣”。柴胡疏畅肝经之气,可引诸药归肝经,《医学启源》云“柴胡,少阳、厥阴引经药也”;柴胡与黄芩相伍,既可调畅肝胆之气机,又可清泄肝经之郁热,张洁古云“柴胡泻下焦之火,必佐以黄芩”。苦参、地肤子、白鲜皮、土茯苓均有清热利湿、祛风止痒的作用,善治湿浊下注所致的肛周瘙痒。

肛周湿疹(1 例)

案. 郭某,男,60 岁。2014 年 1 月 3 日初诊。

患者 1 年前在无明显诱因下出现肛周灼痒,时时潮润,夜间尤甚,烦躁失眠,进食辛辣及饮酒后症状加重。排便日行 1 次,偶为 2 次,质软成形,排便时肛门疼痛。专科检查肛周皮肤粗糙、增厚,伴散在皮肤皲裂及苔藓样改变,有抓痕。

舌红，苔薄腻，脉弦带滑。

西医诊断：慢性期肛周湿疹。

中医诊断：肛周湿疹（血虚风燥、湿热蕴结）。

治则：养血祛风、清肝利湿。

处方：

（1）内服药：

当归 30 g	赤芍 15 g	白芍 15 g	鸡血藤 15 g
生地黄 12 g	柴胡 15 g	生山栀子 12 g	泽泻 30 g
萆薢 15 g	土茯苓 30 g	白鲜皮 15 g	地肤子 15 g
生薏苡仁 30 g	生甘草 15 g		

7 剂

（2）外用：黄连冷霜和白玉膏交替外用，每日 2 次。

【二诊】 2014 年 1 月 10 日。患者症情略有改善，但夜间肛周瘙痒仍较明显。舌红，苔薄白腻，脉弦细。再拟养血祛风、清肝利湿为治。

处方：

当归 30 g	杭白芍 15 g	鸡血藤 15 g	生地黄 12 g
川芎 12 g	防风 10 g	柴胡 15 g	生山栀 12 g
麦冬 12 g	泽泻 30 g	土茯苓 30 g	白鲜皮 15 g
地肤子 15 g	生薏苡仁 30 g	菝葜 30 g	泽漆 15 g
煅牡蛎 30 g	生甘草 15 g		

7 剂

【三诊】 2014 年 1 月 17 日。患者肛周瘙痒明显减轻，唯潮湿感尚存，大便日行 1 次，纳食尚可。舌红，边有齿痕，苔薄白，脉细数。再拟养血祛风、健脾化湿为治。

处方：2014 年 1 月 10 日方加杭菊花 15 g，7 剂。

【四诊】 2014 年 1 月 24 日。患者肛周瘙痒已消失，潮湿感也消失，大便日行 1 次，纳食尚可。舌淡红，边有齿痕，苔薄白，脉细数。再拟原法为治。2014 年 1 月 17 日方续服，7 剂。

【按语】 本病属中医“湿疮”范畴，其发生多与湿邪有关，因饮食不节，过食辛辣刺激之品，损伤脾胃，脾失健运，湿从内生；湿与热相搏下注于肛门，致肛周局部瘙痒渗出，皲裂疼痛。因湿为阴邪，性黏滞，故反复不已，缠绵难愈；患病日久耗血伤阴，血虚风燥，肌肤失养而成慢性肛周湿疹。陆老认为“治风先治血，血行风自灭”，故用四物消风散加减；因“久病必瘀”“久病必虚”，湿疹日久营血耗伤，故用鸡血藤养血和营。二诊时，患者夜间肛周瘙痒明显，予煅牡蛎镇静安神；患者除了有血虚的症状外，还夹有湿邪，故用菝葜、泽漆祛风利湿。三诊时，患者症状明显改善，唯有潮湿感，故加杭白芍甘寒益阴，清热解毒。

陆老认为肛周湿疹除了药物治疗外，还要叮嘱患者注意饮食及生活习惯的调摄：① 避免过度刺激肛门局部：如热水烫洗、暴力搔抓、局部化学物刺激等。② 避免穿通透性不良或过紧过窄的内裤。③ 保持大便通畅及肛周清洁干燥，但不能过度频繁清洗。④ 饮食宜清淡，忌食辛辣刺激食物。⑤ 适当进行体育锻炼，增强体质，避免过度劳累及精神紧张。只有内外兼顾，相辅相成，才能起到良效。

肛窦炎(1例)

案. 周某，男，61岁。2013年7月12日初诊。

患者半年前于聚餐饮酒后出现肛门坠胀、疼痛，时有“肛门收缩感”，持续反复发作，尤以排便之初痛感明显。平素收缩肛门时也有痛感，排便日行1次，成形，夜寐欠安，多梦，情绪易急躁，自感有烘热及烧灼感，但无脓血，肠镜检查无异常。苔厚腻，舌边有齿痕，脉弦滑。直肠指检可及截石位5～7点区域齿线附近触及硬节，伴触痛；肛门镜下见肛隐窝红肿，并有少量脓性分泌物。

西医诊断：肛窦炎。

中医诊断：肛窦炎(湿浊下注、气机不畅)。

治则：清热利湿，活血通络，解痉止痛。

处方：

苍术 15 g	黄柏 15 g	川牛膝 15 g	赤芍 30 g
牡丹皮 15 g	薏苡仁 15 g	生黄芪 30 g	虎杖 15 g
夏枯草 15 g	陈皮 9 g	姜半夏 9 g	延胡索 30 g
徐长卿 30 g	杭白芍 45 g	炙甘草 15 g	

14剂

【二诊】 2013年7月26日。患者肛门坠胀较前有所减轻，但做肛门收缩动作时自感痛感仍较为明显，大便正常。直肠指检可及直肠壁光滑，齿线处压痛已不明显，腔内指温无异常；肛门镜下未见隐窝红肿及脓性分泌物。舌淡，边有齿痕，苔薄腻，脉弦滑。可辨证为痰湿凝滞、脉络瘀阻。拟清热健脾、化湿通络为治。

处方：

苍术 15 g	川厚朴 15 g	青皮 9 g	陈皮 9 g
姜半夏 12 g	淮山药 12 g	生薏苡仁 30 g	仙茅 15 g
淫羊藿 15 g	菟丝子 15 g	丹参 30 g	肉桂后下 6 g
淮小麦 30 g	大枣 15 g	炙甘草 12 g	

14 剂

【三诊】 2013 年 8 月 9 日。患者总体症状有明显改善，肛门坠胀基本消失，偶有肛门刺痛不适。舌淡，边有齿痕，苔薄白腻，脉弦。再拟原法为治。

处方：2013 年 7 月 26 日方加延胡索 30 g，14 剂。

【四诊】 2013 年 8 月 23 日。患者诸症完全消失，无不适。

【按语】 本案患者饮食不节，伤及脾胃，湿热内生，下注魄门，故肛门坠胀不适；加之久而湿邪困阻气机，气血不调，不通则痛，故肛门疼痛；舌苔厚腻，脉弦滑均为湿热下注之象。初诊时，陆老予三妙丸配合二陈汤清热利湿、运脾化湿；但患者有明显的肛门收缩感，提示存在括约肌痉挛，故用芍药甘草汤缓急止痛，正如《伤寒论浅注补正》所云："芍药味苦，甘草味甘，甘苦合用，有人参之气味，所以大补阴血；血得补则筋有所养而舒，安有拘挛之患。"二诊时，患者肛门坠胀好转，但仍有疼痛，而直肠指检时未及明显压痛，与主诉不符。陆老考虑患者年事已高，肾气亏虚，故加用二仙汤以温阳补肾，肉桂引火归原；患者伴有失眠、多梦、烦躁、易怒等情志改变，故陆老取法《金匮要略》甘麦大枣汤之意，选用淮小麦、炙甘草、大枣等养心柔肝、宁心安神之药。三诊时，患者仍偶有肛门刺痛，故予延胡索止痛。除用药之外，陆老还嘱患者平时需合理饮食，避免过食醇酒厚味和辛辣刺激性食物；保持大便通畅，避免肠燥便秘，肛门破损染毒；平时进行适当锻炼，避免久坐、久站。此外，建议每日做提肛运动 2 次，每次 30 下，从而起到"未病先防""既病防变"的作用。

肛门坠胀(1 例)

案. 谈某，女，56 岁。2015 年 3 月 20 日初诊。

患者 4 年前出现肛门坠胀不适，呈间歇性，每于情绪波动后肛门坠胀加重，休息后可稍有缓解，大便日行 1 次，无便血。2012 年 8 月在外院行子宫肌瘤切除术，2014 年 1 月在外院行尿道息肉镜下摘除术，术后自觉肛门坠胀略有改善，但术后 2 月又再次出现肛门坠胀不适，伴有疼痛。舌淡，边有齿痕，苔薄腻，脉弦滑。肛门局部望诊及直肠指检均无异常。

西医诊断：肛门坠胀。

中医诊断：肛门坠胀(肝郁气滞、脉络瘀滞)。

治则：疏肝解郁、和营通络。

处方：

柴胡 15 g	杭白芍 30 g	香附 12 g	炒枳实 15 g
陈皮 12 g	升麻 15 g	虎杖 15 g	延胡索 15 g
徐长卿 15 g	石菖蒲 12 g	淮小麦 30 g	大枣 15 g
炙甘草 15 g			

14 剂

同时嘱患者勿进食生冷油腻及辛辣刺激食物，并辅以提肛锻炼。

【二诊】 2015 年 4 月 3 日。患者肛门坠胀隐痛较前有好转，但午后仍有肛门坠胀不适。苔白腻，舌边有齿痕，脉弦。再拟原法为治。

处方：原方加鸡血藤 15 g，丹参 30 g，防风 30 g，胆南星 12 g，14 剂。

【三诊】 2015 年 4 月 17 日。患者肛门坠胀较前改善，疼痛较初诊时减轻一半。苔薄，舌胖，脉细带数。再拟原法为治。

处方：2015 年 4 月 3 日方去胆南星，延胡索、徐长卿均改为 30 g，28 剂。

【四诊】 2015 年 5 月 15 日。患者肛门疼痛基本消失，但劳累后仍有少许肛门坠胀感。苔薄腻，舌淡白，脉弦。再拟原法为治。

处方：2015 年 4 月 17 日方加灵芝 15 g，太子参 15 g，28 剂。

【五诊】 2015 年 6 月 12 日。患者肛门坠胀及疼痛基本消失。苔薄，舌边有齿痕，脉细数。再拟原法为治。继服 2015 年 5 月 15 日方，每 2 日服 1 剂，再进 7 剂后，每 3 日服 1 剂。

【按语】 肛门坠胀是临床常见的一种症状，近年来就诊人数逐年增加。肛门坠胀的产生是一个复杂的、多因素作用的结果，既可见于肛管直肠器质性疾病，又可能与泌尿科、妇科、骨科等疾病有关，抑或无明显器质性病变。陆老认为该病的诊断首先要弄清楚病因，不能仅局限于肛肠疾病。只有通过详细检查，并且排除器质性疾病后，才更适合于中药的治疗。在治疗时，对于部分原因不清的功能性肛门坠胀，尤其是更年期妇女，陆老常采用疏肝解郁法治疗。本案患者情志不畅，肝气郁结，气机不调，枢机不利，加之术后金刃创伤，脉络受损，瘀血阻滞，血脉不和，久之气阻湿滞瘀结肛门，故肛门坠胀不适。方拟柴胡疏肝散加减以疏肝解郁。方中以柴胡为君药，与杭白芍相配伍一散一收；与枳实相配伍一升一降，加强疏肝理气之功，以达郁邪；白芍、甘草缓急止痛，疏肝理气以和脾胃，且具有保护胃黏膜屏障和修复黏膜之作用；虎杖、延胡索、徐长卿极具通利之功，气血流通，疼痛乃止；加之患者正值更年期，心神不宁，故用甘麦大枣汤以养心安神。诸药合用辛以散结，苦以降通，气滞郁结方可解除。二诊时，陆老考虑到患者曾多次手术，故在疏肝理气的同时加用活血之品，使气血运行正常，则肛门坠胀可缓解。久病必虚，四诊时加用灵芝、太子参以扶正补虚。

除此之外，陆老还叮嘱患者要适当休息，保持心情乐观；避免劳累、久站久立；饮食宜清淡，忌辛辣刺激性食物及油炸肥腻之品。在药物治疗的同时，还要适当地进行提肛锻炼，以尽快恢复肛门部肌肉的收缩功能。当治疗有效时，切忌马上停药，而是应逐渐减少药物剂量，直至停药；否则容易造成复发。如再次复发则治疗相当困难。

直肠黏膜内脱垂(1 例)

案 1. 李某，男，61 岁。2010 年 6 月 9 日初诊。

患者 1 年前出现便后肛内肿物脱出，脱出物需手托方能回纳。每日晨起排便 1 次，但排出困难，每次需 20～30 分钟，且排后便意不断，肛周有坠胀酸痛感。舌淡，苔薄白，脉细数。肛门局部检查可见肛门外观尚平整。直肠指检发现肛门松弛，绕指感明显。外院肠镜检查提示多发性息肉，病理证实为良性。排粪造影提示直肠黏膜内套叠。

西医诊断：直肠黏膜内脱垂。

中医诊断：脱肛(中气下陷)。

治则：益气升提。

处方：

炙黄芪 30 g	党参 15 g	升麻 9 g	柴胡 9 g
当归 15 g	陈皮 9 g	炙甘草 12 g	芙蓉叶 30 g
淮小麦 30 g	红枣 15 g	巴戟天 15 g	锁阳 15 g
山茱萸 12 g			

14 剂

同时嘱患者胸膝位做提肛运动，每日 2 次。

【二诊】 2010 年 6 月 23 日。患者肛门肿物脱出症状有所改善，大便日行 1 至 2 次，如厕时间较前缩短，但仍有肛门坠胀感，近来夜寐欠安，较难入睡。舌淡，苔薄白腻，脉濡细。再拟原法为治。

处方：原方去芙蓉叶、巴戟天、锁阳、山茱萸，加珍珠母 30 g，煅牡蛎 30 g，太子参 15 g，14 剂。

【三诊】 2010 年 7 月 7 日。患者肛门坠胀症状已有改善，但仍觉肛门酸痛及便意感，夜寐安。舌淡，苔薄腻，脉细。再拟原法为治。

处方：2010 年 6 月 23 日方去珍珠母、煅牡蛎，加丹参 30 g，炒白术 15 g，茯苓 12 g，鸡血藤 15 g，王不留行 12 g，14 剂。

【四诊】 2010 年 7 月 21 日。患者近期症情相对稳定，肛门酸痛感基本消失，大便日行 1 至 2 次，质软成形，如厕时间一般控制在 5～10 分钟。舌淡，苔薄白，脉濡细。再拟原法为治。

处方：2010 年 7 月 7 日方去茯苓、鸡血藤、王不留行，加参三七 9 g，刺五加 15 g，仙鹤草 30 g，28 剂。

【五诊】 2010 年 8 月 18 日。患者近 1 月来每 2 日服药 1 剂，自觉肛门坠胀等症状基本消失，排便日行 1 次，成形。苔薄，舌红，脉沉细。再拟 2010 年 7 月 21 日方 14 剂续服。2 月后随访，症状已消失，并已自行停药。

【按语】 本病属中医“脱肛”范畴，由于患者脾胃虚弱，中气不足，气虚则大肠传送无力，固摄无权以致黏膜脱垂。Parks 指出，由于老年人体弱无力，括约肌松弛和骨盆直肠窝、坐骨直肠窝中脂肪量减少，从而容易发生不完全性直肠脱垂。加之患病后患者又会在排便时更加用力，导致直肠黏膜脱垂更加严重，形成恶性循环。方中重用黄芪升阳固表，补一身之气；配伍党参、炙甘草补气健脾，增强补益中气之功；当归养血和营，助黄芪以补气养血；陈皮理气和胃，使诸药补而不滞；升麻、柴胡协同党参、黄芪升举清阳。诸药合用，可升提中气，恢复中焦升降之功能，使下脱、下垂之证自复其位。同时，考虑到患者年事已高，肾气不充，故用巴戟天、锁阳、山茱萸温补肾阳。二诊时，患者夜寐差，故予珍珠母、煅牡蛎重镇安神。陆老认为脾为后天之本，气血生化之源，“脾主身之肌肉”，肌肉的营养靠脾运化水谷精微而得，故在三诊时加用白术、茯苓以健脾补气；“气为血之帅、血为气之母”，血瘀则气滞，故用丹参、鸡血藤、王不留行活血通络。四诊时，陆老特意添加刺五加以补虚扶弱；现代药理研究证明刺五加中含有刺五加苷，有增加机体非特异性抵抗力的作用。

成人直肠黏膜内脱垂，病史往往较长，用药后很难立竿见影，故陆老在让患者服用中药的同时，还要求他们停止长时间的排便习惯；并每日坚持做提肛锻炼，多进食含膳食纤维的食物及水以保持大便通畅。

化脓性汗腺炎(1例)

案. 鲁某,男,41岁。2015年1月23日初诊。

患者体胖,毛发旺盛,曾因肛周、腹股沟化脓性汗腺炎行手术清创治疗,就诊时虽肛周分泌物渐少,但腋下又出现新发病灶,可见硬结隆起,焮热肿痛,并有臭秽脓液分泌,发热。舌质偏红,苔黄厚腻,脉弦滑。

西医诊断:化脓性汗腺炎。

中医诊断:蜂窝漏(肝脾湿热、气血凝滞)。

治则:清肝泄热、养阴利湿。

处方:

黄芩 15 g	生山栀 12 g	苍术 15 g	黄柏 12 g
川牛膝 12 g	夏枯草 15 g	生石膏 18 g	寒水石 30 g
虎杖 15 g	白花蛇舌草 30 g	生山楂 30 g	制大黄 15 g
车前子 15 g	丹参 30 g	青蒿 15 g	地骨皮 15 g
生甘草 15 g			

14剂

【二诊】 2015年2月6日。症见无新发病灶,原红肿隆起之势有所减退,口干,排便日行1至2次。舌红,苔薄,脉弦。再拟养阴清热、和营托毒为治。

处方:

玄参 15 g	麦冬 15 g	生地黄 30 g	白花蛇舌草 30 g
虎杖 15 g	夏枯草 12 g	生山楂 30 g	制大黄 15 g
车前子 15 g	丹参 30 g	桃仁 12 g	红花 12 g
赤芍 15 g	牡丹皮 15 g	皂角刺 24 g	生甘草 12 g

28剂

【三诊】 2015年5月8日。停服汤药2月余,期间无明显不适,腋下无新增病灶,偶有腋下胀痛,但无脓液分泌,大便日行1至2次。可见腋下皮肤较平整,无明显瘢痕窦道。苔根黄腻,脉弦。拟养阴清热化湿为治。

处方:

玄参 30 g	麦冬 12 g	生地黄 15 g	白花蛇舌草 30 g
夏枯草 12 g	虎杖 15 g	生石膏 15 g	生山楂 30 g
制大黄 15 g	车前子包煎 15 g	金银花 12 g	连翘 12 g

皂角刺 18 g　　生甘草 9 g　　生薏苡仁 15 g

14 剂

【按语】 化脓性汗腺炎好发于大汗腺部位，尤其多见于腋窝，也可发于肛周、乳房、外阴等处。初起表现为局部小硬结，其形如核，与“漏液”相似，以后逐渐增大，高出皮表，红肿热痛，可伴有畏寒、发热、口干，溲赤等证。最终溃破出脓，且脓水臭秽，不易收口，有时形成蜂房样瘘管，或肥厚性瘢痕，病程缠绵，时发时止。隋代《诸病源候论·漏液候》述：“腋下常湿，仍臭生疮。”西医认为化脓性汗腺炎的发生主要与局部细菌感染和雄激素作用有关，目前一般采用抗菌药物、糖皮质激素、激光、免疫抑制剂治疗、局部或广泛切除、放射治疗、窦道切开等方法治疗，疗程长，且容易出现反复。陆老认为，腋下属于足厥阴经循行路线，会阴处亦为其所络。本病常由肝经湿热，加之潮湿多汗，搔破染毒，气滞血凝而成。治疗初起时当以清肝利湿为主，方用黄芩、山栀、生石膏、寒水石清热泻火，黄柏、苍术清热燥湿，川牛膝祛风利湿，夏枯草清肝散结，车前子清热利湿，虎杖、白花蛇舌草散瘀消痈，生山楂、制大黄活血散瘀，丹参凉血消痈，青蒿、地骨皮凉血泄热。陆老又指出“脓本气血化生”，本病溃脓后若一味施以苦寒清热之药恐耗伤阴液，加重气血受损，故后期应酌加玄参、生地黄、麦冬等养阴增液之品以补益阴液，助化生气血。另予皂角刺消肿托毒，金银花、连翘清热解毒、消肿散结，共奏清肝利湿，和营托毒，消肿散结，养阴清热之效。

慢性湿疹(1 例)

案. 陈某，女，19 岁。2013 年 7 月 19 日初诊。

患者有慢性湿疹病史数年。刻诊：以“四弯”部位皮损为主，丘疹，色红，皮肤瘙痒，抓痕明显，但无渗出。平素排便 2 至 3 日 1 行，需以开塞露助便，口干。苔薄，舌质红偏瘀，脉沉细带涩。

西医诊断：慢性湿疹。

中医诊断：四弯风(风湿交阻腠理、湿浊内盛)。

治则：散风、祛湿、清化。

处方：

(1) 内服药：

生地黄 30 g　　赤芍 15 g　　牡丹皮 15 g　　野菊花 15 g
金银花 15 g　　黄芩 12 g　　苍耳草 30 g　　菝葜 30 g

土茯苓 30 g	白鲜皮 12 g	地肤子 12	苦参 12 g
薏苡仁 15 g	车前子 15 g	粉萆薢 15 g	炒枳实 30 g
川厚朴 15 g	火麻仁 30 g	生甘草 12 g	

7 剂

(2) 外用：三黄洗剂 2 瓶，每日涂搽患处 2 至 3 次。

【二诊】 2013 年 7 月 26 日。患者皮肤瘙痒尚甚，二便调，口干欲饮。苔薄腻，脉细带涩。再拟原法为治。

处方：

生地黄 30 g	玄参 12 g	金银花 15 g	黄芩 12 g
土茯苓 30 g	白鲜皮 12 g	苦参 12 g	蒺藜 30 g
淮山药 12 g	粉萆薢 15 g	猪苓 30 g	泽泻 30 g
炒枳实 30 g	川厚朴 12 g	神曲 15 g	车前子 15 g
生甘草 12 g	苍耳草 30 g		

21 剂

【三诊】 2013 年 8 月 16 日。患者皮损较前略有改善，但瘙痒依然，本次月经淋漓不尽已 10 天，初为色深，无腹痛。苔薄，舌尖红，脉细数。再拟祛风健脾化湿为治。

处方：

野菊花 15 g	金银花 15 g	黄芩 12 g	苍耳草 30 g
陈皮 9 g	姜半夏 12 g	淮山药 15 g	生白术 15 g
蒺藜 30 g	土茯苓 30 g	苦参 12 g	车前子 15 g
泽泻 30 g	生黄芪 30 g	生甘草 12 g	

14 剂

【按语】 四弯风是指发生于四肢弯曲处的湿疮类疾病，《外科大成》曰："四弯风，生于腿弯肘弯，一月一发，痒不可忍，形如风癣，搔破成疮。"中医认为，湿疹总由禀赋不足，风、湿、热阻于肌肤所致。因湿邪黏滞难化，故病情多反复发作，缠绵难愈。陆老认为治疗四弯风应从风、湿、热辨治，以期通过调理脏腑阴阳气血、改善机体内环境、增强机体免疫力，达到治疗的目的。初诊时，以生地黄养阴清热凉血，赤芍凉血活血，牡丹皮凉血消斑，三药配合，清热凉血而不伤阴；白鲜皮气寒善行，味苦性燥，为除湿止痒要药，同时合苦参、地肤子清热利湿，善治全身瘙痒，配伍金银花、野菊花清热解毒；蒺藜祛风除湿止痒；土茯苓利湿解毒；车前草利水除湿，萆薢、薏苡仁健脾化湿；炒枳实、川厚朴、火麻仁理气润肠通便；生甘草调和诸药。陆老认为湿疹从现代医学角度讲是一种过敏性皮肤病，通过临床经验总结，喜用金银花、黄芩、苍耳草合用抗过敏治疗。患者二、三诊时，湿疹皮损明显好转，但瘙痒仍较明显，且因"湿性趋下，易袭阴位"，可致月经淋漓不尽，故加猪苓、泽泻以增强利水渗湿之力；考虑慢性湿疹病程久，湿邪缠绵，"久病必虚"，治疗湿疹应注重"从脾论治"，故酌加陈皮、姜半夏、淮山药、生白术、生黄芪等益气健脾以化湿；诸药配合，可使热得清、湿得利，湿疹之症得以缓解。

颜面痤疮(1例)

案. 吴某，男，29岁。2011年7月22日初诊。

患者颜面部痤疮数年，颜面部可见以粉刺为主的丘疹、结节、脓疱，高出皮肤，皮损范围广，结块多而质地偏硬，皮脂溢出增多。患者素来排便量少，饮食偏厚味。苔薄，舌红，脉细数。

西医诊断：颜面痤疮。

中医诊断：粉刺(阴虚肺热)。

治则：养阴清肺。

处方：

生地黄 30 g	玄参 12 g	麦冬 12 g	寒水石 30 g
生石膏 18 g	白花蛇舌草 30 g	青蒿 30 g	夏枯草 12 g
虎杖 15 g	生山楂 15 g	制大黄 15 g	生甘草 9 g

14剂

【二诊】 2011年8月5日。患者服上药后症情有所控制，局部尚有几处硬肿结块，皮脂溢出略有减少，排便日行1次。苔薄，舌红，脉细数。再拟原法为治。

处方：原方去白花蛇舌草，加地骨皮 15 g，桑白皮 15 g，车前子 15 g，决明子 15 g，14剂。

【三诊】 2011年8月19日。患者服上药后症情明显改善，局部硬肿结块已消失，皮脂溢出明显减少，排便日行1次。苔薄，舌偏红，脉细数。再拟原法为治。2011年8月5日方续服，14剂。

【按语】 古代医家多数认为痤疮属"肺风粉刺"范畴，主要由血热引发，如《诸病源候论》载："面疱者，谓面上有风热气生疮，头如米大，亦如谷大，白色者是"；《医宗金鉴》认为"此证由肺经血热而成，每发于鼻面，起碎疙瘩，形如黍屑，色赤肿痛，破出白粉汁"。陆老认为痤疮以阴虚为本，肺热为标，临证治疗宜养肺之阴治其本，清肺之热治其标。本案初诊以增液汤（生地黄、玄参、麦冬）养阴生津润燥；寒水石、生石膏清热泻火；青蒿清肺火；白花蛇舌草、虎杖清热利湿解毒；面部硬结肿块明显，以夏枯草软坚散结；生山楂、丹参活血化瘀；生甘草清热解毒，调和诸药；患者排便欠畅，又肺与大肠相表里，故用甘寒之麦冬滋养肺胃阴津以润肠燥。诸药合用，共奏养肺阴、清肺热而解毒之功效。二诊时，在原方基础上酌加泻白散（桑白皮、地骨皮）清泻肺热；决明子润肠通便，与车前子同有降脂作用，以期巩固疗效。

现代药理研究表明，白花蛇舌草具有平衡体内性激素水平，能抑制痤疮丙酸杆菌的过度繁殖，减轻炎症刺激作用，与生山楂配伍，有祛脂作用；丹参（丹参酮）具有抗雄激素、抗菌、抗炎和免疫调节作用；制大黄在此方中不仅有通便作用更有祛脂、调节脂质代谢的作用；甘草有类肾上腺皮质激素样作用，可抑菌消炎。

扁平疣(1 例)

案. 徐某，女，25 岁。2011 年 10 月 21 日初诊。

患者有“扁平疣”病史 8 年，期间曾在江苏、上海等省市多家医院就诊，用中、西药物内服外洗等均效果不佳，且面部皮损越加严重，影响生活及工作。检查可见面部及手背散在分布数十个疣体，以面部为甚，疣体呈扁平状光滑丘疹，圆形，灰褐色，大小不一，凸出于皮肤，质硬，无疼痛感及瘙痒。苔薄腻，舌边有齿痕，脉沉细。

西医诊断：扁平疣。

中医诊断：疣疮（外感热毒，内动肝火）。

治则：清热解毒，平肝镇潜。

处方：

(1) 内服药：

夏枯草 12 g	板蓝根 30 g	大青叶 15 g	青蒿 12 g
连翘 30 g	玄参 12 g	灵磁石先煎 30 g	煅牡蛎先煎 30 g
生甘草 9 g			

28 剂

(2) 外用药：板蓝根 60 g，大青叶 30 g，夏枯草 15 g，14 剂，水煎 400 mL，纱布浸湿外敷 30～45 分钟。

【二诊】 2011 年 11 月 18 日。患者用上述中药内服外敷 1 周后面部皮损出现发红、瘙痒，第2周起疣体大部分已脱落，面颊两侧未留痕迹，独留印痕于额部。舌苔薄，舌淡，脉沉细。

西医诊断：扁平疣。

中医诊断：疣疮(外感热毒，肝火内动，气血瘀滞)。

治则：清热解毒，平肝镇潜，和营活血。

处方：

(1) 内服药

玄参 12 g	夏枯草 12 g	板蓝根 30 g	大青叶 15 g
青蒿 12 g	桃仁 12 g	红花 12 g	灵磁石先煎 30 g
煅牡蛎先煎 30 g	生甘草 9 g		

28 剂

(2) 外用药：2011 年 10 月 21 日外用药续用。

【三诊】 2011 年 12 月 16 日。患者用上述中药内服外敷后面部皮损消失，未留印痕。再拟原法为治。2011 年 11 月 18 日方续服，14 剂。

【按语】 现代医学认为扁平疣是由人乳头状瘤病毒(HPV)感染引起，好发于青少年的病毒感染性皮肤疾病，病位常在颜面部和手背，病程较长。祖国医学中，扁平疣又称"瘊子"，疣的病名首见于《灵枢·经脉》，明代薛己的《外科枢要》曰"疣属肝阳少阳经，风热血燥，或怒动肝火，或肝客淫气所致"。本案患者年轻女性，患病日久，面部皮损严重。初诊以玄参、青蒿、夏枯草、大青叶、板蓝根、连翘清热解毒、凉血散结，配伍灵磁石、煅牡蛎重镇安神、平肝潜阳、软坚散结，生甘草调和诸药；另外以板蓝根、大青叶、夏枯草煎成药汁湿敷，药力直接作用于病灶部位。使用上药1周面部皮损即发红、瘙痒，此乃病情向愈的征兆，坚持服药1个月，疣体全部脱落，留少许印痕，二诊即在原法基础上去连翘加桃仁、红花以和营活血，再用中药内服外敷近1月，皮损消失，未留印痕。陆老认为针对扁平疣的病因病机，应治以清热解毒、平肝镇潜为主，佐以和营活血、疏肝健脾、益气活血等诸法辨证用药，内外治结合，多有良效。此外服药期间应忌食一切海鲜、辛辣刺激食物及酒。

下肢丹毒(1例)

案. 刘某，男，55 岁。2011 年 8 月 3 日初诊。

患者1月前左下肢皮肤突然色红，肿胀疼痛，局部皮肤红斑、水疱，行走不利，肤温升高，寒战高热，最高体温达 39.6℃。追溯病史，患者素有足癣，近半年来下肢丹毒已反复发作 2 次。本次发病后曾至外院静脉滴注青霉素等方法治疗，无明显好转。刻诊：左下肢肿胀，中下 1/3 段小腿部前、后、外侧皮肤见藕节状红痂，自觉灼热，无明显压痛。苔薄黄腻，舌红，脉弦滑。

西医诊断：急性网状淋巴管炎。

中医诊断：下肢丹毒(火毒下注，脉络瘀阻)。

治则：凉血清热，化湿通络。

处方：

生地黄 30 g	赤芍 15 g	牡丹皮 15 g	苍术 15 g
黄柏 15 g	川牛膝 12 g	金银花 30 g	连翘 30 g
忍冬藤 15 g	萆薢 15 g	泽泻 30 g	水牛角 30 g
车前草 30 g	生山栀子 9 g	生甘草 9 g	

21 剂

【二诊】 2011 年 8 月 24 日。患者服药后症情明显好转，皮损色泽转淡，触痛全无，肿块尚存。苔薄腻，舌淡红，脉弦滑。治拟清热化湿，和营通络。

处方：原方去水牛角、车前草、生山栀子，加川厚朴 12 g，桑枝 30 g，猪苓 30 g，21 剂。

【三诊】 2011 年 9 月 14 日。患者服药后症情稳定，近 2 月未有复发，患肢红斑已消退，淋巴回流已无障碍，皮肤略有色素沉着。苔薄黄腻，舌淡红，脉弦滑。治拟凉血清热，和营通络。

处方：2011 年 8 月 24 日方加玄参 12 g，丹参 30 g，鸡血藤 15 g，虎杖 15 g，14 剂。

【四诊】 2011 年 9 月 28 日。患者症情稳定，局部无红斑水肿，无压痛，症状体征全消。苔薄黄，舌淡红，脉弦滑。再拟凉血清热，和营利湿为治。

处方：2011 年 9 月 14 日方加薏苡仁 30 g，陈皮 9 g，14 剂。

【按语】 丹毒病证首见于《素问·至真要大论》："少阴司天，客旺……及为丹熛疮疡"，是一种皮肤突然发红，色如涂丹，迅速蔓延的急性感染性疾病，容易复发，西医学称为急性网状淋巴管炎。该病好发于下肢，多由皮肤、黏膜的某种病损(如足癣感染)引起。中医学认为，本病多因素体血分有热，加之外受热毒，蕴结于内，郁阻肌肤，气血凝滞，络脉不通而发病。其本为内蕴湿热，其标为外感风热湿邪。急性期以实热为主，治以清热解毒或清热利湿为大法。反复发作的慢性丹毒以血瘀湿滞为主，治疗应在清热解毒的基础上配合活血化瘀或健脾利湿法。

本案初诊时患者“红肿热痛”症状体征明显，陆老以水牛角、生地黄、牡丹皮、赤芍(犀角地黄汤化裁)之类凉血活血，二妙散(苍术、黄柏)清热利湿；以金银花、连翘、生山栀子、忍冬藤等清热解毒；川牛膝清利湿热，引药下行；皮肤红斑上有水疱，兼挟有湿毒，加萆薢、泽泻等清热利湿；患肢浮肿，加车前草利水除湿退肿。二、三诊时，患者病情得以控制，湿热得以基本清除，此时予桑枝、川厚朴、猪苓巩固清热利水祛湿的同时，因病程日久，营血耗伤，酌加玄参、鸡血藤等养血和营；因“久病必瘀”，加丹参、虎杖活血祛瘀通络而不留邪。四诊时，以薏苡仁、陈皮加强理气利湿通络之效，防止丹毒的复发。陆老认为下肢丹毒多为湿热下注、火毒阻络所致，治疗应权衡兼顾清热利湿、和营活血二法，不可偏执一方；如仅以清热之剂强清其热，则湿遏热伏，极易引起本病的复发。本案患者本次发病之前下肢丹毒已反复发作 2 次，血行受阻瘀滞，毒邪易于留滞，故强调活血化瘀、和营通络应贯穿治疗本病的始终。

湿疹样皮炎(1 例)

案. 张某，女，40 岁。2014 年 5 月 16 日初诊。

患者眼眶四周湿疹样皮炎症已 3 月余，痒甚，皮损为红斑、水肿，口干明显，排便 2 日 1 行。苔薄白腻，脉平。

西医诊断：湿疹样皮炎。

中医诊断：湿疮(风邪上炎、湿浊内蕴)。

治则：散风清热利湿。

处方：

(1) 内服药：

野菊花 15 g	金银花 15 g	黄芩 12 g	熟牛蒡子 15 g
苍耳草 30 g	生地黄 15 g	赤芍 15 g	牡丹皮 15 g
青蒿 15 g	土茯苓 30 g	地肤子 15 g	白鲜皮 15 g
泽泻 30 g	车前子包煎 30 g	生甘草 15 g	

14 剂

(2) 外用药：黄连冷霜 2 盒、尤卓尔软膏 2 支、莫匹罗星软膏 2 支，三种药膏调和外涂，每日 3 次。

【二诊】 2014 年 5 月 30 日。患者颜面原水肿性红斑经上药治疗已退尽，唯局部色素稍有沉着，近数天口唇干燥带鳞屑，排便畅。苔薄润，舌边有齿痕，脉沉细带数。再拟散风清热化湿为治。

处方：原方去熟牛蒡子、赤芍、牡丹皮、白鲜皮、泽泻、车前子，加麦冬 12 g，生薏苡仁 15 g，枸杞子 15 g，桑葚 15 g，女贞子 15 g，旱莲草 15 g，红枣 12 g，14 剂。

【三诊】 2014 年 6 月 13 日。患者上症症情尚稳定，自感食用牛肉后皮损部位红斑又起。苔薄润，脉平。再拟原法为治。

处方：2014 年 5 月 30 日方去野菊花，加菟丝子 15 g，肉苁蓉 12 g，14 剂。

【四诊】 2014 年 6 月 27 日。患者颜面已无红斑，亦无新发，局部皮肤色素沉着，尚未完全消退，唇燥口干。苔薄，舌尖红，边有齿痕，脉沉细。再拟益气养阴、祛风化湿为治。

处方：

生黄芪 15 g	太子参 15 g	麦冬 12 g	生地黄 15 g
熟地黄 15 g	金银花 30 g	黄芩 12 g	苍耳草 30 g
青蒿 15 g	桔梗 12 g	射干 12 g	蝉衣 6 g
土茯苓 30 g	桑葚 30 g	生甘草 12 g	

14 剂

【按语】 湿疹样皮炎类疾病，属变应性皮肤病，其病理是组织炎性改变。中医学属于“湿疮”范畴，其病机多为禀性不耐，风热之邪侵袭腠理，湿热内蕴郁于肌表。本案初诊时患者症状以颜面眼眶四周皮肤红斑、水肿、瘙痒为主，方用野菊花、金银花、黄芩、生甘草清热解毒；《素问 · 太阴阳明论》“伤于风者，上先受之”，以熟牛蒡子、苍耳草疏风清热透表，以祛除在表之风邪；以生地黄、赤芍、牡丹皮，仿犀角地黄汤之意清热解毒凉血散瘀，意在“入血就恐耗血动血，直须凉血散血”，并寓有“治风先治血，血行风自灭”之意；车前子清热利湿，使湿热从水道而出；土茯苓清热解毒利湿；泽泻、车前子利水渗湿；白鲜皮气寒善行，味苦性燥，是除湿止痒的要药，配地肤子加强清热止痒之功；肺主皮毛，以青蒿清泻肺火。陆老认为在治疗湿疹样皮炎时，应以散风清热利湿为主，红斑明显者佐以菟丝子、肉苁蓉、女贞子、旱莲草、枸杞子、桑葚等补益肝肾之药可促进红斑的消退。

脂溢性皮炎(1 例)

案. 李某，女，52 岁。2014 年 5 月 23 日初诊。

患者颜面部红斑覆有鳞屑，症起已 1 年余，自觉皮肤瘙痒、微烫。平素皮肤油脂溢出偏多，排便每日1行。苔薄黄腻，脉沉细带滑。

西医诊断：脂溢性皮炎。

中医诊断：面游风（风邪外袭、湿浊未清）。

治则：凉血清热散风。

处方：

（1）内服药：

生地黄 30 g	赤芍 15 g	牡丹皮 15 g	野菊花 15 g
牛蒡子 15 g	蝉衣 6 g	淡豆豉 12 g	金银花 30 g
黄芩 15 g	苍耳草 30 g	土茯苓 30 g	苦参 12 g
菝葜 30 g	生甘草 15 g		

14剂

（2）外用药：黄连冷霜2盒、尤卓尔2支、莫匹罗星2支，三种药膏按等份调和外用，每日3次。

【二诊】 2014年6月6日。颜面红斑较前颜色变浅，灼痒不甚明显，排便日行1次居多，偶为2次。苔白腻，脉弦带数。再拟凉血清热散风为治。

处方：原方去淡豆豉、土茯苓、苦参、菝葜，加玄参12 g，白花蛇舌草30 g，生山楂15 g，辛夷花12 g，香白芷30 g，14剂。

【三诊】 2014年6月20日。检查可见颜面部红斑褪而未净，期间新皮损又起。排便每日1行。苔薄，舌边有齿痕，脉细带数。再拟凉血清热散风为治。

处方：2014年6月6日方去野菊花、牛蒡子、淡豆豉，加麦冬12 g，马勃3 g，青蒿15 g，车前子15 g，14剂。

【四诊】 2014年7月4日。颜面部红斑尚未消退，晨起色偏淡，皮脂溢出多，两鼻翼红斑明显，下颌部时有痘疹新起。苔薄，舌边有齿痕，脉细弦。再拟养阴清热祛风为治。

处方：

生地黄 30 g	玄参 15 g	天冬 12 g	麦冬 12 g
北沙参 15 g	白花蛇舌草 30 g	青蒿 15 g	生山楂 30 g
虎杖 15 g	野菊花 15 g	蝉衣 6 g	生薏苡仁 15 g
地骨皮 15 g	桑白皮 15 g	黄芩 12 g	丹参 15 g
车前子 15 g	生甘草 15 g		

14剂

【五诊】 2014年7月18日。检查可见红色斑点改善明显，其间伴有少量出血点，灼痒不明显，排便通畅。苔薄腻，舌红，边有齿痕，脉沉细带数。再拟散风凉血清热为治。

处方：2014 年 6 月 6 日方去北沙参、生薏苡仁、车前子，加紫草 15 g，茜草 15 g，制大黄 15 g，泽泻 30 g，生石膏 15 g，14 剂。

【按语】 脂溢性皮炎好发于面部躯干等皮脂腺丰富的部位，多从头部开始向下蔓延，典型的皮损为带油腻鳞屑的黄红色斑片，随着疾病的发展，患者可有伴随不同程度的瘙痒症状，其中发于面部者中医称为“面游风”。《外科大成・面部》记载：“面游风，初发微痒，次如蚁行，面目浮肿，更兼痛楚，由阳明蕴热所致”；《外科真诠・面部》曰：“游风生于面上，初起面目浮肿，痒若虫行，肌肤干燥，时起白屑，次后极痒抓破，热湿盛者流黄水，风燥盛者流血，痛楚难堪，由于平素血燥过食辛辣厚味，以致阳明胃经湿热，受风而成。”

陆老认为在治疗脂溢性皮炎时，应遵循凉血清热祛风，佐以利湿的治疗法则，以生地黄、玄参、麦冬、赤芍、牡丹皮养阴清热；白花蛇舌草、虎杖、野菊花、生石膏清热解毒；苍耳草、马勃、牛蒡子、蝉衣疏风清热止痒；因“肺主皮毛”，以桑白皮、地骨皮、黄芩宣肺清热；生甘草清热解毒，调和诸药。一、二诊后患者症状好转，但至三诊时红斑皮损略有反复，以马勃、青蒿、车前子加强清宣肺热利湿之功效。五诊时，红斑、灼痒明显改善，但皮损间有少量出血点，故加紫草、茜草以凉血消斑，泽泻利水渗湿泄热，生石膏清热泻火。此外，陆老认为此病关键在于调节脂质代谢异常，结合现代药理研究，临床上可运用白花蛇舌草、生山楂、制大黄等祛脂、调节脂质代谢，临床疗效满意。

脂溢性皮炎伴痤疮(1 例)

案. 叶某，女，31 岁。2012 年 9 月 7 日初诊。

患者脂溢性皮炎伴痤疮已 4 年余，颜面部红斑、鳞屑、结节、脓疱，自觉皮肤瘙痒，平日油脂分泌偏多。排便日行 1 次，口干明显。苔薄，舌红，脉沉细。

西医诊断：脂溢性皮炎伴痤疮。

中医诊断：面游风(气阴亏损)。

治则：益气养阴、清热化湿。

处方：

生地黄 15 g	麦冬 12 g	玄参 12 g	白花蛇舌草 30 g
寒水石 30 g	生石膏 15 g	夏枯草 12 g	制大黄 15 g
车前草 30 g	石决明 15 g	荷叶 15 g	生山楂 15 g

生甘草 12 g

7 剂

【二诊】 2012 年 9 月 14 日。患者服药后症情似有好转，新发病灶减少，颜面油脂分泌减轻，排便日行 1 次，口干明显。苔薄，舌红，边有齿痕。再拟养阴清热化湿为治。

处方：原方去生石膏、制大黄、生山楂，加天花粉 15 g，虎杖 15 g，制大黄 15 g，青蒿 15 g，28 剂。

【三诊】 2012 年 10 月 12 日。患者近期于月经前出现右侧颜面新发痘疹数枚，排便日行 1～2 次。苔薄，舌质瘀尖红，脉细数。再拟养阴清热通下为治。

处方：2012 年 9 月 7 日方去寒水石、石决明、荷叶，加青蒿 15 g，虎杖 15 g，野菊花 12 g，14 剂。

【四诊】 2012 年 10 月 26 日。颜面痘疮虽仍有偶发，但较前量已明显减轻，刻下排便日行 1 至 2 次。苔薄润，舌尖红，脉细数。再拟养阴清热利湿为治。

处方：2012 年 9 月 7 日方去制大黄，加野菊花 15 g，淡竹叶 12 g，泽泻 30 g，28 剂。

【五诊】 2012 年 11 月 23 日。脂溢性皮炎伴颜面痤疮，症情控制平稳，痘新发明显减少，油脂少量分泌，排便日行 2 次。苔薄，舌质红，脉细数。再拟养阴清热利湿为治。

处方：

玄参 12 g	生地黄 15 g	麦冬 12 g	白花蛇舌草 30 g
青蒿 15 g	夏枯草 12 g	虎杖 15 g	石膏 15 g
寒水石 30 g	车前草 30 g	淡竹叶 9 g	泽泻 30 g
生山楂 15 g	生甘草 9 g		

14 剂

嘱患者若服后病情稳定，可继守此方，隔天服用，在减少药量的同时，巩固疗效。

【按语】 本案为颜面脂溢性皮炎合并痤疮，陆老认为在治疗脂溢性皮炎、痤疮、多发性疖病等疾病时治法相近，均以养阴、清热、利湿为治。临证治疗时，养阴多用生地黄、麦冬、玄参（增液汤）等；清热多用白花蛇舌草、寒水石、生石膏、夏枯草、虎杖、荷叶、野菊花、淡竹叶等；利湿多用车前子、泽泻等。由于脂溢性皮炎、痤疮发病机制均与脂质代谢异常有关，故养阴、清热、利湿的同时，可选用制大黄、石决明、白花蛇舌草、生山楂等祛脂、调节脂类代谢。另外，陆老指出，在运用中药治疗时，待皮损病症基本消失后，仍需逐步减少中药剂量，切不可骤然停药，以避免病情反复。

皮肤瘙痒症(1例)

案. 吴某,女,59岁。2013年8月2日初诊。

患者全身皮肤瘙痒1周,呈阵发性,晚间尤甚。追溯病史,患者素来有皮肤瘙痒症已多年,夏季发作明显,2月前曾行"混合痔手术"。刻诊:创面已愈合,排便1至2日1行,口干苦。苔薄,舌质瘀兼红,脉沉细。

西医诊断:皮肤瘙痒症。

中医诊断:风瘙痒(风邪外袭、气血失养)。

治则:益气养血、固表祛风。

处方:

生黄芪 30 g	生白术 30 g	生地黄 18 g	熟地黄 18 g
当归 30 g	丹参 30 g	鸡血藤 15 g	枸杞子 15 g
冬桑叶 15 g	黄菊花 15 g	防风 15 g	土茯苓 30 g
白鲜皮 15 g	泽泻 15 g	煅牡蛎 30 g	珍珠母 30 g
生甘草 12 g			

14剂

【二诊】 2013年8月16日。患者自诉服上药后皮肤瘙痒症状明显改善,夜间尚有偶发瘙痒感,日间已无症状。原方续服,14剂。

【按语】 风瘙痒,中医文献中又称之为风痒、血风疮、痒风等,属血虚之证,病因多由血虚肝旺,生风生燥,肌肤失养所致。本病相当于西医的皮肤瘙痒症,是指无原发性皮肤损害,而以瘙痒为主要症状的皮肤感觉异常性皮肤病,临床以只有皮肤瘙痒而无原发皮损和搔抓后引起抓痕、血痂、皮肤肥厚、苔藓样变等皮损为特征,一般有全身性和局限性瘙痒症之分。本案患者为花甲之年的妇人,素有风瘙痒之证,加之2个月前又行混合痔手术,难免体弱气血亏虚,复感风邪,生风生燥,肌肤失养而致瘙痒之症。陆老治疗此证时强调以生黄芪、生白术、防风(玉屏风散)益气固表,提高免疫,意为"夫以防风之善祛风,得黄芪以固表,则外有所卫,得白术以固里,则内有所据。风邪去而不复来……";以桑叶、菊花(桑菊饮之意)辛凉解表、疏风清热;因"血虚而肝旺",故以煅牡蛎、珍珠母平肝潜阳止痒;当归、鸡血藤、丹参、枸杞子养血、活血,意在于"治风先治血,血行风自灭";生地黄、熟地黄配伍同用,不温不寒,补血而不滋腻;土茯苓、白鲜皮对症止痒;泽泻利湿,引邪外出;生甘草调和诸药。全方合用,共奏益气固表、养血平肝、祛风止痒之效。

二、住院医案

复杂性肛瘘(4例)

案1. 拖线置管负压联合垫棉疗法治疗复杂性肛瘘

梁某,男,56岁。2012年2月10日初诊。

主诉: 肛门部结块肿痛反复1年,加剧2周。

现病史: 患者1年来肛旁反复结块肿痛,曾以抗生素静脉滴注保守治疗后肿痛好转。2周前因饮食不慎出现腹泻,随后肛旁肿块再次疼痛不适,自行溃破后有少量脓液排出。刻诊:体温38℃,精神萎靡,纳欠佳,大便每日1至2次,小便欠畅。舌红,苔黄腻,脉数。

专科检查: 截石位3～5点肛缘皮肤色红,肤温较高,触痛明显。直肠指检可及齿线上方3～9点肛管直肠环变硬,6点位直肠下段压痛明显。

诊治经过: 患者入院后,完善各项检查,肛周MRI提示内口在6点齿线处,肛管后深间隙和直肠后间隙脓液积聚,且分别走向两侧坐骨直肠窝。在腰麻下,先在截石位4点处皮肤最薄弱处做一放射状切口,排出约20 mL黄稠脓液。在6点位括约肌间沟处做一长1 cm的切口,钝性分离至肛管后间隙达直肠后间隙,排出脓液约10 mL。6点位齿线处有一凹陷性内口与肛管后间隙相通,用电刀将内口下方切开至肛缘括约肌间沟处,适当修剪创缘以利引流。术中探查发现直肠后间隙脓肿最深处距离肛缘皮肤约6cm,且有一空腔走向左右两侧骨盆直肠间隙,而两侧坐骨直肠间隙也受感染,范围分别达1点位和11点位,在5点位处深约4 cm。为保证引流通畅于在1点、7点和11点位肛缘皮肤各做一切口,在1～5、5～6和7～11点位创面间分别放置拖线和头皮针管引流。而在5点位留置蕈状头橡胶管,6点位直肠后间隙留置T管。术后每日早晚便后甲硝唑液冲洗脓腔,1周后复查肛周MRI未见明显脓液积聚,拔除T管和蕈状管,并在6点位最深部置入一次性吸痰管,外接中心负压系统,每日持续负压引流6小时。持续负压治疗 5 天后，将引流用头皮针和拖线全部拆除，局部配合垫棉压迫，持续治疗 5 天后患者出院。出院时 6 点位深腔约 2.5 cm，5 点位空腔缩小深度 2 cm，6 点位创腔以 3 号药线引流，保持门诊随访每周 1～2 次。至术后 5 周，创面基本愈合。随访 6 月未复发。

【按语】 复杂性肛瘘伴深部脓肿时其关键病灶多位于直肠后或肛管后间隙，可通过肛周 MRI 明确病变范围和深度。陆老认为尽管高位蹄铁型肛瘘瘘管走行位置超过肛提肌，但瘘管的内口多位于齿线附近，故他不主张将瘘管全层切开或挂开，而建议将瘘管内口以下部分内括约肌切开，深部管道或空腔可通过置管引流的方法，但术中必须将创腔内坏死组织或上皮组织清除干净。有的患者病程较长，长期炎症刺激导致局部纤维化明显，对此可适当修剪变硬的纤维瘢痕组织。术后联合医院中心负压不仅利于深部创腔引流更能通过外力的作用加速创腔闭合，肉芽生长。而经过外括约肌浅层的坐骨直肠间隙瘘管更无须全部切开，通过早期拖线后期垫棉压迫能取得较好疗效。

案 2. 拖线置管疗法治疗复杂性肛瘘案

蔡某，女，40 岁。2015 年 10 月 9 日初诊。

主诉：反复肛旁结块肿痛溃脓 5 年，加重 6 月。

现病史：患者 2001 年开始出现肛旁结块，伴胀痛，未予重视，未系统诊疗。4 年前，肛旁肿痛复现，当地医院先后 2 次行肛周脓肿切开术治疗，术后症状反复。半年来，患者无明显诱因下肿痛加重，肛周溃口继发，现肛周散在多个溃口，最远处至右会阴及腹股沟处，溃口反复溃脓，色淡黄，量中等，气味腥臭，自觉生活质量严重受限。

专科检查：视诊可见肛周及双侧臀部、尾骶部皮肤色暗红，截石位 1 点距肛缘 1 cm、2 cm 及 4 cm 处可见陈旧性瘢痕，截石位 11 点位距肛缘 2 cm 处有一长约 2 cm 手术未闭瘢痕。会阴右侧现有一个 2 cm×2 cm 肿块，色红高突。肛周散在多个溃口，最远处溃口可达 11 点位会阴右侧近腹股沟，上有脓性分泌物溢出，色淡黄，夹有血丝，量中等，味腥臭。触诊可见肛周及双侧臀部、尾骶部肤温稍高，处之较硬，触痛明显，挤压各溃口后均有黄色分泌物溢出，尾骶部溃口处尤甚。直肠指检可见截石位 4～7 点位齿线附近可及一大小约 1 cm×1 cm 硬结，上有 2 枚凹陷，触痛不明显，指套未及其他异常新生物，指套无染血。

诊治经过：患者入院后完善各项检查，肛周 B 超显示肛周及肛管周围见马蹄形回声，分别发出多条支管开口于肛周皮肤，最前至 11 点位会阴右侧至腹股沟，右侧分为深浅两层，较深一层 6～12 点位位于外括约肌外侧距离皮肤

24 mm，浅一层位于 6～8 点位，尾骨浅层见弥漫腔隙，最深位于肛管直肠环水平，5～7 点位。内口位于 6 点位齿线上方，肛管直肠环附近。临床诊断为高位复杂性肛瘘（括约肌上）。肛周 MRI 表现两侧肛旁及臀部多个破损外口，肛周及直肠脂体窝内见多发瘘管结构向后上方行走，于骶前间隙内汇合成盲端，最大截面约 2.2 cm×3.3 cm，周围伴片絮及条索样渗出，盆底肌间隙内多发大小不一脓肿；肛管内壁凹凸不平。MRI 诊断为复杂性肛瘘并多发肛周脓肿。血常规：白细胞 13.04×10^9/L，中性粒细胞百分比 78.2%，红细胞 3.70×10^{12}/L，血红蛋白 105 g/L，血小板 413×10^9/L，C 反应蛋白 26.97 mg/L。血沉：100 mm/h。凝血功能：凝血酶原时间 16.1 秒，部分凝血活酶 40.6 秒。

术中先用球头银丝探查，发现 1 点位外口有一管腔走向 6 点位内口处，并在深部走向臀部左后侧，分别通往 4 点、5 点、6 点位距肛缘 4 cm、5 cm、3.5 cm 处外口，适当修剪各外口及周围组织，刮匙搔刮瘘管，为保证引流彻底，1～6、1～4、4～5、5～6 点之间拖线处理。术中探查 5 点位距肛缘 2 cm 处外口与 6 点位内口相通，由于位置较浅故沿银丝走向将瘘管切开。继续探查发现 9 点位肛缘 3 cm 处外口有一管道走向 6 点位内口，同时有一分支走向 11 点位会阴及右大腿根部两处脓肿，切开脓腔表面，刮匙搔刮坏死组织，9～11 点位之间管道拖线处理。术中探查发现 9 点位创腔前部通往后侧臀部溃口和脓腔，并深部通往 6 点位距肛缘 4 cm 处溃口后走向直肠后间隙内口处。为保证充分引流，在脓肿表面做放射状切口，各切口间拖线处理。术中稍刮内口及直肠后间隙，发现有一残留橡皮筋挂线，约 3 cm 长。术毕各创腔红油膏纱条引流，局部用纱布加压包扎。术后每日换药 2 次，换药时先予生理盐水冲洗拖线管腔，再予八二丹撒敷拖线上，转入管腔，提脓祛腐，红油膏纱条嵌入创面引流。术后 1 周局部创面平整，脓腐较前明显减少，拆除肛周远端浅表创腔的部分拖线。术后 2 周，拆除全部拖线，嘱患者每日坐压 4 小时。

术后 3 周见近骶尾部创面少量脓性分泌物溢出，色黄，量少。肛周 B 超提示肛周及肛管周围见马蹄形回声，分别发出多条支管开口于肛周皮肤，最前至 11 点位会阴右侧至腹股沟，右侧分为深浅两层，较深一层 6～12 点位位于外括约肌外侧距离皮肤 24 mm，浅一层位于 6～8 点位，尾骨浅层见弥漫腔隙，最深位于肛管直肠环水平，5～7 点位。内口位于 6 点位齿线上方，肛管直肠环附近，向已处理外口注入造影剂，右侧瘘管显影，左侧瘘管显影，内口未显影。诊断：高位复杂性肛瘘（括约肌上）术后。次日在腰麻下扩创，予 6 点位距肛缘 3 cm 括约肌外侧做一放射状切口，钝性分离，直达后深间隙，充分搔刮脓腔及支管腔，为保证引流通畅，在该间隙深层放置 T 管引流，4～6 点、7～6 点、直肠后间隙与 6 点位肛管后创面分别放置引流管。扩创后每日换药 2 次，换药时分别予生理盐水及康复新液先后冲洗创腔，红油膏纱条蘸九一丹嵌入创面引流。扩创后第 10 天拆除 T 管。扩创后 2 周拆除所有引流管，配合负压吸引治疗。扩创后第 23 天创面基本愈合。

愈合后 1 月，复查肛周 MRI，提示复杂性肛瘘术后改变，术区软组织结构紊乱伴多处瘢痕样低信号条索灶。

【按语】 肛瘘是常见的肛门直肠疾病，其中 90%～95%是隐窝源性，5%～10%是有特殊病因的，直肠肛门异物是特殊原因肛瘘的一种。本病例肛瘘伴有 18 个外口，范围波及会阴部、腹股沟、骶尾部，这样由于异物引起的多外口、大范围的复杂性肛瘘在临床上更为少见。

本病例治疗中，陆老运用了拖线引流法、灌注冲洗法、置管引流法、负压吸引法等多种顾氏外科特色外治疗法。治疗过程充分体现陆老对于复杂性肛瘘"蚕食疗法"及"先清外周，后剿中心"的治疗理念。"蚕食疗法"即如同蚕吃桑叶一样，一步步循序渐进地治疗，将复杂的肛瘘分次手术，不追求必须一次性治愈。"先清外周，后剿中心"即治疗中先注重外周瘘管的治愈，内口及其附近的瘘管以引流为主，待外周瘘管愈合，再进一步处理中央的瘘管。

本病例中考虑患者范围较大，要做到充分引流，又要尽可能地保留括约肌的功能，第一次手术采取多点小切口，拖线引流的方法配合术后冲洗，使肛周远侧浅表的瘘管一次愈合；第二次手术由于肛周近侧瘘管位置较深，采用置管引流配合术后冲洗及负压吸引的方法，最终复杂性肛瘘得以痊愈。

此外，术后追问病史得知，患者在当地医院行肛周脓肿挂线术后出院未曾至医院复查及换药，以致橡皮筋被周围组织包埋而继发感染。由此可见，肛瘘尤其是复杂性肛瘘，不仅要成功地完成手术，而且术后的换药及护理也至关重要。

案 3. 分期线管引流术配合中药治疗复杂性肛瘘案

孙某，男，26 岁，2015 年 8 月 3 日初诊。

主诉： 肛旁结块肿痛 3 天。

现病史： 患者于 3 天前无明显诱因下自觉肛门疼痛不适，无便下鲜血，无腹痛、腹胀，无里急后重，未曾做特殊治疗。症状逐渐加重，持续性疼痛，有明显的畏寒发热，最高至 38.5℃，上海中医药大学附属龙华医院门诊就治，入院手术。患者神清，纳可，寐安，肛旁结块肿痛难忍，大便每日 1 至 2 行，便质软成形，小便畅。

专科检查： ① 视诊：截石位肛缘 5、7 点各见一陈旧性手术瘢痕，9 点位肛缘见一肿块，约 3 cm×2 cm，色红，高凸，表面皮肤破溃，脓出不畅。② 触诊：肿块触痛明显，肤温略高，波动感(＋)。③ 直肠指检：因痛未检。

诊治经过：患者 2014 年 10 月初次发作肛周疼痛，诊断为“肛周脓肿”，予消炎药物治疗，病情反复；2015 年 2 月在复旦大学附属中山医院行 CT 检查提示：肛周脓肿(坐骨直肠窝内)，予切开引流治疗；术后创面反复不愈，2015 年 6 月在上海交通大学医学院附属瑞金医院确诊“溃疡性结肠炎”。外院的相关检查：2015 年 5 月 14 日肠镜显示粪便多，炎症性肠病，溃疡性结肠炎(直肠、乙状结肠)早期？2015 年 5 月 19 日病理显示直肠黏膜慢性炎。2015 年 5 月 27 日小肠 MRI 显示① 考虑直肠炎性肠变伴骶前区蜂窝织炎改变，建议肠镜进一步明确诊断；② 末端回肠炎；③ 右肾囊肿。

完善各项检查后，急诊手术，腰麻下行肛周脓肿切开引流术＋直肠后间隙脓肿切开置管引流术，手术经过：麻醉达效后，取截石位，肛肠科常规消毒铺单，充分暴露术野，食指探入肛内，挤压 7 点位齿线上方 3 cm 处，见有黄稠脓液自 7 点位创口溢出，探查 6 点位齿线附近有一明显凹陷，球头银丝自肛管内 6 点位探查，于 6 点位直肠后深间隙内可见银丝贯通，将该处予以橡皮筋标记，为后期再次瘘管手术定位；超声刀扩大切开 7 点位创口至坐骨直肠窝水平，手指探入管道引导，腔隙向直肠后深间隙延伸，自 6 点位切口钝性分离至后深间隙，将 9 点位与 6 点位直肠后深腔隙贯通，从手指从 3 点位坐骨直肠间隙探入，感染间隙向 6 点位直肠后深间隙延伸，将 3～6 点位腔隙贯通，修剪切口边缘，将 3～6 点、6～9 点用橡胶管引流，6 点位直肠后深间隙放置 T 管引流，检 T 管两侧最远端位于 3 点和 9 点位坐骨直肠间隙；术中超声刀充分止血，修剪创缘以利引流，检查无明显活动性出血后，油纱嵌入创面，留置引流管，用纱布加压包扎。留置导尿、镇痛泵，患者安返。

术后患者创面引流通畅，肉芽红火。舌红，苔黄，脉弦滑。证属热毒炽盛，治拟清热解毒，消肿止痛，予以清热解毒化湿。

处方：

红藤 15 g	败酱草 30 g	白头翁 15 g	地锦草 30 g
芙蓉叶 30 g	蜀羊泉 30 g	黄柏 15 g	牛膝 30 g
茯苓 15 g	薏苡仁 30 g	生黄芪 30 g	皂角刺 30 g
生甘草 9 g			

14 剂(水煎 300 mL，分早晚 2 次顿服。)

患者服药 2 周后症情略缓解，大便成型，肿块消退明显，局部检查引流管通畅，创面上皮爬生。舌红，苔薄黄，脉细。证属湿热蕴盛，气阴两伤，治拟清热解毒，益气生肌健脾。

处方：

红藤 15 g	败酱草 30 g	白头翁 15 g	地锦草 30 g
芙蓉叶 30 g	蜀羊泉 30 g	黄柏 15 g	牛膝 30 g
茯苓 15 g	薏苡仁 30 g	生黄芪 30 g	皂角刺 30 g
生甘草 9 g	淮山药 12 g	陈皮 12 g	

7 剂(水煎 300 mL，分早晚 2 次顿服。)

2 周后复查肛周 MRI，深部腔隙缩小，虚挂线，择期行肛瘘切开引流术，术后创面愈合良好。

【按语】 本病属中医学的“腹痛”“腹泻”“便血”等病范畴。中医传统理论认为，饮食不节，感受外邪，情志不畅，久病体虚皆可导致脾失健运，肠道分清泌别清浊功能失司，传导失常而致本病的发生。《景岳全书・泄泻》谓：“泄泻之本，无不由脾胃。”该病临床表现个体差异较大，与病变部位、病期及并发症有关。陆老认为中医药辨证治疗克罗恩病及其并发症病因在脾胃，又不全在脾胃，治疗时对于疾病时期的把握尤为重要。活动期与缓解期辨证用药有所不同，发作期中药治疗应清化湿热，益气养阴。在缓解期应益气脾胃，活血化瘀，兼清瘀邪；同时考虑患者体质因素，灵活辨证处理扶正和驱邪的关系，运用先攻而后补的原则。

本案中患者年纪较轻，病程较长，肛周病变反复发作，早期引流，采用顾氏外科传统手术方式，多点小切口，置管引流，尽可能地减少脓肿切排手术中的创伤，为患者的择期手术提供条件；术后初期患者热毒炽盛，治拟清热解毒、消肿止痛为要，方中红藤、败酱草、白头翁、芙蓉叶、蜀羊泉清热解毒活血化瘀；黄柏清热，牛膝引火下行；茯苓、薏苡仁健脾化湿；生黄芪、生甘草益气健脾；皂角刺消肿托毒。全方此时以清热解毒化湿为要；用药 2 周后创面脓腐尽退，肉芽新鲜，舌红，苔薄黄，脉细。证属湿热蕴盛，气阴两伤，此时正是创面修复肉芽填充的最佳时期。脾主肌肉，治拟清热解毒，益气生肌健脾，原方加茯苓、薏苡仁、陈皮健脾化湿，淮山药补脾养胃，生黄芪、生甘草益气健脾。全方治疗中体现整体观念，寓托于补，辨证治疗，临床效果佳。

案 4. 婴儿肛瘘案

邵某，男，10 个月。2014 年 10 月 10 日初诊。

主诉： 肛旁反复肿痛溃脓 7 月。

现病史： 患儿出生后 3 月时因肛周脓肿在外院行切开排脓治疗，4 月时肛门另一侧肿痛又作，自溃后有脓液排出。此后肛门两侧反复肿痛溃脓，脓液色黄量少。患儿纳欠佳，体型偏瘦，大便每日 2 至 3 行，质溏薄不成型。舌红，苔少，脉数。

专科检查： 截石位 3 点位肛旁 1.5 cm 处见皮肤红肿高突，中央波动感明显，9 点位距离肛缘 1 cm 处见一块瘢痕，可触及一条硬索通向肛内，直肠指检时患儿不能配合。

诊治经过： 患儿入院后，完善各项检查，肛周超声提示患儿肛门 3 点、9 点位各见一内口。在复合麻醉下，9 点位外口处银丝探入自相应部位内口处顺利探出，用剪刀沿银丝走向将瘘管全层切开。患儿左侧位脓腔范围自 2～5 点，约 1.5 cm×2 cm，在 3 点位齿线附近有一内口，为减少损伤，将 3 点位内口向远端方向切开至肛缘外 0.5 cm，并在脓腔边缘 2 点和 5 点位各做一长 0.5 cm 的切口，放置 6 股丝线以拖线引流。术后嘱患儿停母乳改为配方奶喂养，每次便后清洗创面，先用生理盐水棉球擦拭创面和拖线，再用红油膏纱条填嵌创面基底部。术后第 4 天起，拖线处创腔内坏死组织减少，撤除 3 股拖线。至术后第 7 天，拖线创腔明显缩小，且无明显坏死及分泌物故将所有拖线撤除。患儿 3 点、9 点位创面肉芽新鲜，局部上皮开始生长。至术后第 15 天，所有创面上皮完全爬生。随访 1 年无复发。

【按语】 婴幼儿肛瘘多为男孩，且一般排便次数较多，术后建议患儿家长给予奶粉喂养以减少排便次数。由于婴幼儿肛门周围括约肌发育尚不完全，陆老对较大范围的脓肿或深部瘘管一般不建议完全切开或挂开，而采用相对微创的拖线法。婴幼儿组织修复较成人快，故皮肤表面切口不宜过小，换药时动作轻柔迅速，避免刺激肛周组织而促使排便污染伤口。通常不建议在婴幼儿创面使用丹药但是若创面脓腐较多可应用红油膏纱条以脱腐生肌。婴幼儿创面愈合速度较成人为快，故拖线的留置时间不宜过长且换药应到位防止假性愈合。

肛周脓肿(2 例)

案 1. 肛周脓肿拖线引流案

周某，男，33 岁。2015 年 1 月 5 日初诊。

主诉： 肛周肿痛 5 天。

现病史： 患者 5 天前出现肛门周围疼痛不适，自认为是“痔疮”，外涂马应龙痔疮膏后症状无明显缓解，疼痛逐渐加重，坠胀疼痛明显，不能坐卧，1 天前开始出现发热，体温最高 38.5℃。刻诊：患者神清，纳少，寐差，体温 38.3℃，肛周疼痛剧烈，大便 2 日未解，小便畅。

专科检查： 截石位肛周 6～11 点位红肿高突，范围大小 12 cm×5 cm，触痛明显，7 点位波动感(+)。直肠指检可及右侧肛直肠环饱满，未触及明显硬质肿块及凹陷。

诊治经过： 患者入院后，完善相关检查，肛周 B 超提示右侧坐骨直肠窝脓肿，脓液量约 50 mL。排除手术禁忌后，选择蛛网膜下腔麻醉，取截石位，肛肠科常规消毒铺巾，现在 7 点位距肛缘 2 cm 处脓肿波动最明显处做梭型放射状切口，血管钳钝性分离直达脓腔，引流出黄稠脓液约 60 mL，扩大切口，食指探入脓腔，钝性分离纤维分隔，清除部分坏死组织，探查脓腔最深位于右侧坐骨直肠窝、向前位于 11 点位，向后通向 6 点位直肠后间隙。于 11 点位距肛缘 3 cm 脓腔顶端做一梭形切口，6 点位齿线处可及以内口，将其向肛缘方向切开至肛缘 2 cm，由于脓腔范围较大，故于 9 点位距肛缘 2 cm 处做一梭形切口，分别在 9～11 点、7～9 点、6～7 点切口间用拖线引流。术后每日换药 2 次，用甲硝唑、生理盐水冲洗脓腔，红油膏纱条蘸九一丹嵌入脓腔，从第 7 天起，患者创面肉芽新鲜，脓腐将净，以 4、3、2、1 的数目每日拆除拖线，9 点位创面予 3 号药线引流治疗。住院 15 天后出院，术后 4 周，创面基本愈合，随访 3 个月未见瘘管形成。

【按语】 复杂、巨大、多形性肛周脓肿是肛周感染的特殊类型，起病隐匿、病情发展快、病情较重，容易误诊，陆老创新性的总结和提出泛发性肛周脓肿的概念，即是对此特殊类型脓肿的描述。同时陆老提出对泛发性肛周脓肿手术适应证的把握、脓肿类型的诊断、手术方式的选择、术中的精确操作、手术后的细致换药、肛门功能的锻炼及护理每个环节都应慎重对待。泛发性脓肿的特点：范围大、位置深、成瘘率高，一次性根治手术难度较高，对肛门功能的损伤概率加大。因此，通过拖线引流的方法，有效控制范围较大的脓肿，将深部间隙的感染和坏死引流通畅使其完全填充，改变疾病的发展进程，将泛发性脓肿控制变化成简单的、单纯的、低位的肛瘘，降低二次手术难度，减轻病患痛苦。在脓肿引流手术中切口和方向的选择，对于患者二期肛瘘手术的治疗有着重要的作用。泛发性脓肿涉及多个象限，但在手术中可以早期进行判断，初步预测患者成瘘的可能及疑似内口的位置，使泛发性肛周脓肿转变成低位单纯性瘘管，把肛周手术可能给患者带来的功能损伤减到最低，这符合近些年外科推广的最低侵袭的微创理念。

案 2. 置管术治疗肛周脓肿案

周某，男，33 岁。2015 年 11 月 18 日初诊。

主诉： 肛旁肿痛不适 10 日余，加重伴排尿困难 2 日。

现病史：患者于10余日前因过度劳累后自觉肛门肿痛不适，无便下鲜血，无腹痛腹胀，无里急后重。遂前往上海市嘉定区中心医院求治，予以口服阿莫西林，局部吲哚美辛栓纳肛，经治疗后局部肿痛稍有好转。近2天来，患者自觉症状逐渐加重，肛门持续性疼痛伴排尿困难，无明显的畏寒发热，无便下鲜血。刻诊：患者神清，纳可，寐安，肛旁结块肿痛难忍，大便2至3日1行，质软成形，小便困难。舌红，苔黄，脉弦滑。

专科检查：① 视诊：截石位肛缘6点位见肿块，色红。② 触诊：截石位6点位肿块触痛明显，肤温升高，波动感(+)。③ 直肠指检：直肠后壁饱满，压痛明显。6点位齿线附件可及凹陷。

治疗经过：患者2015年11月17日在上海中医药大学附属龙华医院行肛周MRI检查提示肛周脓肿形成(肛管周围环形信号增高影，累及内、外括约肌间，其内见分隔，最宽处约3.13 cm，病灶最高位置达到坐骨直肠窝顶相当于耻骨联合下缘水平)。遂于2015年11月18日入院，继续完善相关检查后于2015年11月18日下午在腰麻下行手术治疗，于6点位肿块最高处做一放射状切口，引流出脓液约35 mL，做脓培养，用手指探查脓腔，脓腔分深浅两层，浅层走向直肠后间隙，最深距肛缘约5 cm，深层脓腔自6点位向左右两侧分别走向3点位、9点位深部坐骨直肠间隙。术中见6点位齿线附近一凹陷与浅层脓腔相通，故将齿线以下组织予电刀切开引流，于6点位创腔内留置入蕈状管引流。术后每日2次换药，于生理盐水冲洗管腔，红油膏纱条嵌入创面引流。5天后复查肛周MRI检查，未见明显脓液积聚，拆除蕈状管。撤管后改负压引流，早期负压球引流；后期连接中心负压源，持续负压引流6天后停止负压，常规换药。出院后保持门诊随访每周1至2次，至术后4周，创面基本愈合。随访7个月未复发。

【按语】 近年来，临床中高位脓肿的病例较多见，高位脓腔的处理宜采用置管引流的方式。置管术源于传统中医外治法铜管引流术治疗脓肿，《医门补要》曰“其管以薄铜卷如象筋粗式，长2寸余，要中空似细竹，紧焊，其缝一头锉平，一头锉斜尖式，用时要尖头插患孔内，少顷则脓自管中射出如箭”。置管引流术在肛周脓肿治疗中的应用可有效减少切开引流的范围，有效保护肛周组织；置管引流中期配合负压引流，更能发挥持续充分引流的作用；置管引流后期配合中心负压引流，具有促进创腔生长的作用。置管引流术的关键在于“精准”撤管：撤除时间过早，亦留残腔；撤除过晚，亦愈合缓慢。置管引流在高位瘘管与脓肿的应用中，撤管时间应分别控制在10天和5天左右，具体操作时可结合MRI检查结果。

痔疾(4 例)

案 1. 血栓外痔剥离切除缝合

肖某,男,34 岁。2015 年 5 月 5 日初诊。

主诉: 肛旁块物疼痛不适 3 天。

现病史: 患者 3 天前排便后自觉肛门疼痛,可触及一块隆起物,触痛明显,休息后好转,未予重视,近 2 日排便后仍觉肛门疼痛,且隆起物较前增大,行走及坐立时均感疼痛明显。舌色暗红,苔薄黄腻,脉弦。刻诊:患者神清,纳少,寐安,肛旁肿痛不适,大便每日 1 行,偏干,小便畅。

专科检查: 截石位肛缘 3～5 点位肛缘可见一肿块,大小 3 cm×2 cm,色紫暗,质硬触痛明显。

诊治经过: 患者入院后,完善相关检查,排除手术禁忌后,取截石位,肛肠科常规消毒铺巾,选择 1%盐酸利多卡因局部麻醉,麻醉达效后,在 3～5 点位肿物为中间 4 点位处做放射状切口,止血钳钝性分开,可见血栓形成,组织钳轻轻牵起切口两侧皮肤,止血钳沿血栓包膜钝性分离,完整剥除血栓,适当修剪创缘皮肤后以 3-0 可吸收线间断全层缝合创面。

术后处理:

(1) 患者证属湿热下注、热迫血行、瘀血阻络。治以活血通络、清热利湿为主。

处方:

黄柏 12 g	牛膝 30 g	赤芍 15 g	牡丹皮 15 g
生地榆 30 g	生槐米 15 g	泽泻 15 g	藕节炭 15 g
淡竹叶 15 g	苍术 15 g		

3 剂(每日 1 剂,水煎服。)

(2) 术后每日便后换药时碘伏棉球清洁创面,3 天后出院。7 天复诊时拆线,创面干燥,愈合良好。

【按语】 血栓外痔是肛肠良性疾病中的一种常见病,多数因便秘,排便时用力过度,造成血栓外痔的发生。陆老认为,首先血栓外痔的手术关键在于要将血栓彻底剥离,在剥离过程中动作要轻柔,沿血栓外层包膜进行完整分离,剥离切除后,创面可行全层缝合,闭合创面时不留死腔,如果血栓较大或深,则需要在腔隙中置放皮片引流。其次,对于血栓外痔的患者,治疗便秘、改善排便习惯亦尤为重要。

陆老认为血栓外痔多由于患者久坐、久立、排便努责等原因致使肛周迂曲扩张的静脉团破裂出血所导致,中医属湿热下注、热迫血行、血不循经、溢出脉外所致。故提出清热解毒、祛瘀通络、凉血止血治法。方中黄柏、生地榆清热解毒利湿;牛膝消肿止痛、引药下行,逐瘀通经;赤芍清热凉血兼能活血祛瘀;苍术健脾燥湿;槐米、淡竹叶、泽泻共奏清热利湿之效;牡丹皮、藕节炭活血止血,消肿止痛。

案 2. 环状混合痔外剥内扎术案

张某,女,65 岁。2016 年 2 月 1 日初诊。

主诉: 便后肛内块物脱出伴便血 10 年余,加重 1 周。

现病史: 患者 10 年前出现便后肛内块物脱出,便后可自行回纳,伴便血,色鲜红,呈手纸染血或滴血状,每于发作时用痔疮膏(具体不详)外涂,症状反复。1 周前大便欠畅,如厕久蹲努责,便后肛内块物脱出,需手推回纳,便血,色鲜红量多,称喷射状。自用药膏后症状无缓解,大便每日 1 行,偏干,小便畅,伴头昏目眩,周身乏力伴有心慌气短。舌淡瘀紫,苔薄,脉细濡。血常规检查:血红蛋白 93 g/L。刻诊:患者神清,纳可,寐安,便后肛内块物脱出,需手推回纳,大便每日 1 行,小便畅。

专科检查: 截石位肛缘 3～5 点、7 点、9～11 点位结缔组织皮赘增生伴皮下静脉曲张团块,7 点、11 点位内痔黏膜脱出,表面糜烂。直肠指检于 3 点、7 点、11 点位齿线上可触及柔软包快,未触及明显动脉搏动及明显硬质肿块。

诊治经过: 患者入院后,完善相关检查,排除手术禁忌后,选择蛛网膜下腔麻醉,取截石位,肛肠科常规消毒铺巾。术中将 7 点位部分内痔牵出,观察内痔顶端位置,血管钳沿内痔基底部纵向平行肛管钳夹内痔组织,然后以双 7－0 丝线于血管钳底部贯穿,做"回"字贯穿缝扎内痔部分。用组织钳轻轻牵拉 7 点位外痔皮赘,在外痔远端做一放射状切口,两把组织钳分别牵起切口两侧皮肤,潜行锐性加钝性剥离曲张静脉团至齿线附近内痔结扎端下方,切除外痔组织及部分内痔残端并彻底止血;以相同方法处理 3～5 点、9～11 点位混合痔。

术后处理:术后每日换药 2 次,换药前清洗肛周,换药时呋喃西林棉球清洁创面,红油膏纱条嵌入。10 天后患者内痔结扎线全部脱落,肉芽新鲜平整,无明显出血及水肿发生,直肠指检证实结扎线全部脱落,肛管无狭窄,继续换药观察 2 天后出院。嘱患者门诊随访。术后 4 周,创面基本愈合。

【按语】 环状混合痔是混合痔疾病中较为复杂的一种,陆老认为治疗本病的关键是既要处理有痔核,又要有效的保护肛门形态和功能。因此,术中注意内痔结扎点应不在一个平面上,更要注意保留结扎点间的黏膜桥,预防术后肛门狭窄。对于环状混合痔的外痔部分也是手术处理的难点。如处理不好,容易导致皮赘残留、肛门水肿、需二次手术处理等，因此手术过程中陆老根据痔体正常形态做放射状切口，按解剖潜行锐性加钝性彻底分离曲张的静脉组织，切忌过度牵拉皮肤，以免创面多大。另静脉曲张性外痔手术中创面渗血较明显，若患者血压正常可用肾上腺素棉球局部压迫，止血效果较好。

案 3. 混合痔切除缝合术案

李某，女，50 岁。2014 年 12 月 17 日初诊。

主诉： 肛内块物脱出不能回纳 3 天。

现病史： 患者 3 天前因排便时用力努责出现肛内块状物脱出无法回纳伴疼痛不适。近 3 月偶有便后块状物脱出，尚能自行回纳，无明显疼痛不适，平素每 1 至 2 日排便 1 次，质地偏干，纳可，寐安。舌红，苔薄白，脉细数。

专科检查： 截石位 1～7 点位外痔水肿伴皮下血栓形成，部分内痔黏膜脱出，9 点位外痔皮赘增生，直肠指检因痛暂缓。

辅助检查： 出凝血时间正常，D-二聚体 1.64。

诊治经过： 患者完善检查后在腰麻下行混合痔切除缝合术。术中充分扩肛，直肠指检可及 3 点、5 点位各有一明显动脉搏动。用 5/8 弧 2-0 圆针分别在齿线上 3 cm 处将两处动脉缝扎。用小圆刀在 2～4 点位外痔皮肤作一个放射状切口。用电刀将外痔连同血栓和内痔组织由外向内切除至齿线上方 1.5 cm 处，用 3-0 圆针在创面顶端做 8 字缝合，同线自切口顶端至括约肌间沟处连续全层缝合。括约肌间沟至外痔创缘远端用 3-0 圆针间断缝合。以相同方法处理 6～7 点位混合痔。术后抗生素静脉滴注 3 天，每日便后常规换药。术后 5 天患者无明显疼痛水肿及出血，予以出院。随访 3 月无复发。

【按语】 混合痔是临床常见病、多发病，急性发作时需要尽快手术治疗。陆老对于一般混合痔主张内痔结扎、外痔切除联合静脉丛剥离，但对于急性嵌顿水肿痔疮由于组织充血水肿炎症明显，故单纯切除术后易发生继发性出血。他认为术中若发现明显痔上动脉搏动可予以缝扎处理，这样有助于减少术中和术后出血的可能，而将创面尽量缝闭则有助于缩短愈合时间。术中无须将脱垂痔组织完全切除，如脱垂组织过大可分段处理，操作过程中可采用特制肛门镜，既便于暴露手术视野又可以防止出现术后肛门狭窄。

案 4. 混合痔嵌顿案

钱某，男，53 岁。2016 年 1 月 29 日初诊。

主诉： 反复便时肛内块状物脱出 3 年余，脱出不能回纳 1 周。

现病史： 患者 3 年前出现便时肛内块状物脱出，可自行回纳，偶有便血，色鲜红，呈手纸染血状或滴血状。自行用药后便血症状消失，后脱出症状逐渐加重，肛内块状物脱出需用手托回纳，无明显便血。1 周前因过度劳累出现肛内块状物脱出，不能回纳，局部胀痛难忍，于外院肛肠科就诊，考虑“内痔嵌顿”。予马栗树籽提取物片口服及外用药物治疗，症情无明显改善，后予上海交通大学医学院附属仁济医院外科就诊，予手法复位，胀痛稍改善，但次日又脱出。患者辗转多院治疗，局部脱出物仍无法回纳，伴胀痛。刻诊：患者体温正常，精神可，胃纳欠佳，大便每日 1 行，便质软成形，小便通畅。舌质暗红，苔黄，脉弦细涩。

专科检查：① 视诊：肛缘 3 点、5 点、7 点、11 点位结缔组织皮赘水肿明显伴皮下血栓形成，伴黏膜脱出 1 周，黏膜表面糜烂，部分坏死。② 触诊：脱出物质地中等，触痛(＋)。③ 直肠指检：因痛未检。

诊治经过：入院后完善相关检查，治疗予头孢呋辛静脉滴注消炎，丹参针静脉滴注活血化瘀，口服草木犀流浸膏片、马栗树籽提取物片改善局部循环，红光激光局部照射改善循环消肿，中药痔疾洗剂熏洗清热利湿、散瘀止痛，换药予消痔膏外敷清热利湿消肿止痛。经 5 天保守治疗后局部胀痛改善，肛门脱出物较前缩小，遂于 2016 年 2 月 3 日在腰麻下行环状混合痔外剥内扎术。术中查患者截石位 1～2 点、3 点、6～7 点及 9 点位结缔组织外痔水肿明显伴血栓形成、内痔黏膜糜烂；血管钳沿肛管纵轴钳夹脱垂最明显的截石位 6～7 点，沿自然分隔松弛钳夹，长度达到脱垂黏膜的最高点，约 3 cm，以双根 7－0 丝线作贯穿结扎。进针点位于钳夹黏膜近心端 1/3 处，打结于血管钳的上方，于 6～7 点位外痔肛缘做“V”型切口，切除外痔组织至齿线附近，充分剥离清除皮桥下血栓和静脉团至齿线处内痔基底部，修整创缘，将丝线绕于血管钳下，在切口处回字形结扎；同时将血管钳向上推送后松钳，以利肛管和肛缘皮肤复位，结扎牢固后切除外痔及 1/2 内痔；同法处理截石位 1～2 点、3 点、9 点位痔核。6～7 点位皮肤对合张力大，将创缘两侧与创面基底部于括约肌间沟处缝合 1 针，使创面呈细小的引流创口。查无明显出血后，肛口予红油膏纱条外嵌，纱布塔形加压包扎，胶布固定。术后予每日换药 2 次，换药时予呋喃西林棉球消毒创面，予红油膏纱条嵌入创面引流，栓剂纳肛。术后 1 周局部创面平整，肉芽新鲜，换药时予呋喃西林棉球消毒创面，生肌散棉嵌入创面生肌收口。患者出院，保持门诊随访每周 1 次。至术后 1 月，创面平整，上皮爬生良好，基本愈合。

【按语】 痔病是肛肠科常见病、多发病，中医学认为本病的发生主要与外感六淫、内伤七情、饮食不节、劳逸失当、瘀血阻滞有关。嵌顿环状混合痔是由于括约肌痉挛，环状混合痔脱出后充血水肿，不能回纳所致，严重者可发生坏死、溃疡、全身不适及肛门疼痛明显，坐卧不安，严重影响患者的生活质量。

本病例肛内肿物脱出，嵌顿，肛管紧缩，坠胀疼痛，肛缘有血栓，水肿，触痛明显。舌质暗红，苔黄，脉弦细涩。证属气滞血瘀，治拟理气活血化瘀。故术前给予丹参针静脉滴注活血化瘀，中药坐浴清热解毒、活血化瘀、消肿止痛，换药予以消痔膏外敷清热利湿消肿止痛。

陆老认为，对于环状混合痔应结合其自然形状划分区域，采用分区域、分段手术，必要可分次手术。对于嵌顿型环状混合痔的手术时机的选择，陆老认为在发生嵌顿的48小时内可行急诊手术，尽早缓解患者疼痛；若就诊时已超过48小时则建议待其肿胀消退后再行手术治疗，因为嵌顿痔超过48小时后痔黏膜组织脆性增加，术中及术后极易造成黏膜撕裂而出血，所以一般先采用中药坐浴等保守疗法清热解毒、消肿止痛，减轻嵌顿痔的症状。手术方式采用混合痔外剥内扎悬吊术治疗。术中操作要点：① 术中先观察痔核形态、大小、脱垂程度、数目及分布情况，尽可能将内痔复位。② 手术过程中必须保留手术切口间正常皮肤和黏膜组织。③ 充分剥离清除皮桥下血栓和静脉团。④ 结扎的同时注意肛管和肛缘皮肤的复位。⑤ 术中需注意各结扎点位于不同平面。⑥ 内痔结扎3个点位以上需适当松解部分括约肌。这样既可以缩小手术创面，尽可能多的保护肛管皮肤和黏膜，从而避免肛门狭窄的发生；又可以减少肛周皮赘的残留，大大降低术后水肿的发生。

肛裂(1例)

案. 深切扩肛术治疗肛裂案

患者，女，41岁。2015年8月5日初诊。

主诉：便时肛口裂痛伴瘙痒反复3月余。

现病史：患者3月前因大便秘结来上海中医药大学附属龙华医院肛肠科就诊，排便时出现肛门疼痛，呈撕裂样，伴便血，色鲜红，呈滴血状。后服用通便药排便正常，但便后仍伴肛门疼痛，呈撕裂样，持续数小时，便后温水坐浴可缓解，伴有肛周瘙痒，偶有便血，色鲜红，呈手纸染血状。曾经用清肠栓、白玉膏等外用药治疗后症状虽暂时缓解而后又再次发作。刻诊：神清，纳可，寐安，便时肛口裂痛明显，偶有便血，色红，呈手纸染血状，小便畅，大便每日1行，便质软成形。

专科检查：① 视诊：截石位6点肛管皮肤全层裂开，基底色白，伴少许分泌物，裂口边缘增厚，弹性差。相应肛缘5～7点位肛口纤维结缔组织皮赘增生伴水肿。② 触诊：增生结缔组织质韧，触痛不明显。③ 直肠指检：肛管痉挛，口径偏小，触痛明显。

诊治经过：患者入院后，完善相关检查。术中查患者截石位 5～7 点位肛缘结缔组织皮赘增生，伴 6 点位肛管裂口，深达肌层，裂口上方有一乳头状增生物，大小约 0.5 cm×0.5 cm，表面光滑；予沿肛裂溃疡偏 5 点位作纵行切开，上至齿线，下达溃疡口外端 1.5 cm，切口深度以切开溃疡中心，切断部分括约肌至手指无紧缩感为度，并手法扩肛；切除肛口增生的结缔组织皮赘，见 6 点位乳头状增生物，予血管钳夹取，单根 7－0 线贯穿基底部缝扎，于外侧缘做"V"型切口，同根 7－0 线回字形结扎，结扎牢固后切除增生物。术后每日换药 2 次，换药时予呋喃西林棉球消毒创面，拭净脓腐，予红油膏纱条蘸九一丹嵌入创面提脓祛腐。术后 1 周局部创面平整，肉芽新鲜，予生肌散棉嵌入创面生肌收口。患者出院，保持门诊随访每周 1 次。至术后 3 周随访，创面平整，上皮爬生良好，基本愈合。

【按语】 肛裂是肛管皮肤全层裂开并形成的慢性梭形溃疡。以周期性疼痛、出血、便秘为主要特征，好发于肛管后部，其次是肛管前部，青壮年多见，女性发病率较高。祖国医学认为本病多系血热肠燥、大便秘结、排便暴力努责致肛门皮肤损伤，复因染毒而成慢性溃疡裂口。

本病例患者常因饮食不节，恣饮醇酒，过食辛辣厚味，以致燥热内结，耗伤津液，无以下润大肠，则大便干结；如厕努责，使肛门裂伤而致便血等。早期肛裂未经适当治疗，继续感染和慢性炎症的刺激，使内括约肌经常保持收缩痉挛状态，造成裂口引流不畅，创口不易愈合，而且纤维组织增多，致裂口溃疡边缘组织增生变硬变厚，边缘皮肤潜行，形成"缸口"，溃疡底部形成平整较硬的灰白组织（栉膜带）。裂口周围组织由于慢性炎症，充血水肿，使浅部静脉及淋巴回流受阻，引起裂口远端皮肤水肿及结缔组织增生，形成袋状赘皮性外痔（哨兵痔），在裂口近端齿线附近并发肛乳头肥大。

本病例属于后位陈旧性肛裂，手术采用肛裂切除术，术中应尽可能清除溃疡，解除痉挛，改善患者局部血液供应。病理学研究认为肛裂是一种缺血性溃疡，是由于内括约肌痉挛导致肛管后供血不足，长期无法愈合而导致的溃疡。而其中内括约肌痉挛现象是引发肛裂的主要病因，部分切断内括约肌是处理内括约肌痉挛的有效措施。

陆老认为手术切口应尽量避开 6 点位后正中位，因肛管后供血不足，不利于创面愈合，故可在 5 点位或 7 点位选取切口；术中在切断部分内括约肌同时行手法扩肛，这样可以控制内括约肌的切断范围，并可降低肛管内压促进肛裂愈合；

术后嘱患者慎用通便药物，尽可能保持大便成形，解一次成形的大便就是一次有效的扩肛治疗，这样可以达到良好的远期疗效。

混合型便秘(1 例)

案. 内外合治混合型便秘案

吴某，女，49 岁。2015 年 6 月 8 日初诊。

主诉： 排便困难 20 年余。

现病史： 患者 20 年前妊娠顺产后，出现大便干硬难解，长期用开塞露、灌肠，口服排毒养颜胶囊、芦荟粉及中药等治疗来辅助排便，症状有所改善，大便可每 1 至 2 日 1 行，但仍感觉排之不尽，且需要手助排便。患者 5 年前出现便后肛内块状物脱出，休息后可自行回纳，遂在外院行痔切除术，术后块状物脱出症状有所缓解，但排便困难症状无改善。2015 年 4 月 3 日排粪造影提示直肠前突，深度约 4 cm。结肠传输试验：连续拍片 72 小时，残留标记物＞20%。患者病情反复，严重影响生活质量，故来上海中医药大学附属龙华医院就诊，拟诊“混合型便秘”收入肛肠科病区。

专科检查： ① 视诊：截石位肛缘多处结缔组织皮赘增生。② 触诊：增生结缔组织质韧，触痛不明显。③ 直肠指检：肛管上端的直肠前壁有一卵圆形突向阴道薄弱区；截石位 11 点位黏膜隆起明显，未及明显动脉搏动。

诊治经过： 患者入院后，完善各项检查，肠镜示：结肠炎(轻度)。在腰麻下行手术治疗。麻醉达效后，留置导尿，患者取俯卧折刀位，消毒肛管及阴道下段。置入扩肛器，充分暴露直肠前壁。左手食指在阴道内保护，自直肠下段前突部顶端用 2-0 丝线“8”字缝合后连续缝合至前突下方括约肌间沟，深度达部分肌层。止血钳钳夹 11 点位内痔，双 7-0 线贯穿基底部缝扎，于 11 点位外痔肛缘做“V”型切口，切除外痔组织至齿线附近，同根 7-0 线回字形结扎，结扎牢固后切除外痔及 1/2 内痔，剥离创缘曲张静脉团，退出扩肛器，放置止血敷料，肛内留置引流管，肛口敷料加压包扎。术后予抗感染治疗 3 天。术后第 1 天起，每日换药 2 次，换药时予红油膏纱条嵌入创面祛腐引流，清肠栓纳肛清热利湿解毒消炎。予以少渣半流质饮食，控制大便 2 天后改普食。术后第 10 天，结扎线脱落，创面平整。患者每日排便 1 次，量较多，无疼痛及出血，无排之不尽感。直肠指检提示直肠下段前侧黏膜隆起，前突不明显，患者出院。术后 3 周创面痊愈，排便正常，肛门无不适感。

术后第1天起配合中药治疗。患者舌红，边有齿痕，苔少，脉细数。证属气阴两虚，治以益气养阴开秘，方选益气开秘方。

生黄芪 30 g　　生白术 30 g　　生何首乌 30 g　　当归 12 g
生地黄 12 g　　枳实 12 g　　苦杏仁 12 g

7剂（水煎服，每日1剂，分2次服用。）

【按语】 直肠前突是指直肠前壁和阴道后壁突入阴道，为出口梗阻综合征之一。本病多由于排便习惯不良、如厕努责，妇女多产、会阴产伤及老年女性身体功能渐衰导致正常解剖结构改变。患者直肠阴道隔薄弱，直肠前壁突入阴道内，这也是造成其排便困难的主要原因之一。中医属于"便秘""大便难"的范畴。

陆老认为本例患者同时有慢传输和直肠前突，属于两虚相加导致便秘：① 患者20年前妊娠顺产后出现排便困难症状，妇人产后本多气阴亏虚，大肠传输无力。② 顺产时用力努责导致盆底结构改变，局部直肠阴道隔薄弱，直肠前壁发生突入亦是一种"虚"的表现。结合患者舌红，边有齿痕，苔少，脉细数，并见大便干结成块，证属气阴亏虚。

临床上，既有慢传输性，又有出口梗阻性的混合型便秘患者为数不少。陆老一直认为：遇到这种类型的患者需做客观科学的分析与评估。由出口梗阻性的便秘，中医药尚缺少明显的疗效；不能以强调"中医为主"而放弃必要的手术治疗；一旦手术解除了"出口梗阻"，中医药可在"慢传输"方面发挥更大、更理想的治疗效应。当然，要严格掌握手术治疗的指征，不能盲动；手术的操作要精细，不能粗糙。因此针对这种"虚"性便秘患者，除了口服中药"益气养阴开秘"增加结肠传动之外，需配合手术治疗。该患者采用中医"绑缚疗法"，经肛门将前突的直肠前壁采用纵行绑缚加固，手术采用俯卧折刀位，将阴道后壁向直肠方向顶起，既便于连续缝合，又可防止伤及阴道。缝合深度必须达到肌层，才能起到加固薄弱之处的效果。

中西医结合治疗直肠前突，具有简单易行，创伤小，费用较低，患者较易接受，疗效较佳。此外患者术后养成良好的排便习惯，保持排便通畅，避免久蹲，临厕看书。锻炼身体，增强体质对于日后预防亦有较大的益处。

肛周坏死性筋膜炎(1例)

案. 线管引流术治疗肛周坏死性筋膜炎案

刘某，男，35岁。2016年2月20初诊。

主诉： 肛周脓肿术后高热伴肛周皮肤坏死溃脓3天余。

现病史：患者11天前无明显诱因下自觉肛门疼痛不适，无便下鲜血，无腹痛腹胀，无里急后重，症状逐渐加重，肛旁可见一肿块，持续性疼痛，畏寒发热，最高至39℃。2016年2月20日于外院行肛周脓肿切开引流术，术后手术切口处局部皮肤坏死；2016年2月21日自肛门处至双侧阴囊及阴茎红肿，肛周原手术切口处可见皮肤坏死，切口内可见坏死组织，气味臭秽。否认糖尿病、心脏病、高血压病、胃病等内科病史。

专科检查：① 视诊：耻骨联合处及肛周会阴区及阴囊、阴茎广泛红肿，7点位最远累及左侧臀大肌外侧缘，截石位肛缘11点距离肛缘2 cm见手术切口，约5 cm×2 cm，皮肤坏死，左侧阴囊根部见一创面，约3 cm×2 cm，可见皮肤坏死，创面内可见灰褐色坏死组织。② 触诊：肿块触痛明显，肤温高，皮下可及捻发音。③ 直肠指检：双侧坐骨直肠窝可及僵块，压痛(+)，指套染血(-)。

诊治经过：患者入院后，完善各项检查，肛周B超提示肛周坏死性筋膜炎范围累及左侧坐骨直肠窝直肠前间隙，骶前间隙可能会阴浅筋膜，左侧阴囊骶前间隙脓肿可能双侧精囊肿大。肛周MRI提示两侧坐骨直肠窝，左侧会阴部、阴囊周围广泛炎症伴脓肿、积气。

在腰麻下，取截石位，切除原11～9点位创面表面坏死组织，左侧阴囊根部至1点位距肛缘4 cm处坏死区域扩大切除；探查坏死腔隙范围，11～9点位坏死腔隙最深位于右侧坐骨直肠窝，并沿臀部延伸；阴囊根部坏死腔隙向上通向左侧睾丸及腹股沟，最远端位于耻骨联合处，浅筋膜大量坏死，挤压脓液溢出；最深通向左侧坐骨直肠窝高于肛直肠环平面，最远端向左侧臀大肌外缘蔓延。于左侧阴囊红肿明显处做5 cm纵形切口，切开皮肤，沿睾丸包膜上层切除坏死组织，完整保留睾丸包膜组织；完整剥离左侧睾丸并用生理盐水湿敷覆盖；沿睾丸左侧底部间隙可触及坏死脓腔通向耻骨联合处皮下，给予橡胶管贯穿引流；1点位创面与左侧睾丸创面间给予橡胶管引流，清除1点位坏死组织，探及坏死腔隙纵行通向左侧坐骨直肠窝高于肛直肠环平面，斜向下通向6点位后深间隙，分身前两层通向左侧臀大肌外侧缘，分别于3点位距肛缘5 cm处、5点位肛缘2 cm处、臀大肌外侧缘做梭形切口，充分引流脓液，切除坏死组织；11点位创面纵行通向于右侧阴囊根部、7点位肛缘2 cm处、右侧臀大肌外侧缘脓腔边缘做3个梭形切口，充分引流脓液，切除坏死组织；1点位及11点位创面间通过前间隙贯穿相通，橡胶管引流；双侧坐骨直肠间隙分别给予蕈状引流管置入引流；过氧化氢、生理盐水冲洗创面，生理盐水纱布、凡士林纱条湿敷左侧睾丸。

术后用药及处理：术后加强抗感染治疗给予美罗培南、万古霉素、甲硝唑、营养支持、抗炎止血对症治疗。术后每日给予过氧化氢1∶1稀释后冲洗创面及引流腔隙，术中暴露睾丸并给予呋喃西林湿敷；创面局部通氧；2 周后复查肛周 MRI，分段式拆除拖管，给予药线引流及垫棉压迫法。术后 1 个月创面愈合情况良好。

【按语】 肛周坏死性筋膜炎是主要是厌氧菌感染为主的会阴部、阴囊、肛周软组织快速、大范围的组织坏死，常并发休克及多器官损伤。发病率不高，但死亡率较高。随着近些年，肿瘤患者及糖尿病患者的数量增多，本病发病率增高趋势；除免疫系统问题之外，高位肛周脓肿引流欠畅，同时伴有厌氧菌感染的医源性因素造成肛周坏死性筋膜炎。

本病例发生于青壮年，医源性因素造成术后深部腔隙引流欠畅，高热不退；肿势蔓延，上行至阴囊部感染，最远端波及耻骨联合处；坏死性筋膜炎的处理原则是彻底清除坏死组织，开放所有腔隙，引流通畅，但是由于感染范围较大，造成术中损伤较大，术后出现功能损伤和造成进一步治疗的困扰。

本病例治疗中，陆老运用拖线疗法和线管引流疗法治疗肛周坏死性筋膜炎案，运用顾氏外科的传统经验，给予多点切口，对口引流。腔隙内放置丝线及引流管的治疗方法，是运用中医拖线治疗复杂性肛瘘的理念，通过小切口替代大切口，在彻底引流前提下，尽可能在术中保护肛周皮肤组织，剥离皮下感染组织，体现中医外治法微创治疗的理念。由于感染范围较大，术中尽可能的保护皮肤组织，清除皮下坏死筋膜及感染的脂肪组织；为患者术后肛门功能的修复提供条件。在本案中患者年轻，无基础疾患，排便正常，术后尽早恢复自主排便，对于患者全身情况的好转以及创面的早期修复提供一定的条件。

藏毛窦(1 例)

案. 拖线负压疗法治疗藏毛窦案

方某，男，16 岁。2013 年 1 月 11 日初诊。

主诉： 尾骶部肿痛伴溃脓反复 1 年。

现病史： 患者 1 年来尾骶部反复肿痛不适，3 个月前局部溃破，排出少许脓液。未经正规治疗，发病以来无明显发热、盗汗，纳可，寐安，小便畅，大便每日 1 行质软成型。舌淡红，苔薄白腻，脉弦。

专科检查： 截石位 6 点距离肛缘 10 cm 臀中缝近尾骨上方有数个小溃口，在溃口左侧近端见局部皮肤隆起，触痛明显，直肠指检未扪及明显异常。

辅助检查：超声检查见小溃口下方有一纵行 3 cm 窦道且与左侧近端脓腔相通，脓腔 2.2 cm×2.0 cm，与肛门不相通。

诊治经过：患者入院完善检查后，在腰麻下行尾骶部藏毛窦"切开＋拖线术"治疗，术中探查发现各小溃口与下方窦道相通，刮匙搔刮见毛发及少量坏死物。用电刀做长 3 cm 的纵向切口将溃口及其底部窦道和周围炎性组织切除，同时在左侧脓肿处做一长 1.5 cm 的切口，保证脓液充分引流，在两切口相通处充分搔刮后予 10 股丝线进行拖线处理。术后第 2 天起换药时用生理盐水冲洗创腔后，在拖线上撒少量九一丹并将拖线转动入疮腔；术后第 8 天创面干净肉芽新鲜，将拖线完全撤除后，用 16 号橡胶导尿管从左侧脓肿切口处置入疮腔，局部纱布外敷并采用无菌手术贴膜保证密闭，外接负压装置持续引流。此后每 2 天换药 1 次，更换成 14 号及 12 号橡胶导尿管，患者创面在负压吸引 1 周后基本愈合，患者出院。随访半年，未见复发。

【按语】 尾骶部藏毛窦好发于 15～40 岁男性，同时与家族史、局部外伤和肥胖等因素有关。手术是治疗复发性或复杂性藏毛窦的最佳方法，主要分为窦道切开袋型缝合及窦道切除皮瓣转移两类手术。前者创面大愈合时间长；后者虽愈合快，但损伤较大且容易感染。陆老采用传统的拖线疗法治疗复杂性藏毛窦疾病无须将全部病灶切开，用拖线将提脓祛腐药物带入并将坏死组织排出。考虑到尾骶部组织肌肉和皮下脂肪相对少，单纯配合垫棉压迫效果欠佳故联合负压吸引以加速创腔愈合。采用拖线疗法联合负压吸引治疗尾骶部藏毛窦是顾氏外科特色疗法的一种延伸。

小儿肛周窦道(1 例)

案. 拖线负压引流法治疗小儿肛周窦道案

张某，男，22 个月。2012 年 2 月 17 日初诊。

主诉：肛旁反复溃脓 7 月。

现病史：患儿 1 岁时有肛旁异物损伤史，至 15 个月时肛旁结块红肿疼痛伴高热，在当地医院行抗生素保守治疗后肿块自溃，有脓血排出。后到上海市儿童医院就诊，在上海市儿童医院切开换药治疗，但创面时愈时溃。刻诊：肛旁左侧皮肤红肿高突伴少量脓性分泌物自创面流出，大便每日 1 至 2 行，便质软但成型。舌红，苔薄白，脉细数。

专科检查：截石位肛旁 2～6 点位皮肤红肿高突；3～5 点位可以包块边界不

清；5点位处波动感明显，直肠指检因痛暂缓。

辅助检查：血常规显示白细胞 11.8×10^8/L，C反应蛋白15 mg/L。肛周超声显示3～5点位皮下见液性暗区，约2 cm×3 cm，内口不明显。

诊治经过：患儿入院完善后于2012年2月21日复合麻醉下行脓肿切开+拖线引流术，术中探查内口不明显，但脓肿范围较大，故在2～5点、5～6点位间分别放置8股丝线做拖线处理。为保证患儿腔道可持续引流且加速闭合，故在术后第3天起配合腔道内置管联合中心负压吸引。术后每日换药用12号橡胶导尿管插到深腔底部后抽出约0.5 cm，在−30 kPa压力下持续吸引30分钟，休息30分钟，每日共吸引4～6小时。术后第8天起，逐步拆除拖线并嘱患儿家属局部按压。术后2周将拖线全部拆除，但第16天局部皮肤再次红肿，4～5点位处压痛明显伴少量脓性分泌物。及时给予患儿肛周MRI检查，发现原脓肿2～4点位炎症基本吸收，但5点位创面斜向6点位肛管后间隙有一细长腔道，距离皮肤约2 cm。故在第一次术后18天再次在复合麻醉下进行探查，发现2～5点斜向6点位肛管后间隙的小腔道，宽约0.3 cm，与肛管间组织厚度约0.7 cm，肛管内未见内口。刮匙搔刮腔道后发现一异物约0.1 cm×0.1 cm，疑为外院换药所用凡士林油纱，术中适当扩大5点位创面以利引流。二次扩创术后1周，深腔明显缩小，术后10天，完全愈合。随访3月，创面有少量瘢痕，无分泌物。随访6月，未见复发。

【按语】 婴幼儿肛肠疾病较为常见，但由于婴幼儿语言系统未发育完全，无法客观表达自身的真实感受。故患儿的不适症状易被家长忽视而延误诊治。陆老认为患儿肛周脓肿引起高热疼痛不适，因无法表达清楚，往往被家长当做呼吸系统感染所致。若医生未进行肛周检查，很可能根据血常规检查结果给予抗感染治疗，虽有一定效果，但由于根本原因未解除，肛周结块肿痛会反复发作。部分患儿由于长期使用抗生素，肛周脓肿呈一硬块，迁延不愈。

婴幼儿肛瘘多为男孩且排便次数较多，术后建议患儿家长给予奶粉喂养以减少排便次数。由于婴幼儿肛门周围括约肌发育尚不完全，陆老对较大范围的脓肿或深部瘘管一般不建议完全切开或切挂，而采用微创的拖线法。婴幼儿组织修复较成人快，故皮肤出切口不宜过小，换药时动作轻柔迅速，避免刺激肛周组织而促使排便污染伤口。一般深部腔多用药线引流，该患儿深部腔道可能为异物感染所致，提示医护人员对于婴幼儿创面处理时在换药到位的基础上一定要防止敷料或异物落入深腔而造成医源性感染。由于该患儿疮腔窄深，且与肛门不通，故采用了置管引流联合负压吸引的方法促进组织填充，加速愈合。

术后处理案(9例)

案1. 术后实证发热案

姚某,男,71岁。2016年1月15日初诊。

主诉: 肛旁肿痛不适5天。

现病史: 患者肛旁结块1年,无明显不适而未被重视。5天前结块肿大伴疼痛,后且逐渐加重,无发热,外院静脉滴注抗生素后效果不佳,故来上海中医药大学附属龙华医院肛肠科就诊,查体见左侧臀部红肿,考虑"肛周脓肿",拟收入院治疗。

专科检查: ① 视诊:截石位1~5点位肛旁结块,大小约12 cm×6cm,红肿明显,高于皮面,截石位1点位距肛缘3 cm处有一溃口,有少量分泌物溢出,色黄。② 触诊:肛旁结块处肤温高,2~3点位波动感明显。③ 直肠指检未扪及凹陷或硬结。

诊治经过: 入院后完善相关检查,术前查血常规:白细胞16.46×10^9/L,中性粒细胞百分比86.9%;C反应蛋白165.73 mg/L。血糖13 mmol/L;患者既往有血糖升高20余年,未正规治疗。入院当日行脓肿切开排脓术。术后第1天常规换药。术后第2天下午高热,最高体温39.2℃,切口周围组织红肿,范围波及左臀后侧,伴大便秘结,纳少,口干,烦躁,寐差。舌红,苔焦黄,脉洪大。急查血常规:白细胞17.53×10^9/L,中性粒细胞百分比88.0%,中性粒细胞绝对值15.43×10^9/L,淋巴细胞百分比5.6%,淋巴细胞绝对值1.0×10^9/L;C反应蛋白178.50 mg/L。肛周CT平扫提示左侧坐骨直肠窝近会阴部内导管影,两端斑片状致密影,其上方坐骨直肠窝内斑片状等低密度影,边缘模糊,内见斑片状气体影,累及截石位1~5点,大部分病灶位于截石位3~5点,含气层面上下径范围约4 cm,上方臀大肌肿胀。予金黄膏外敷1天后左侧臀部红肿部位稍软,予手术扩创引流,术后创面为多切口引流,并留置拖线及线管。术后创面给予大量过氧化氢、生理盐水冲洗,甲硝唑纱布湿敷,配合抗生素静脉滴注及中药口服治疗。术后当日复查血常规示白细胞20×10^9/L,C反应蛋白125 mg/L,体温38.7℃,监测血糖在13~20 mmol/L。患者口干,烦躁,热汗出,食欲缺乏,寐不安,留置导尿,尿色黄赤,便秘数日。舌红绛,焦黄糙苔,脉洪大。陆老认为,该患者属邪热伤及气营,且燥屎内结,兼有阳明腑实之证。故治以清热解毒,益气养阴,通腑泄热。

处方:白虎汤合犀角地黄汤加减。

知母 15 g	生石膏 15 g	生甘草 9 g	水牛角 60 g
赤芍 30 g	牡丹皮 15 g	生地黄 30 g	金银花 30 g
黄柏 12 g	川牛膝 30 g		

3 剂

并配合大承气汤灌肠。

二诊： 2016 年 1 月 22 日，患者服 3 剂汤药后热退身凉，体温 37.7℃，复查血常规示白细胞 8.72×10^9/L，中性粒细胞百分比 78.5%，中性粒细胞绝对值 6.84×10^9/L，淋巴细胞百分比 14.8%，淋巴细胞绝对值 1.3×10^9/L，C 反应蛋白 27.99 mg/L。舌红，苔焦黄糙，脉数。再拟前法，守前方继服。

【按语】 方中以知母、水牛角为君，知母味苦寒，水牛角苦咸寒，凉血清心而解热毒，欲彻表寒，必以苦为主，故以知母、水牛角为君。臣以生地黄，取其清热凉血，养阴生津之效，清热而不耗伤阴液；石膏味甘微寒，热则伤气，寒以胜之，甘以缓之，欲除其热，必以甘寒为助，是以石膏甘寒为臣。且石膏、知母为清气分实热之要药，两药合用增强清热生津之功，佐以赤芍、川牛膝、牡丹皮清热凉血、活血散瘀；黄柏苦寒之品清下焦之热；生甘草为使，清热解毒、调和诸药。并配合大承气汤灌肠以治阳明腑实。患者服药 1 剂后体温下降，灌肠后大便得解，2 天后体温降至正常范围，口干、烦躁等好转。

对于治疗肛周感染性疾病伴发热，陆老认为，当先分清邪热所在之卫气营血，壮热面赤、烦渴引饮、热汗出、脉洪大提示热在气分；若出现烦热谵语、身热发斑疹之向，则提示邪热入营，并判断气分热较重抑或营分热较重，用药时根据具体症情调整用药剂量。白虎汤之石膏、知母清气分热之要药，《医宗金鉴・删补名医方论》："石膏辛寒，辛能解肌热，寒能胜胃火，寒性沉降，辛能走外，两擅内外之能；知母苦润，苦以泻火，润以滋燥。"犀角地黄汤则是在清营汤去除轻清宣透之品，以赤芍、牡丹皮凉血散血之效，清散血分之热，《医宗金鉴・删补名医方论》又云："此方虽曰清火，而实滋阴；虽曰止血，而实去瘀。瘀去新生，阴滋火熄，可为探本穷源之法也。"

案 2. 术后虚证发热案

沈某，男，34 岁。2016 年 1 月 20 日初诊。

主诉： 便时肛内块状物反复脱出 8 年余，加重伴便血 1 年。

现病史： 患者 8 余年前出现便时肛内块状物脱出，劳累后加重，休息后可自行回纳，无便血。1 年前患者便时肛内块状物脱出加重，不能自行回纳，伴便血，色鲜红，呈喷射状或滴血状，自行用药可稍缓解，但症情反复。故来上海中医药大学附属龙华医院肛肠科门诊就诊，为做手术治疗收入院。

专科检查：① 视诊：肛缘环状纤维结缔组织皮赘增生。② 触诊：增生结缔组织质韧，触痛不明显。③ 肛门镜检：见3、5、7、11点位黏膜充血水肿，隆起明显，伴黏膜糜烂。④ 直肠指检：截石位3、5、7、11点位可及柔软静脉团，未触及明显动脉搏动。

诊治经过：入院后完善相关检查，排除手术禁忌，于1月21日在腰麻下行"痔上黏膜环切钉合术(PPH)"，术中见3～6点位吻合口下方痔核黏膜糜烂出血，予缝扎止血；5、7、11点位外痔予剥离切除。术后常规抗炎、止血及局部换药治疗。1月30日换药时见11点位创面糜烂、搏动性出血；11点位距肛缘4 cm可触及明显动脉搏动，故腰麻下再行手术止血。2月11日患者发热，体温最高39.5℃，无咳嗽咳痰，无呕吐腹泻，无尿频急痛等不适。查血常规提示白细胞11.21×10^9/L，中性粒细胞百分比89.3%，淋巴细胞百分比6.2%，血红蛋白73 g/L，C反应蛋白19.94 mg/L。尿常规提示沉渣白细胞37个/ul。胸部X线片未见明显异常。血培养、咽拭培养未见致病菌。治疗给予左氧氟沙星静脉滴注，复方氨基比林等抗感染、退热对症处理。2月13日患者仍有发热，体温最高38.6℃，微恶寒、头晕、乏力不适，时有自汗出，仍无咳嗽咳痰，无呕吐腹泻，无尿频急痛等，复查血常规：白细胞9.98×10^9/L，中性粒细胞百分比83.3%，淋巴细胞百分比9.7%，红细胞3.94×10^{12}/L，血红蛋白75 g/L，红细胞压积36.4%，C反应蛋白8.14 mg/L。查其舌淡，苔薄白，脉细，辨证为气血两虚，治则：益气养血，佐拟清热化湿。方拟八珍汤加减：

生黄芪60 g	党参15 g	炒白术12 g	当归12 g
川芎9 g	熟地黄15 g	杭白芍30 g	茯苓12 g
陈皮12 g	升麻9 g	柴胡9 g	女贞子15 g
旱莲草30 g	侧柏叶30 g	蒲黄18 g	红枣15 g
炙甘草12 g			

7剂

【二诊】 服3剂后患者体温下降，7剂后降至正常范围，无恶寒，头晕乏力较前明显好转。2月15日复查血常规：白细胞5.35×10^9/L，中性粒细胞百分比76.4%，淋巴细胞百分比12.5%，红细胞4.29×10^{12}/L，血红蛋白94 g/L，红细胞压积38.2%，血小板180×10^9/L，C反应蛋白2.73 mg/L。舌淡红，苔薄白，脉细。再拟前法，守前方继服。

【按语】 混合痔手术本身就是一种对身体的创伤，必然损伤人体正气，致中气不足，气机升降失常；外加术后大出血再次手术止血，并见自汗出，阴血不足，不能制阳，阳浮于外而发热。正气、阴血一并损伤，导致气血两虚，而发热；并且术后由于体虚卧床等因素，脾胃运化减弱，又加术后补液及抗生素的使用，水湿内停，郁而化热，而导致发热。

陆老认为此病案应侧重于“甘温除大热”之意，疾病、手术、失血是因，发热是果。《黄帝内经·素问》说“有所劳倦，形气衰少，谷气不盛，上焦不行，下脘不通，胃气热，热气熏胸中故内热”。即指出劳倦伤脾，脾虚则清阳不升，浊阴不降，谷气留而不行，郁而化热。这个发热与清阳下陷分不开的，而清阳下陷是由于脾胃气虚使然。这个热虽是内热，但不能用“壮水之主”或“益火之源”的方法来解决。故用甘温除热法，补中益气汤加减。

方中黄芪味甘微温，入脾肺经，补中益气，升阳固表，故为君药。配伍党参、炙甘草、茯苓、白术，补气健脾；四物汤当归、川芎、芍药、地黄，养血补血为臣药。其中当归养血和营，协党参、黄芪补气养血，黄芪与当归合用为当归补血汤，是补气生血的基础方，吴昆《医方考》卷3云：“当归味厚，为阴中之阴，故能养血；而黄芪则味甘补气者也；今黄芪多于当归数倍，而曰补血汤者，有形之血不能自生，生于无形之气故也。”方中陈皮理气和胃，使诸药补而不滞，另用旱莲草、女贞子合用即二至丸可滋阴养血，侧柏叶、蒲黄可清热化湿、凉血止血，共为佐药。少量升麻、柴胡升阳举陷，协助君药以升提下陷之中气，红枣、炙甘草和中养胃，共为佐使。方中黄芪、党参、炙甘草大补脾胃之气，少用升麻、柴胡以升清阳，郁开而热解。

案3. 术后水肿疼痛案

李某，女，56岁。2016年3月2日初诊。

主诉：便后肛门块状物脱出20余年，加重1天。

现病史：患者因“便后肛内块状物脱出20余年，加重1月”以“环状混合痔”收入上海中医药大学附属龙华医院肛肠科。入院后完善相关检查，排除手术禁忌证，于2016年3月3日在腰麻下行“环状混合痔外剥内扎术”，术中对5、7、11点位混合痔进行外剥内扎处理，1、3点位外痔予剥离切除，术程顺利。术后予消炎、止血、消肿药物静脉滴注及口服，同时每日换药。平素患者大便每1至2日1次，便质偏硬。患者自觉创面疼痛，排解大便时尤甚，每次排便耗时半小时左右，于术后第2天开始创面皮缘出现水肿，水肿明显，触痛明显。刻诊：患者神清，纳少，寐差，肛周疼痛不适，创面皮缘水肿，大便量少，每日1行，偏干，小便欠畅。

专科检查：创面肉芽组织新鲜，结扎线可见，3、5、11点位创面皮缘水肿明显。

诊治经过：

(1) 麻仁软胶囊，每日 2 粒，口服，润肠通便。

(2) 散瘀止痛方坐浴(丹参 15 g，徐长卿 30 g，莪术 15 g，芒硝 9 g)熏洗。每日 2 次，每次 10 分钟。

3 天后患者水肿较前减轻，术后第 10 天左右，患者水肿明显减轻。患者术后 2 周后出院。出院后定期随访，4 周后患者创面完全愈合。

【按语】 痔术后水肿、疼痛的原因是手术破坏了肛门局部经络的连续性，导致气血运行受阻，气滞血瘀，阻塞不通而肿痛。中医对此早有认识，如《素闻·阴阳应象大论》有云："气伤痛，形伤肿"，常以活血化瘀治疗而达到消肿止痛的目的。治疗原则应予活血化瘀、消肿止痛。陆老拟散瘀止痛方。其中丹参为君，祛瘀止痛，活血通经；徐长卿为臣，祛风止痛，解毒消肿；佐以莪术，行血止痛；以芒硝为使，清热消肿。再加上熏洗给药，能促进药物吸收，改善局部微循环，加速血流，促进炎性介质的吸收，从而改善痔术后水肿及疼痛。

案 4. 术后小便不利案

叶某，女，70 岁。2016 年 3 月 9 日初诊。

主诉： 混合痔术后 5 天小便不利。

现病史： 患者 5 天前因"反复便血 1 月，呈喷射状"入院行混合痔外剥内扎术，术后第 5 天出现小便困难，排之不畅。

诊治经过： 患者入院完善各项检查后在局部麻醉下混合痔内扎外切术。术后 4 小时自行解小便，第 2 天起常规换药，二便调。至术后第 5 天自觉肛门坠胀不适，伴小腹胀满，欲解小便，无法畅排，叩诊提示膀胱上界为脐下二指。局部予以热毛巾热敷，效果不佳，后给予新斯的明 1 mg 肌内注射，30 分钟后排出约 50 mL 的小便。但仍觉腹胀难忍，予以针灸治疗后无效。局部超声检查显示残余尿为 800 mL，给予留置导尿，分 3 次排出小便，首次 400 mL，后每隔 30 分钟放 200 mL。同时给予清热利湿、益气扶正中药(生黄芪 30 g，车前子 30 g，白花蛇舌草 30 g，马钱子 3 g)每日 1 剂，口服。患者连续服用 4 剂后拔除导尿管，自行排出小便数次，无明显不适。术后第 12 天结扎线完全脱落，创面上皮开始爬生，患者出院。

【按语】 肛肠疾病手术采用椎管内麻醉，术中损伤，或肛管内敷料填塞过多，以及患者疼痛紧张等多种因素，可导致术后小便不畅，甚至出现尿潴留。临床一般采用利尿通淋药物口服并结合局部热敷或针灸治疗，症状严重者及时导尿。但有部分患者经上述措施治疗后症状改善不甚明显，仍觉尿频、尿短、尿道口胀痛或伴排尿无力。由于患者年近古稀，膀胱收缩能力欠佳，陆老认为此为本虚标实之证，局部湿热蕴结下焦，气化不利属实；整体脾肾气虚，清阳不升为虚。湿热阻滞，气化不达膀胱，故时欲小便而不得出。因此，治疗需扶正补气，兼清热利湿。陆老临证常用生黄芪、车前子、白花蛇舌草、马钱子等4味药物。其中黄芪为君，具有益气利尿功效；车前子为臣，利水道、通小便，且有止痛之功；白花蛇舌草具清热利湿之效；马钱子消肿止痛，其虽有毒，但小剂量使用可提高平滑肌张力，增加膀胱逼尿肌和尿道内括约肌的功能。

案5. 贫血患者术后调理案

李某，男，33岁。2015年9月7日初诊。

主诉：反复便后肛内块状物脱出伴便血10年余，加重3月。

现病史：患者10余年前无明显诱因下出现便后出血肛门块状物脱出，伴便后块状物脱出，需休息1至2日方可回纳，伴有便血，色鲜红，呈手擦纸状，未予以重视。3月前患者症状加重，便后肛内块状物脱出，需用手回纳，便血色鲜红，呈滴血状。遂来上海中医药大学附属龙华医院就诊，建议入院手术治疗。此次发病以来，无恶寒发热，无里急后重、潮热盗汗，也无明显体重减轻。血常规提示血红蛋白76 g/L。

专科检查：① 视诊：截石位肛缘多处结缔组织皮赘增生。② 触诊：增生结缔组织质韧，触痛不明显。③ 直肠指检：截石位3、9、11点位齿线上黏膜隆起明显，未及明显动脉搏动，也未及明显硬质肿块及狭窄，指套无染血。肛门镜下见1、3、5、9、11点位齿线上黏膜苍白，隆起明显，表面糜烂渗血。

诊治经过：患者入院后完善相关检查，排除手术禁忌，予腰麻下行手术治疗。术中止血钳钳夹11点位内痔，双7－0线贯穿基底部缝扎，于11点位外痔肛缘做"V"型切口，切除外痔组织至齿线附近，同根7－0线回字形结扎，结扎牢固后切除外痔及1/2内痔；以相同方法处理1、3、5、9点位混合痔，考虑患者痔核较多，为避免术后肛门狭窄，痔核结扎于不同的平面；患者7点位外痔静脉曲张明显，于7点位外痔处做一放射状切口，充分剥离曲张静脉团。检查无明显活动性出血后，红油膏纱条嵌入创面，纱布塔形加压包扎。术后第1天起每日换药2次。结扎线未落前换药予红油膏纱条嵌入创面引流；术后10天结扎线全部脱落，创面平整，引流通畅，换药予生肌散棉嵌创面。术后17天创面基本愈合。

术后第1天起，配合中药治疗。

患者术后仍是面色及眼睑苍白，肢软乏力，活动后心悸，并伴见盗汗。舌红，边有齿痕，苔薄，脉细数，证属气血亏虚。治拟益气养血，补肾健脾。方药如下：

生黄芪 15 g	太子参 15 g	炒白术 15 g	茯苓 12 g
当归 15 g	白芍 30 g	熟地黄 18 g	山茱萸 12 g
生地黄 18 g	枸杞子 15 g	制黄精 15 g	淮山药 15 g
大枣 15 g	陈皮 12 g	姜半夏 12 g	炙甘草 12 g

7 剂(每日 1 剂，水煎 300 mL，分早晚 2 次餐后温服。)

用药 1 周后症情明显好转，效不更方，继用至创面愈合。

【按语】 临床上有很多痔出血患者，术前有贫血症状，严重者还会出现心悸等并发症。虽手术可以解决出血的问题，但术后短期内仍存在贫血，有些人还伴发热等并发症。陆老认为混合痔伴贫血患者术后应采用补法内治。症见呼吸短气，疲倦乏力、自汗、食欲缺乏者，宜补气为主；若见面色苍白或萎黄、唇色淡白，头晕心悸、失眠、手足发麻者，宜补血为主。该患者原有贫血，术后面色及眼睑苍白，肢软乏力，活动后心悸。舌红，苔薄，边有齿痕，脉细数，四诊合参症属气血亏虚。而且此类患者病程较长，脏腑功能减弱，肾为先天之本，精血同源；脾为后天之本，气血生化之源；故补益气血的同时配合补肾健脾之药，可事半功倍。拟益气养血补肾健脾，方选十全大补汤加减治疗。方中生黄芪为君与太子参、炒白术、茯苓、甘草、当归、白芍、熟地黄合用，气血双补。熟地黄、山茱萸、生地黄、枸杞子与制黄精合用滋阴补肾。制黄精、淮山药与大枣合用健脾养血。再佐以陈皮与姜半夏理气健脾和胃，使补益药物补而不滞，滋而不腻，更好地发挥补益作用。甘草为使，调和诸药。

案 6. 术后盗汗案

张某，男，33 岁。2016 年 3 月 8 日初诊。

主诉：反复肛旁结块溃脓 3 年余，加重 10 天。

现病史：患者 3 年前腹泻后出现肛旁肿痛伴高热，后于外院行肛周脓肿切开引流术，术后创面曾愈合。后创面反复溃破溢脓，自行口服抗生素(具体不详)结合局部熏洗治疗，疗效欠佳。现为求进一步治疗，遂来上海中医药大学附属龙华医院就诊收入院。发病以来偶有腹泻，无腹痛，无潮热盗汗。入院时患者神清，纳可，寐安，大便每日 1 行，成形，小便通畅，局部肛旁结块溃脓，色黄，量少。

专科检查：① 视诊：截石位 3 点位陈旧性瘢痕，瘢痕上见 2 个溃口。② 触诊：肛缘 3 点位手术瘢痕中央皮肤质软，边缘质硬，按压可见淡黄色分泌物从溃口处溢出，稍有压痛。③ 直肠指检：检查截石位 2～7 点位齿线上质硬，轻压痛；截石位 7 点位齿线下触及一凹陷约 1 cm×1.5 cm。

诊治经过：患者入院后，完善各项检查，肛周B超提示高位复杂性肛瘘(经括约肌)马蹄形。MRI检查提示复杂性肛瘘。肠镜提示末端回肠炎。手术中自外口注入亚甲蓝，见肛内6点偏7点位齿线附近染色。球头银丝探查，从3点位探入，见瘘管向6点位直肠后深间隙延伸，通向8点位肛管直肠环上方。先切扩3点位外口至7点位管道。考虑患者肛门直肠压力及收缩时间较短，故予7点位做放射状切口，切至7点位齿线附近内口处，钝性分离至直肠后间隙，使瘘管充分引流。Y型瘘管处放置T管引流并在肛缘皮肤固定1针。检查无活动性出血，肛内放置排气管，红油膏纱条嵌入创面，纱布加压包扎。术后第1天起每日换药2次。每日予生理盐水冲洗，红油膏纱条嵌入创面引流；术后10天，撤除引流管，创腔连接中心负压吸引。术后2周，创腔渐浅，距皮肤约3 cm，停用负压吸引，改用药线引流。术后21天，创腔渐浅渐窄，距皮肤1.5 cm，少量分泌物，停药线引流，改生肌散外用。术后37天创面基本愈合。术后第7天起，曾配以中药治疗。

滋因患者自述近日盗汗明显，衣被湿透，多思多虑，心烦易躁，焦虑明显；创面疼痛明显，便时及换药时加重。局部换药见创面渗液较多，脓腐未尽，肉芽平整，引流通畅。舌红，边有齿痕，苔少，脉细滑。四诊合参，证属肝郁阴亏、余毒未清。治拟柔肝养阴，和营托毒。方药如下：

柴胡 15 g	白芍 15 g	玄参 15 g	麦冬 15 g
知母 15 g	百合 15 g	丹参 30 g	牡丹皮 15 g
赤芍 15 g	虎杖 15 g	黄芪 15 g	皂角针 18 g
石菖蒲 15 g	浮小麦 30 g	大枣 15 g	炙甘草 15 g

7剂(每日1剂，水煎300 mL，分早晚2次餐后温服。)

用药1周后症情明显好转，效不更方，继用1周，盗汗痊愈，停药后未复发。

【按语】 复杂性肛瘘患者术后早期常有盗汗的情况，此症从西医角度来讲是自主神经紊乱或也有结核病可能的表现。《丹溪心法·盗汗》云："盗汗属血虚、阴虚"，治疗以养阴为主。但临床中需辨证论治，不拘于养阴之法。

陆老认为该患者术后1周，全身表现盗汗，衣被湿透，伴心烦焦虑，此乃情志失调，肝失疏泄，经络气血阻滞，破津外泄，营阴不能内守，故见盗汗，属肝郁阴亏；津血同源，气血相生，津亏耗血，气血不足，无力托毒生新，故见局部脓腐未尽，分泌物尚多，疼痛明显，溃而未敛，属正虚邪恋、余毒未清。舌红，边有齿痕，苔少，脉细滑，四诊合参，证属肝郁阴亏、余毒未清。

根据外科疾病的发展过程，术后属溃后阶段，其治疗大原则为托、补。然陆老认为"以消为贵"不仅可在初期应用，同时也适用于成脓、溃后期的某些阶段。

正如此案患者症见肝气不疏，局部气血凝滞，应以托、补为主，辅以消法，使肝气调达，经络疏通，血脉流畅。故治拟柔肝养阴，和营托毒。方药需灵活运用柴胡疏肝散、增液汤、活血散瘀汤、透脓散加减。方中柴胡与白芍柔肝解郁；玄参、麦冬、知母、百合清热养阴；丹参、牡丹皮、赤芍、虎杖和营活血、化瘀止痛；黄芪、皂角刺扶正祛腐托毒；石菖蒲开窍豁痰，醒神益智；甘麦大枣汤养心安神，和中缓急；石菖蒲与甘麦大枣汤合用共奏畅达情志的功效；配甘草以调和诸药。综观整体治疗，局部与全身结合，内治与外治结合，辨证用药精准，效如桴鼓。

案 7. 术后创面难愈案

马某，男，35 岁。2014 年 9 月 20 日初诊。

主诉：肛裂术后 2 个月创面未愈合。

现病史：患者于 2 个月前行肛裂切扩术，术后常规换药但创面一直未愈合，有少量分泌物，偶有便时少量手纸染血伴轻微疼痛，平素排便每日 1 至 2 次，质软成型，纳可，寐安。舌红，边有瘀痕，苔薄，脉弦。

专科检查：截石位 1 点位距离肛缘 1 cm 处见一创面，约 0.2 cm×1.5 cm，局部肉芽色淡，上皮未爬生。直肠指检无明显异常，肛门收缩力较高。

诊治经过：患者完善检查后在局部麻醉下行扩创＋袋型缝合术。术中用刮匙搔刮 1 点位创面基底部，将创面边缘纤维化瘢痕切除后 3－0 圆针间断缝合。术后常规换药，至术后第 5 天局部上皮开始爬生，拆除全部缝合线，患者出院。术后第 10 天创面愈合。至术后 20 天局部创面开裂，中央肉芽色暗红，遂予健脾益气活血生肌汤药口服，康复新液局部湿敷并配合中心负压治疗 5 天，同时嘱患者减少下蹲、劈叉等动作。术后 4 周创面完全愈合，随访半年未复发。

【按语】 临床有部分患者在术后出现肛周创面愈合缓慢或短期内愈合创面开裂等情况。陆老认为这类患者多脾气亏虚、脾失健运，故治疗时应益气健脾。患者术后创面迁延不愈，肉芽色暗红多为瘀证，故需活血生肌。常规换药时采用生肌散，但该患者对其并不敏感故改用康复新液湿敷有助于肉芽生长，必要时可结合现代医学负压疗法加速创面肉芽组织生长。嘱患者制动可减轻前侧张力，有效防止创面开裂。

案 8. 术后便秘案

李某，女，55 岁。2015 年 5 月 25 日初诊。

主诉：混合痔术后 2 天，排便困难 1 天。

现病史：患者于 2015 年 5 月 25 日于上海中医药大学附属龙华医院行混合痔外剥内扎术。术后 2 天畏惧疼痛，进食量少，下床活动少。5 月 27 日查房时诉腹胀不适，有便意但如厕时无法排出，伴肛门疼痛，可见少量鲜血。查创面无渗血，无水肿，腹部膨隆，未触及肿块，腹部无压痛及反跳痛，肠鸣音活跃，每分钟10次。苔薄白，脉弦。直肠指检可及直肠下端少量粪便残留，可及结扎线。

诊断：术后便秘(脾虚气滞)。

治则：益气开秘，润肠通便。

处方：

生黄芪 30 g	生白术 15 g	当归 12 g	生地黄 12 g
枳实 12 g	厚朴 9 g	火麻仁 15 g	郁李仁 12 g
杏仁 9 g	甘草 6 g		

3 剂(水煎服，每日 1 剂。)

患者自诉服上药 3 剂后，大便 1 次，量少质偏干，自觉腹微胀，便血少量。局部检查创面肉芽新鲜，无异常分泌物，引流通畅。舌红，苔黄，脉弦。治以益气开秘，养阴润燥。原方加莱菔子 15 g，大腹皮 15 g，玄参 15 g，麦冬 15 g。服药 7 剂后患者症情缓解，排便日行 1 次，便质软。舌苔薄白，舌红，脉弦。再拟原法为治。

【按语】 陆老认为由于肛门部血管神经丰富，对疼痛反应较为敏锐，术后的排便刺激往往导致肛门括约肌痉挛产生剧烈疼痛，术后通便药物的有效使用对于改善混合痔术后便秘症状是尤为重要的。本案患者平素无便秘病史，大便每日 1 行，术后畏惧疼痛，不敢自行排便，如厕恐惧，饮食量少，运动量少导致大便干结，术后忍便导致粪便残留直肠下端。此时用药陆老不主张滥用芒硝、大黄等攻伐峻下的药物，主张益气开秘，润肠通便。一诊后患者大便能够自主排出，但量少腹胀，燥屎内结化热，遂见舌苔薄黄，脉弦；加理气药物配合增液汤滋阴润燥，治以益气开秘，养阴润燥。患者药到而症情缓解。

案 9. 术后腹泻案

患者，男，29 岁。2015 年 3 月 3 日初诊。

主诉： 肛周脓肿术后 3 天，腹泻 1 天。

现病史： 患者因“肛周肿痛 2 天”以“肛周脓肿”收入上海中医药大学附属龙华医院肛肠科。入院后完善相关检查，排除手术禁忌证，于入院当天在腰麻下行“肛周脓肿切开引流术”，术程顺利。术后予甲硝唑抗感染，氨甲环酸止血，清热败毒饮口服清热解毒等对症处理。平素患者大便每日 1 至 2 次，便质稀烂。患者于术后第 3 天开始出现腹泻，伴腹痛，以左下腹痛为主，腹泻呈洗肉水样，夹有少许黏液，便频，每日 5 至 7 次，便后肛门坠胀，无便血，伴肠鸣，恶心欲呕，返酸，小便调。舌淡暗，苔白腻，脉弦濡。刻诊：患者神清，纳少，寐安，创面疼痛能忍，大便每日 5 至 7 行，便质稀呈水样，小便畅。

专科检查： 腹部平坦，腹软，左下腹压痛，无反跳痛，腹部未触及包块，肝脾未触及，移动性浊音(－)，肠鸣音每分钟 6 次。局部创面脓腐及渗液较多，引流通畅，红油膏纱条嵌入创面引流。

诊治经过： 应用头孢呋辛、双歧杆菌三联活菌、蒙脱石散联合抗感染及止泻治疗，但应用 2 天后患者症状仍无明显改善，故请陆老会诊。陆老四诊合参后认为患者当属气滞湿阻之泄泻，治当抑肝扶脾，行气止痛。处方：四逆散、痛泻要方合补中益气汤化裁：太子参 30 g，黄芪 15 g，柴胡 9 g，升麻 10 g，陈皮 10 g，枳壳 10 g，广木香后下 10 g，槟榔 15 g，白术 5 g，黄柏 12 g，知母 12 g，凤尾草 15 g，白花蛇舌草 30 g，败酱草 15 g，7 剂。水煎服，每日 1 剂。患者坚持服用此方 2 日后，已基本无腹痛，大便渐成形，每日 1 至 2 次，偶有嗳气，纳眠均可。随即停用抗生素及蒙脱石散和双歧杆菌三联活菌散。患者住院 10 日后出院，出院时带回中药继续内服，仍嘱患者门诊随访，出院后 1 周随访，患者诉大便正常，每日 1 行，便质软，偶有稀烂。建议患者肛周创面愈合后进行肠镜检查。患者出院 3 个月后检查肠镜提示结肠炎。

【按语】 术后腹泻多与胃肠道手术方式有关，但肛门部手术对肠道刺激较少，手术影响的因素不大，因此发生急性腹泻首先考虑肠道细菌感染可能，包括食物中毒的发生；而慢性腹泻则要考虑患者是否合并有基础疾病，如肠道非特异性炎症或非感染性炎症、肿瘤、内分泌疾病、肠道功能障碍性疾病等可能。而术后长期应用抗生素所导致的假膜性肠炎也应引起重视。该例患者最后肠镜证实合并有结肠炎。本方中四逆散以透邪解郁，疏肝理脾，使邪去郁解，气血调畅，清阳得伸。痛泻要方有补脾柔肝，祛湿止泻的功效。《医方考》说："泻责之脾，痛责之肝；肝责之实，脾责之虚，脾虚肝实，故令痛泻。"其特点是泻必腹痛。治宜补脾柔肝，祛湿止泻。陆老在两方剂的基础上加入补中益气汤以健脾益气，增扶脾之功；加入木香、槟榔增其理气、芳化湿浊之效；凤尾草、白花蛇舌草、败酱草有清热利湿、凉血解毒之功效，为治疗结肠炎之常用药。上药共用，标本兼治，故疗效甚佳。

三、膏方医案

腹痛(1例)

案. 丁某,女,50岁。2015年11月22日就诊。

5年来,患者觉脐周时时隐痛,然无腹泻,排气后可以缓解,夜寐差,经期后延,经量少,夹有血块。苔薄润,质偏瘀,脉沉细。证属肝旺侮脾,肠风内生,拟柔肝祛风,健脾养血宁神为治。

处方:柴胡210 g,防风420 g,白芍630 g,陈皮210 g,炒白术210 g,大腹皮210 g,炒枳壳210 g,乌药210 g,槟榔250 g,丹参420 g,广郁金210 g,石菖蒲210 g,制南星210 g,知母210 g,百合210 g,姜半夏210 g,北秫米210 g,麦冬210 g,五味子210 g,合欢210 g,煅牡蛎先煎420 g,磁石先煎420 g,淮小麦420 g,大枣210 g,太子参210 g,炙甘草210 g。

另加:西洋参200 g,生晒参100 g,红参50 g,紫河车200 g,核桃肉150 g,冰糖400 g,阿胶400 g,共制成膏。

嘱:感冒发热,腹泻暂停服药,症缓续服。

【按语】 腹痛是临床常见病证之一,可有多种原因引起,以脏腑气机不利,脏腑失养,筋脉气血阻滞,不通则痛为基本病机,以寒热虚实为辨证纲领。病程中病机变化复杂,往往互为因果,互相转化,互相兼夹。患者脐周隐痛,无腹泻,排气后可好转乃肝旺侮脾,肠风内生之征。肝主疏泄,脾主运化,肝脾协调,则气机通畅,运化自如。若脾气虚弱,肝强太过而乘脾,脾运不及,升降失常,可致腹痛、腹泻。《医方考》云:"泻责之脾,痛责之肝;肝责之实,脾责之虚,脾虚肝实,故令痛泻。"《医学正传》云:"浊气在上者涌之,清气在下者提之,寒者温之,热者清之,虚者培之,实者泻之,结者散之,留者行之,此治法之大要也。"此证治宜柔肝祛风,健脾养血宁神,方用柴胡为君,柴胡辛行开泄,性善条达肝气,疏肝解郁,《神农本草经》谓之:"主心腹肠胃积气,饮食积聚,寒热邪气,推陈致新。"防风、白芍、陈皮、白术取意痛泻要方之疏肝补脾：白术甘苦而温，补脾燥湿以扶土虚；白芍酸寒，养血柔肝，缓急止痛，兼敛脾阴，两者合用可于土中泻木。陈皮理气燥湿，醒脾和胃，助白术加强脾胃运化之功。防风专入肝脾，散肝疏脾，升阳胜湿；合芍药使其敛而勿过，疏泄复常。更加西洋参、生晒参、太子参补气健脾，清热养阴生津，补脾土；红参、紫河车、阿胶、核桃肉益气养血，补肾益精。患者病久，气机失畅，郁滞不通，"不通则痛"，方中大腹皮、枳壳、槟榔行气宽中，除胀消滞，更加乌药行气止痛；制南星、半夏燥湿化痰，祛风散结止痛，气行瘀通则痛自除。病久必瘀，经期延后，经量少，夹有血块，舌质瘀均为血瘀之象，陆老用丹参、广郁金活血调经，祛瘀止痛，活血则去瘀生新，疏通络脉，共奏缓急止痛之功。患者夜寐差，由肝阳偏亢，化风上扰头目，阴血亏虚，不能上养头目，则神失藏守，夜难成寐，《灵枢·口问》云"阳气尽，阴气盛，则目瞑；阴气尽而阳气盛则寤矣"。李时珍说："秫，治阳盛阴虚，夜不得眠，半夏汤（即半夏秫米汤）中用之，取其益阴气而利大肠也，大肠利则阳不盛矣。"半夏秫米汤为不寐之良方，陆老再加煅牡蛎、灵磁石平肝潜阳，镇心安神；知母、百合、麦冬、合欢皮滋阴清热，宁心安神；陆老还取法甘麦大枣汤，用淮小麦、炙甘草、大枣等养心柔肝，和中缓急。芍药、甘草合用另有芍药甘草汤可调和肝脾，缓急止痛之意。诸药相合，扶脾助运，养血柔肝祛风，舒调气机，使升降自复，痛愈经畅寐安。

便秘（2例）

案1. 老年性便秘案

王某，男，70岁。2014年11月30日就诊。

患者素有便秘，多种药物治疗，证有好转，近期外院行排粪造影提示会阴下降、直肠前突，素感便不尽。苔薄黄腻，舌质瘀，脉沉细。证属气阴亏虚，中气下陷，拟益气养阴补中升提为治。

处方：生黄芪 840 g，生白术 840 g，太子参 210 g，制黄精 210 g，柴胡 210 g，灵芝 420 g，升麻 210 g，生地黄 420 g，麦冬 420 g，南沙参 210 g，北沙参 210 g，玄参 420 g，当归 420 g，枳实 420 g，厚朴 210 g，莱菔子 420 g，全瓜蒌 420 g，大腹皮 210 g，枳壳 210 g，首乌藤 420 g，桔梗 160 g，杏仁 160 g，丹参 420 g，木香 120 g，槟榔 250 g，乌药 210 g，桃仁 168 g，红花 168 g，肉苁蓉 210 g，锁阳 210 g，柏子仁 210 g，火麻仁 210 g，知母 210 g，百合 210 g，淫羊藿 250 g，仙茅 210 g，菟丝子

210 g，补骨脂 210 g，淮小麦 420 g，大枣 210 g，炙甘草 210 g。

另加：西洋参 200 g，生晒参 200 g，紫河车 200 g，芝麻 200 g，阿胶 300 g，蜂蜜 200 g，饴糖 300 g，冰糖 300 g，鳖甲胶 125 g，共制成膏。

嘱：感冒发热，腹泻暂停服药，症缓续服。

【按语】 便秘是指粪便在肠内滞留过久，秘结不通，排便周期延长，或虽周期不长，但粪质干结，排出艰难，或粪质不硬，虽有便意，但便出不畅的病证。便秘病位虽在大肠，但与脏腑经络、气血津液皆相关，其中与气、津，脾、胃、肺、肾最为密切。阳明大肠主津液，得润以行，故有增水行舟之说。若要行舟，需载舟之"水"与行舟之力相辅相成方可通行无阻，故肠失传导，舟行乏力，多因气阴不足所致。"大肠者，传导之官，变化出焉"，大肠传导为胃降浊之延续，脾主升清，胃主降浊，脾升胃降，通调上下，为升降之枢纽，且脾胃为水谷之海，为气血津液等精微物质生化之源。脾胃虚弱，气血津液生化乏源，脾气虚弱，肠运乏力，则便行迟滞。肺与大肠相表里，大肠的传导依赖肺气的肃降，肺气升降有序则大肠气顺传导有度，即"上窍开泄，下窍自通"之意。肾司二便，老年人病程日久，脏腑功能衰退，肾的阴精和阳气亏耗，会致大肠失于阳气的温煦推动和阴津的濡养。陆老认为便秘日久多见虚证，以气阴两虚为主，临证时应遵循"以气为主，以阴为先"的原则，辨证施治。患者便秘日久，素感便不尽，且有会阴下降、直肠前突之征，苔薄黄腻，舌质瘀，脉沉细，属气阴亏虚，中气下陷。治以补气为直接动力，陆老用大剂量生黄芪、生白术益气健脾，升阳举陷。黄芪为补药之长，能补一身之气，《本经疏证》谓："黄芪一源三派，浚三焦之根，利营卫之气，故凡营卫间阻滞，无不尽通"；白术"除温益燥，和中益气"（《药类法》）。与生晒参、西洋参、太子参、灵芝、制黄精、阿胶、鳖甲胶合用补脾肺气，养阴生津，佐以升麻、柴胡协诸益气之品以升提下陷之气，如李杲所云"胃中清气在下，必加柴胡、升麻以引之，引黄芪、人参、甘草甘温之气味上升"（《内外伤辨惑论》）。养阴是间接动力，生地黄、麦冬、玄参、当归、南沙参、北沙参、首乌藤合用滋阴生津，清热凉血，补血养血，使肠燥得润，大便得下。《丹溪心法》云："肺气不降，则大便难传送。"陆老临证喜用杏仁、桔梗宣肺降气，使脏腑气机升降有序，肺气得宣，肃气得行。患者久服多种通便药物，气机枢转不利，气结为患，脾胃失和，升降失司，腑气不通，陆老用厚朴、枳实、枳壳、莱菔子、瓜蒌、大腹皮、木香、槟榔行气开郁，下气润肠，调畅肠道气机。久病多气机阻滞，推动无力，血行不畅，则瘀血内停，致舌质瘀，乃久病血伤入络之征，加入桃仁、红花、丹参、乌药等活血通络，润肠通便，使瘀血消散，气机流畅，则便秘可除。患者年老脾肾阳虚，酌加紫河车、乌药、肉苁蓉、锁阳、菟丝子、补骨脂、淫羊藿、仙茅以补肾益精，温阳健脾。患者平素思虑较多，情志不畅，陆老取法甘麦大枣汤，淮小麦、炙甘草、大枣与知母、百合合用养心柔肝，宁心安神，滋阴清热；蜂蜜、饴糖补中益气润燥，佐以火麻仁、柏子仁、芝麻润燥滑肠。诸药合用制膏，共奏益气养阴、补中升提之效。

案 2. 习惯性便秘案

胡某，女性，66 岁，2014 年 11 月 19 日初诊。

主诉大便 5 日未解，伴腹胀。患者素有习惯性便秘 10 余年，大便不畅，常干硬难解，有时 5 至 7 日 1 行，虚坐努责，须蹲厕半小时以上，多以开塞露诱导或抠掏等法，只能取效于一时，旋即如故，近 5 日大便未解，伴腹胀。口干，口苦，矢气少，偶有咳嗽，纳食不香，腹胀，小便量频次少，烦躁易怒。舌红质瘀，苔薄黄，脉细弦(2014 年 6 月 20 日外院)。肠镜显示结直肠未见明显异常。证属气阴亏损，加之浊热内蕴，耗伤津液，肠燥显现。治宜益气养阴、清化为主。

处方：生黄芪 300 g，生白术 300 g，太子参 100 g，制黄精 100 g，灵芝 200 g，生地黄 200 g，玄参 200 g，麦冬 120 g，南沙参 100 g，北沙参 100 g，当归 200 g，炒枳实 200 g，莱菔子 200 g，全瓜蒌 210 g，大腹皮 150 g，杏仁 90 g，桔梗 150 g，丹参 300 g，槟榔 180 g，木香 90 g，火麻仁 300 g，桃仁 120 g，红花 120 g，生甘草 90 g。

另加：西洋参 200 g，生晒参 200 g，紫河车 200 g，芝麻 200 g，饴糖 200 g，冰糖 350 g，鳖甲胶 200 g，龟板胶 200 g，共制成膏。

嘱：感冒发热，腹泻暂停服药，症缓续服。

【二诊】 2015 年 12 月 3 日，患者服膏方后诉便秘症状明显改善，大便多为每 2 日 1 行，也有连续每日排便情况，期间曾口服中药汤剂调理，偶以开塞露助便，便质不甚干，腹胀基本消失。近日自觉腰酸，夜寐差。舌苔薄，舌红，脉细。服用前方有效，要求再服，拟前方，去桔梗、大腹皮，酌加制狗脊 200 g，酸枣仁 120。

嘱：感冒发热，腹泻暂停服药，症缓续服。

【按语】 现代医学认为便秘可分为出口梗阻性便秘、慢传输型便秘及两者兼有的混合型便秘。对于便秘的治疗西医一直是比较棘手的，我国西医从 20 世纪 80 年代即有学者应用手术疗法治疗便秘，但经过长时间的观察、随访、评估，总体疗效欠佳且适应证局限。在《黄帝内经》中有“大便不利”“后不利”“不便”之症状描述。《素问·厥论》篇曰：“太阴之厥，则腹满䐜胀，后不利。”《素问·举痛论》篇曰：“热气留于小肠，肠中痛，瘅热焦渴，则坚干不得出，故痛而闭不通矣。”《灵枢·邪气脏腑病形》篇曰：“肾脉微急，为不得前后。”自《伤寒论》后开始将便秘作为单独的病症进行论述。前人对便秘有风秘、热秘、虚秘、气秘、湿秘、三焦秘、痰秘等繁杂的分类。但大便的正常排泄有赖于气机的通降和津液的濡润，故其病机不外乎虚、实两方面，实者为邪滞胃肠，壅塞不通，尤以气机郁滞多见；虚者为肠失温润，气虚推动无力，尤以津枯失润多见。且虚实之间可相互转化，可由实转虚。可因虚致实，亦可虚实夹杂。但大抵虚者多而实者少，虚实夹杂亦不少见。陆老认为本例患者便秘日久，年高气虚阴亏，均可导致阴亏血少，血虚则大肠不荣，阴亏则大肠干涩，导致便干难下，气虚故肠道艰于传送，终致大便艰涩难解。补益中气是直接动力，调畅气机是间接动力。若气得补养，以复其刚大之性，则冲突排荡，开秘行滞。此外，通过补气、升清降浊和蒸化津液可达补阴之目的；再加膏滋滋养之功效，用其治疗阴亏肠燥之顽疾，开上窍，通下窍，濡养肠道，共奏促进大肠传导功能。本案选用自拟益气开秘方加减。用生黄芪、生白术、太子参健脾益气生津，生地黄、玄参、麦冬、南沙参、北沙参合用，可增水行舟，滋阴凉血清热，生津润燥。与当归合用，更可养血润燥，肠润则大便得下。桔梗、杏仁配伍，一升一降，宣肺降气，使气机升降有序，肺气宣降，肠腑则通；火麻仁配以全瓜蒌、芝麻可润下除满；枳实下气除满，行气消胀，配以莱菔子，更可导气下行，降气通便；木香可通三焦，解六郁；槟榔下气最速，两者合用，亦增下气除满之功；久病必瘀，故用桃仁、红花、丹参以活血祛瘀。饴糖补益中气；龟板胶、鳖甲胶合用，滋阴之功更强。全方合用，可达益气养阴、润燥通便之功。二诊患者便秘、腹胀改善，出现腰酸、夜寐不安，故去桔梗、大腹皮，加用制狗脊补肝肾，强腰膝；酸枣仁养心安神。在服药的同时嘱患者保持情志舒畅调达；忌食辛辣厚腻之品，多食蔬菜水果；增加运动，促进排便。

腹泻(2例)

案1. 结肠炎

王某，男，42岁。2012年11月25日就诊。

患者病起数年，每日排便4至5次，质稀，无腹痛，无便血，也无黏液便，平素自觉腰膝酸软，时有耳鸣，畏寒，喜温饮。1周前行肠镜检查，未见明显异常。舌质瘀，边有齿痕，苔白腻，脉沉。证属肝郁脾虚，痰湿内生，阳气不煦。治拟柔肝健脾化湿，佐以补益肝肾。

处方：柴胡210 g，防风420 g，白芍630 g，陈皮110 g，炒白术210 g，山药210 g，白扁豆210 g，赤石脂包煎210 g，诃子肉210 g，白蔻仁160 g，黄芩炭210 g，红藤210 g，败酱草420 g，白头翁210 g，秦皮160 g，青黛包煎110 g，淡附片先煎210 g，炮姜110 g，桂枝110 g，巴戟天210 g，山茱萸210 g，菟丝子210 g，熟地黄

420 g，杜仲 210 g，怀牛膝 210 g，独活 210 g，桑寄生 420 g，狗脊 210 g，川续断 210 g，灵芝 210 g，制黄精 210 g，谷芽 210 g，麦芽 210 g，焦山楂 210 g，焦神曲 210 g，炙鸡内金 210 g，大枣 210 g，炙鸡甘草 160 g。

另加：生晒参 200 g，西洋参 100 g，红参 100 g，紫河车 200 g，核桃 100 g，桂圆肉 150 g，赤砂糖 200 g，冰糖 200 g，阿胶 200 g，鹿角胶 200 g，共制成膏。

嘱：感冒发热，腹泻暂停服药，症缓续服。

【按语】 本案患者病程已久，经肠镜检查提示结肠无器质性病变，考虑到该患者为中年男性，工作、生活压力较大，情志不畅，肝气乘脾，脾失健运而发为腹泻。病久脾虚痰湿内生，阳气不煦，肝肾失养，故可见患者腰膝酸软，耳鸣，畏寒，喜温饮。阳气不煦，气血运行不畅，且久病必瘀，故可见舌质瘀。陆老认为根据本案患者的病因病机，虚实寒热夹杂，拟当柔肝健脾，清热燥湿，补益肝肾，方可标本同治，取得良效。主方为痛泻要方，防风、白芍、陈皮、炒白术柔肝健脾，配以柴胡、山药、白扁豆，使气机调畅，肝气得疏，脾气得运；赤石脂、诃子肉、白蔻仁可收敛止泻；脾虚湿胜，用黄芩炭、红藤、败酱草、白头翁、秦皮、青黛清化肠道湿热，邪祛方可病除；患者久病脾肾阳虚，故用淡附片、炮姜、桂枝、巴戟天、山茱萸、菟丝子、杜仲、怀牛膝、独活、桑寄生、狗脊、川续断、灵芝、熟地黄、制黄精等温阳健脾，益肝肾，方可升阳举陷，升清止泻，且可防清热药物寒凉太过；大枣、炙甘草调和诸药，谷芽、麦芽、焦山楂、焦神曲、炙鸡内金可和胃消食，防止滋腻太过，体现膏方的整体平衡性。再加以生晒参、西洋参、红参、紫河车、核桃、桂圆肉、赤砂糖、冰糖、阿胶、鹿角胶补中益气温阳，共成膏剂。

案 2. 肠易激综合征

张某，女，45 岁。2015 年 12 月 20 日就诊。

患者多年以来排便次数日行 4 次或更多，大便或成形或溏薄，便前伴腹痛，便后痛减。脘腹不宜受冷，行肠镜检查提示全结肠未见明显异常。舌苔薄腻，舌淡，边有齿痕，脉沉细。证属肝郁脾虚，肠风内生。治宜柔肝祛风，健脾温阳化湿。

处方：柴胡 420 g，防风 630 g，大白芍 630 g，陈皮 210 g，炒白术 420 g，茯苓 420 g，党参 420 g，太子参 420 g，山药 210 g，白扁豆 210 g，诃子肉 210 g，芡实 420 g，石榴皮 420 g，红藤 420 g，败酱草 420 g，白头翁 420 g，青黛包煎 110 g，地锦草 420 g，萹蓄叶 420 g，芙蓉叶 420 g，蜀羊泉 420 g，黄芩 210 g，石菖蒲 210 g，姜半夏 210 g，淫羊藿 250 g，仙茅 210 g，菟丝子 420 g，黄柏 210 g，山茱萸 210 g，巴戟天 210 g，淡附片先煎 420 g，淮小麦 420 g，升麻 420 g，大枣 210 g，炙甘草 210 g。

另加：西洋参 200 g，生晒参 200 g，紫河车 200 g，桂圆肉 100 g，核桃肉 200 g，赤砂糖 200 g，冰糖 300 g，鹿角胶 200 g，阿胶 200 g，共制成膏。

嘱：感冒发热，腹泻暂停服药，症缓续服。

【按语】 肠易激综合征是临床上最常见的一种肠道功能性疾病，肠道虽无器质性病变，但可表现为腹痛，伴有排便习惯的改变，腹泻、便秘或者腹泻与便秘交替。肠道虽无器质性病变，但对患者的生活质量影响较大。本案患者中年女性，腹泻多年，病久不愈，大便次数多，溏薄，便前腹痛，泻后痛减，此乃肝郁脾虚证，肝木之气乘于脾土，脾失健运，清阳不升，湿浊下注，发为便溏，甚或水泄。患者畏寒怕冷。舌淡，边有齿痕，苔薄，脉沉细。表明该患者久病已致脾肾阳虚。本案共有参苓白术散、痛泻要方、芍药甘草汤、二仙汤、甘麦大枣汤 5 个经典方剂，分别起到健脾渗湿、疏肝健脾、缓急止痛、和调充任、养心安神的作用。诸药合用，收获良效。陆老认为临证时“有是证，用是方”，选用经方往往有奇效。本案患者腹泻反复发作多年，肝郁脾虚，肝脾不调，病久脾肾阳虚，故方中重用柴胡、白芍、防风、炒白术、陈皮以柔肝健脾止泻。白术味苦甘性温，能健脾燥湿和中；白芍味酸微干，柔肝缓急止痛；防风辛温，与白术、党参、太子参配伍可散肝醒脾，搜肝气而疏肝，且有风能胜湿之功；诃子、石榴皮、芡实可收敛止泻；脾虚则湿盛，故用茯苓、山药、白扁豆可健脾化湿；红藤、败酱草、白头翁、青黛、地锦草、萹蓄叶、芙蓉叶、蜀羊泉、黄芩、黄柏清热解毒化湿；姜半夏可燥湿和胃；仙茅、淫羊藿、菟丝子、山茱萸、巴戟天、淡附片可温补脾肾；配伍升麻以升阳止泻；淮小麦、大枣、炙甘草可养血安神，舒缓紧张情绪。再加入西洋参、生晒参、紫河车、阿胶、鹿角胶、桂圆肉、赤砂糖，可益气养血温阳，奏温阳止泻之功。

炎症性肠病(2 例)

案 1. 克罗恩病

吴某，男，50 岁，于 2015 年 12 月 20 日就诊。

患者克罗恩病已有 3 年，正规服药治疗，半年前复查肠镜症情稳定。现患者排便日行 2 次，便质软或溏，无便血，便前无明显腹痛，口干甚，畏寒怕冷。苔薄腻，舌淡偏瘀，脉沉细。证属脾肾阳虚，湿浊内蕴。治拟健脾化湿，益肾温阳。

处方：柴胡 210 g，防风 420 g，白芍 630 g，陈皮 160 g，炒白术 210 g，茯苓 210 g，生薏苡仁 420 g，山药 210 g，白扁豆 210 g，太子参 420 g，天冬 210 g，麦冬 210 g，丹参 420 g，诃子肉 210 g，石菖蒲 210 g，淡附片先煎 210 g，仙茅 210 g，淫羊

藿 250 g，菟丝子 420 g，山茱萸 210 g，巴戟天 210 g，红藤 420 g，败酱草 420 g，白头翁 420 g，秦皮 160 g，地锦草 420 g，青黛包煎 110 g，芙蓉叶 420 g，蜀羊泉 420 g，黄芩 210 g，姜半夏 210 g，淮小麦 420 g，大枣 210 g，炙甘草 210 g。

另加：西洋参 200 g，生晒参 200 g，紫河车 200 g，核桃肉 150 g，阿胶 200 g，桂圆肉 100 g，赤砂糖 200 g，冰糖 300 g，鹿角胶 200 g，共制成膏。

嘱：感冒发热，腹泻暂停服药，症缓续服。

【按语】 克罗恩病是炎症性肠病的一种，也称节段性肠炎、肉芽肿性肠炎、局限性回肠炎等。在胃肠道的任何部位均可发生，但好发于末段回肠和右半结肠，以腹痛、腹泻、低热、肠梗阻为主要症状，且有消瘦、营养不良、肛周病变等肠外表现。本病病程迁延，症状常有反复，但配合中医药辨证论治，往往可以取得较好的疗效。陆老认为本病多为虚实相间，寒热错杂之证。以脾气虚损、久病及肾为本，肠道湿热、瘀血阻滞为标。治疗时以辨证论治为总纲，病邪初期以祛邪为主；后期久病正气亏虚以扶正为主。膏方的功效主要是固本培元，本案中老年男性，克罗恩病日久，虽症情稳定，但脾肾已虚，故畏寒怕冷，脉沉细，乃脾肾阳虚之证。大便日行 2 次，苔薄腻，说明尚有湿热之证。病久伤阴故口干甚，舌质虽淡但夹瘀，证属正虚夹瘀。故本案治以健脾温肾为主，辅以清热化湿。方以参苓白术散加减健脾渗湿，痛泻要方加柴胡疏肝健脾，红萸饮清热解毒消痈，芍药甘草汤缓急止痛，甘麦大枣汤养心安神，柔肝缓急。此方脾、肝、肾、心全治，标本兼顾。

案 2. 溃疡性结肠炎

蒋某，男，36 岁。2012 年 12 月 16 日就诊。

患者溃疡性结肠炎已有 2 年余，正规服药治疗，症状控制良好，现大便每日 1 次，便质软成形，无便血，无黏液便，腹痛不明显，但手足不温，有畏寒怕冷，夜寐欠安。舌淡红，边有齿痕，苔薄腻，脉细数。证属脾虚湿胜，肝气乘脾。拟清热化湿，柔肝祛风健脾为治。

处方：红藤 420 g，败酱草 420 g，白头翁 210 g，秦皮 160 g，地锦草 420 g，马齿苋 420 g，青黛包煎 110 g，黄芩炭 210 g，柴胡 210 g，防风 420 g，白芍 420 g，陈皮 110 g，炒白术 210 g，山药 210 g，白扁豆 210 g，诃子肉 210 g，赤石脂包煎 210 g，白蔻仁 160 g，淡附片先煎 210 g，炮姜 110 g，桂枝 85 g，淫羊藿 210 g，菟丝子 210 g，巴戟天 210 g，山茱萸 210 g，益智仁 160 g，怀牛膝 160 g，大枣 210 g，炙甘草 160 g。

另加：西洋参 200 g，生晒参 200 g，紫河车 200 g，桂圆肉 150 g，赤砂糖

300 g,饴糖 300 g,冰糖 300 g,阿胶 200 g,鹿角胶 150 g,共制成膏。

嘱：感冒发热,腹泻暂停服药,症缓续服。

【按语】 溃疡性结肠炎是炎症性肠病的一种,以发生于结肠的弥漫性黏膜炎症和溃疡病变为特点,病因尚未明确。主要症状为腹泻、黏液血便、腹痛和里急后重。病程较长,常反复发作,迁延难愈。本病除正规西医治疗外,结合中医辨证论治,能够取得更好的疗效。陆老认为该病的病因病机有以下特点：脾虚湿胜贯穿始终,活动期夹瘀,缓解期肝脾不和,脾肾两虚。脾虚为发病之本,湿胜是发病之标,脾虚湿胜是导致本病发生的重要因素,因此,清热解毒,健脾燥湿当贯穿始终。无论是活动期还是缓解期,都要高度重视这一治则。本案中陆老用红藤、败酱草、白头翁、秦皮、青黛等清热解毒;用黄柏、黄芩炭等清热燥湿,泻火解毒;用山药、防风、陈皮、白术等健脾燥湿。溃疡性结肠炎病程迁延,缠绵难愈,除与其脾虚为本、湿热蕴结的基本病机密切相关外,还因为其发病过程中存在不同程度的"血瘀"病机,故用地锦草、马齿苋清热解毒,凉血活血;本案患者目前处于缓解期,患者腹痛、里急后重、脓血便等症状基本消失,主要以正虚症状表现为主,因此陆老注重养阴柔肝,温补脾肾。方中用白芍、菟丝子、巴戟天、淡附片、炮姜、桂枝、淫羊藿、菟丝子、巴戟天、山茱萸等,不仅可以温补脾肾,还可以缓和药性,以防寒凉药物使用太过,更伤及脾肾。柴胡配以白芍,一疏一柔,即使肝气得以疏泄,又不致损伤肝阴,可谓相得益彰;诃子肉、赤石脂、白蔻仁、益智仁可收敛止泻;怀牛膝可补肝肾,强筋骨,活血祛瘀,专治腰膝酸软;大枣、炙甘草调和诸药。再加以西洋参、生晒参、紫河车、桂圆肉、赤砂糖、饴糖、冰糖、阿胶、鹿角胶扶正补虚,益气温阳。

结肠息肉(1例)

案. 花某,女,58 岁。2012 年 11 月 1 日就诊。

患者于 1 月前行肠镜检查提示有结肠息肉,在镜下予以摘除,术后恢复良好,无腹痛,无便血,平素大便偏干,每 1 至 2 日 1 行,嗳气,自汗多,夜寐差。舌红,以舌尖为甚,苔薄腻,脉濡细带数。证属肝胃不和,脾阳不振,卫表不固。拟固卫止汗,舒肝和胃健脾为治。

处方：防风 420 g,生黄芪 420 g,生白术 420 g,生地黄 420 g,当归 420 g,炒枳实 420 g,全瓜蒌 420 g,天花粉 210 g,丹参 420 g,莱菔子 210 g,大腹皮 210 g,制香附 160 g,煅瓦楞子 420 g,煅牡蛎先煎 420 g,蒲公英 420 g,大枣 210 g,青皮

110 g，陈皮 110 g，姜半夏 110 g，芙蓉叶 420 g，白花蛇舌草 420 g，山慈菇 210 g，野葡萄藤 210 g，藤梨根 420 g，八月札 210 g，山药 210 g，黄芩 160 g，桂枝 85 g，胆南星 210 g，石菖蒲 160 g，广郁金 210 g，北秫米 210 g，淮小麦 420 g，合欢皮 210 g，酸枣仁 210 g，炙甘草 160 g。

另加：西洋参 200 g，生晒参 200 g，紫河车 200 g，蜂蜜 200 g，饴糖 300 g，芝麻 200 g，核桃肉 200 g，冰糖 300 g，阿胶 200 g，鳖甲胶 150 g，共制成膏。

嘱：感冒发热，腹泻暂停服药，症缓续服。

【按语】 结肠息肉是结肠黏膜隆起性病变的总称。随着肠镜检查的普及，结肠息肉的检出率也逐渐增高。结肠息肉可发于任何肠段，尤以直肠及乙状结肠多见。早期可无临床表现，一般临床表现可见有腹痛、腹泻、便血、黏液便，或伴有里急后重等。息肉可单发，也可多发，大小、形态各异，组织病理也有所不同。陆老认为本案患者肝胃不和，脾阳不振，痰湿内生，郁积化热，致湿热蕴肠，热毒内盛，痰瘀互结，肠道传导失司，气机运化不畅，浊气凝聚，气血搏结而成息肉。生黄芪、生白术、山药益气健脾，配防风祛风胜湿，固表止汗；当归、丹参养血活血，祛瘀通便；天花粉、炒枳实、全瓜蒌、莱菔子、大腹皮宽胸散结，下气除胀；制香附、青皮、陈皮、八月札、广郁金疏肝理气散结；煅瓦楞子、煅牡蛎、鳖甲胶软坚散结；蒲公英、芙蓉叶、白花蛇舌草、山慈菇、野葡萄藤、藤梨根、黄芩清热解毒，消肿散结，可抑制新生息肉的生长；胆南星、石菖蒲清热安神定志；姜半夏、北秫米燥湿和胃安神；甘麦大枣汤配以酸枣仁、合欢皮养心解郁安神。另加西洋参、生晒参、紫河车、饴糖、阿胶补中益气养血，蜂蜜、芝麻、核桃肉润肠通便。

糜烂性胃炎(1 例)

案. 卜某，女，67 岁。2013 年 12 月 1 日就诊。

患者有胃炎史多年，胃镜提示糜烂性胃炎。平素胃脘部有饱胀感，嗳气较多，泛酸，无明显胃痛。15 年前行胆囊切除术，术后排便日行 4 至 5 次，便质溏，夜寐不安，耳鸣甚。舌淡红，边有齿痕，苔薄腻，脉沉细。证属脾胃虚弱，肝气乘脾。拟柔肝利胆，运脾化湿为治。

处方：柴胡 210 g，川楝子 160 g，防风 420 g，白芍 420 g，陈皮 110 g，炒白术 210 g，旋覆花包煎 160 g，代赭石 420 g，柿蒂 210 g，公丁香 110 g，蜀羊泉 420 g，蒲公英 420 g，大枣 210 g，山慈菇 210 g，青皮 160 g，制香附 160 g，香橼 210 g，玫瑰花 160 g，桔梗 160 g，射干 160 g，杏仁 160 g，丹参 420 g，刘寄奴 210 g，茯苓

210 g，生薏苡仁 420 g，胆南星 210 g，石菖蒲 160 g，煅牡蛎先煎 420 g，煅龙骨先煎 420 g，淫羊藿 250 g，仙茅 210 g，菟丝子 210 g，知母 210 g，百合 210 g，淮小麦 420 g，五味子 210 g，酸枣仁 420 g，炙甘草 210 g。

另加：西洋参 200 g，生晒参 200 g，紫河车 200 g，核桃肉 150 g，冰糖 300 g，阿胶 200 g，鳖甲胶 150 g，共制成膏。

嘱：感冒发热，腹泻暂停服药，症缓续服。

【按语】 糜烂性胃炎可见有饭后饱胀、泛酸、嗳气、无规律性腹痛及消化不良等症状，严重时可出现上消化道出血。土之禀性敦敦然，善受纳容物；木之禀性兀兀然，每盛气侵凌，土得木之正气而条达，土受木之旺气而削弱，故可见泛酸、便溏；舌边有齿痕，说明仍有脾虚湿胜之证，当以柔肝利胆，运脾化湿为治。陆老常以痛泻要方为治脾胃病之重要方剂，在此膏方中亦采用痛泻要方来抑肝扶脾，配以柴胡、川楝子，可疏肝理气泄热；青皮、制香附、香橼、玫瑰花疏肝理气解郁；旋覆花、代赭石、公丁香、柿蒂和胃降气；脾虚湿胜，湿热蕴结，故用蜀羊泉、山慈菇、蒲公英清热解毒消肿，且蒲公英与大枣合用，可促进胃黏膜的修复；仙茅、淫羊藿、菟丝子既可温补脾肾，又可防止清热太过。脾虚湿胜，易导致水湿停聚为痰，脾为生痰之源，肺为贮痰之器，因此除了用茯苓、薏苡仁利水渗湿健脾，使生痰乏源以外，方中还用桔梗、射干、杏仁清肺化痰，共奏祛痰之功。久病必瘀，故用丹参、刘寄奴活血祛瘀，且丹参亦可养血安神；胆南星、石菖蒲清热安神定志；煅龙骨、煅牡蛎镇静安神；知母、百合合用以清心安神，甘麦大枣汤加酸枣仁可养心安神；五味子，既可收敛止泻，又可宁心安神。此外另加西洋参、生晒参、紫河车、核桃肉、冰糖、阿胶、鳖甲胶益气养阴补血。

虚证(1例)

案. 刘某，女，49 岁。2015 年 12 月 3 日就诊。

自诉近 1 年来疲惫甚，无精打采，易怕冷，手脚凉，夜寐差，梦多易醒，夜尿多，腰酸软，脾气易急躁，咽痛常发，兼有过敏性鼻炎，易感冒。苔薄腻，舌红，脉细弦带数。证属气阴亏损，气血不足，卫表不固，血不养心。治宜益气养血固表，清心宁神。

处方：太子参 200 g，党参 100 g，炙黄芪 200 g，炒白术 100 g，茯苓 200 g，当归 200 g，白芍 200 g，生地黄 200 g，熟地黄 200 g，川芎 100 g，防风 200 g，肉桂 60 g，川桂枝 90 g，淡附片先煎 100 g，枸杞子 100 g，桑葚 200 g，熟女贞子 200 g，旱

莲草 200 g，玫瑰花 100 g，辛夷 100 g，金银花 200 g，黄芩 100 g，苍耳草 200 g，丹参 200 g，陈皮 100 g，姜半夏 100 g，北秫米 200 g，胆南星 100 g，石菖蒲 100 g，广郁金 100 g，煅牡蛎 200 g，龙骨 200 g，珍珠母 200 g，五味子 100 g，淮小麦 200 g，大枣 100 g，仙茅 100 g，淫羊藿 200 g，菟丝子 200 g，炙甘草 100 g。

另加：西洋参 200 g，生晒参 150 g，红参 50 g，紫河车 200 g，核桃仁 200 g，饴糖 200 g，冰糖 300 g，阿胶 400 g，共制成膏。

嘱：感冒发热，腹泻暂停服药，症缓续服。

【按语】 陆老治疗虚证，重视调理肺、脾、肾三脏。因中医学所讲“肾为先天之本”，肾中所藏“先天之精”是人体生长、发育的根本，所藏“后天之精”是维持人体生命活动消耗的能量基础；脾为后天之本，是气血生化之源，补后天以养先天，如果伤及脾胃，则元气无以充，元气虚则邪可干，易生诸病；肺主一身之气，若肺气不足，除影响呼吸功能外，还会影响元气的生成，从而造成体倦乏力、鼻炎诸症。故方中用太子参、党参健脾益气养阴，现代医学研究参类药物具有一定的增强机体免疫功能的作用；黄芪、白术、防风益气固表；炙甘草、茯苓、陈皮、法半夏运脾化浊；当归、生地黄、熟地黄、白芍养血补血、益气养阴；女贞子、桑葚以养肝肾之阴；附子、肉桂补肾助阳；辛夷、苍耳草通鼻窍，再加膏滋滋养之功效，益气养阴、补血和血养血。

下篇　现代研究

一、中医外治法

拖线疗法治疗难愈性窦瘘的优势

窦瘘是中医外科临床常见病、多发病，也是许多疾病的常见体征。窦道是指深部组织通向体表，只有外口而无内口与空腔脏器相通的病理性盲管；瘘管是指空腔器官或体腔与体表间形成的病理性管道。在临床多种疾病病变过程中，如各种先天性发育异常、皮肤感染性疾病、糖尿病性足坏疽、坏死性筋膜炎、浆细胞性乳腺炎和肛瘘等，都可能有窦瘘病灶的存在。随着西医外科手术疗法的进步，手术治疗范围得到极大拓展，使接受手术治疗的患者人数显著上升，这也无形中增加了手术后形成窦瘘人群的数目。难愈性窦瘘是指病程长(1个月)、病位深、管腔多形性(狭长、弯曲、深部膨大成腔、分支多、走向复杂或疮肿巨大)或邻近重要脏器以及骨骼、肌肉、血管等病变所形成的有高难度手术扩创特点的窦瘘病灶。西医学多主张行窦瘘切除缝合术、切开扩创术、纱条换药和抗感染等综合治疗措施，以期获得自然愈合。但面对复杂窦瘘结构和顽固耐药细菌感染，上述疗法损伤组织多、瘢痕大且修复时间长，难以取得满意效果。而且，由于手术适应证局限，对于邻近重要脏器、骨骼、肌肉或血管等有高难度手术扩创病灶而不宜手术者，临床常缺乏积极有效的治疗手段。上海中医药大学附属龙华医院中医外科将其创立的拖线疗法应用于各种难愈性窦瘘的治疗，取得了显著的临床效果。

1. 拖线疗法的形成和发展

基于中医学“腐脱肌生”和“煨脓长肉”创面修复理论，上海中医药大学附属龙华医院中医外科根据多年临床实践，在借鉴传统药捻疗法与挂线疗法基础上，创立了拖线疗法。拖线疗法是将祛腐生肌药物掺于丝线或纱条上，用球头银丝探针导引，贯穿于窦瘘中，通过每日来回拖拉摩擦，将药物置于管腔内，并全方位刺激窦瘘管壁，以调整局部功能，既利于脓腐化脱，又有助于新肌生长，从而达到促使窦瘘创面逐渐愈合的目的。20 世纪 80 年代，上海中医药大学附属龙华医院中医外科在国内首次将拖线疗法应用于肛瘘和浆细胞性乳腺炎的治疗，以后又进一步在各种先天性或手术后形成的难愈性窦瘘中推广应用，均取得显著疗效。自21世纪起，拖线疗法就已用于皮肤巨大痈疽、手足部疔疮、多发性肌肉深部脓肿等引起的窦瘘、结核性窦瘘、糖尿病性足坏疽穿通性窦瘘，以及邻近心、肝、脑、肺等重要脏器或邻近骨骼和血管等行手术扩创有高难度的窦瘘类疾病，并取得明显疗效。

目前，拖线疗法已被列为国家中医药管理局首批临床适宜技术和上海中医药大学首批特色诊疗技术。在专家的指导下，结合临床应用情况，拖线疗法的技术操作规范已经建立，并被推广应用于多家医院。针对难愈性窦瘘窦道走行复杂，隐匿性管道难以发现，易致术后复发的弊端，相关专家积极与B超、放射科等人员协作攻关，运用超声或腔内超声检查、X线窦瘘造影和螺旋CT窦瘘造影三维重建等现代诊疗技术，形成了对难愈性窦瘘诊断技术的优化组合，为拖线疗法的实施提供了强大的技术支持，进一步提高了临床疗效。

同时，上海中医药大学附属龙华医院中医外科在中医古籍和文献整理的基础上，借鉴传统“气血不足，余毒未尽”的学术观点，创新性地提出“气血瘀阻经络”为难愈性窦瘘的根本病机，而拖线疗法正是通过疏通经络、活血祛瘀，调整局部功能，恢复局部气血的正常运行，以促进难愈性窦瘘创面的修复，从而达到其治疗效果。并通过建立的大鼠体表瘘管模型，论证了拖线疗法的临床疗效及拖线最佳撤除时间，阐释了其通过调控窦瘘创面修复过程中内源性碱性成纤维细胞生长因子水平，提高Ⅰ型、Ⅲ型胶原含量和比值，以及诱导血管新生而促进创面修复的作用机制。

2. 拖线疗法治疗难愈性窦瘘的中医理论基础

难愈性窦瘘属中医“漏”范畴。《素问·生气通天论》云：“营气不从，逆于肉里，乃生痈肿。”《诸病源候论·瘘候》谓：“脓血不止，谓之漏也。是皆五脏六腑之气不和，致血气不足，而受寒热邪气。”《医宗金鉴·外科心法要诀》则认为：“痈疽原是火毒生，经络阻隔气血凝。”《外科精要》言：“疮疡为漏，皆因元气不足，营气不从，逆于肉里，或寒气相搏，稽留血脉，腐溃既久，外邪乘虚下陷，即成是患。”《外科十法》曰：“凡治痈疽，口小脓多则脓不出，或出而不尽，或薄脓可出，硬脓难出，以致瘀不去而新不生，延绵难愈。法当烂开大口，俾瘀脓尽出为善……若有脓管，以绵纸捻裹药纳入，频换数条，即化去耳。”《卫济宝书》则谓：“凡痈疽已溃，多有瘀肉坏在四旁……法须祛瘀肉。”《薛己医案》又云：“夫腐者，恶肉也，大凡痈疽疮肿溃后，若有腐肉凝滞者必取之，乃推陈出新之意……设或留而不去，则有烂筋腐肉之患。”故难愈性窦瘘的基本病机为局部毒邪未尽，气血运行受阻，毒邪与气血相互搏结，瘀阻经络，蕴蒸化脓溃破，组织败坏；溃口久不收敛，耗伤气血，不能托毒外出或无力生肌敛疮，致使脓腐不尽，新肌不生，久而成漏。其中局部毒邪与气血相互搏结、瘀阻经络是窦瘘创面难以修复的关键。气血瘀阻经络，既妨碍气血运行，又影响气血生化，使创面难以得到濡养滋润而影响自我修复。如此，脓腐不尽，新肌不生，创面久不愈合。气血瘀滞日久，或从阳化热化火，或从阴化寒，出现新的变证。

根据《素问·至真要大论》的“必伏其所主，而先其所因”“疏其血气，令其调达，而致和平”，《素问·离合真邪论》的“此攻邪也，疾出以攻盛血，而复其真气”以及《血证论》的“去瘀血，即是化腐之法……活血”，即是“生肌之法”的治疗思想，选择拖线疗法治疗各种窦瘘，能将祛腐生肌药物充分均匀置于管腔内，并通过粗丝线或纱条的每日来回拖拉摩擦，全方位刺激窦瘘管壁，疏通经络气血，促使毒随脓泄，邪去而正复，从而促进组织缺损修复。

3. *拖线疗法在难愈性窦瘘中的应用*

局部外治法是中医治疗难愈性窦瘘类疾病的主要手段，传统上多采用药捻疗法、切开疗法和挂线疗法等。药捻疗法虽操作简单，但窦瘘口小者，易致引流不畅；病位深或走向弯曲的窦瘘，难以插入窦瘘基底部；外端狭小或内端膨大成腔的窦瘘，药物难以充分附着而均匀分布于整个管腔；分支多的窦瘘，药线难以插入每个分支。切开疗法易损伤局部气血，且损伤组织多，瘢痕组织大，恢复时间长，愈后可能影响局部功能活动。挂线疗法挂线时间较长，易产生局部皮肤缺损和遗漏支管、残腔；可能需要多次紧线，增加患者疼痛，延长疗程；较难将祛腐生肌的掺药充分均匀地带入整个管腔；可能出现假性愈合和复发。拖线疗法操作简便，以粗丝线或纱条贯穿于窦瘘中，可保持管腔持续充分的引流，促毒外泄；能将祛腐生肌的掺药充分均匀地带入整个管腔，使药力直达病所；通过粗丝线或纱条来回拖拉摩擦，可刺激窦瘘管壁，疏通经络气血；采用分批撤线，能有效避免管腔的假性愈合及遗留支管、残腔，减少复发。而且，它无须切开或刮开皮肤、管道或过多切除周围组织，特别是肌肉组织，避免手术的风险。尤其在肛门部位，能有效保护组织完整性及生理功能（如肛门内外括约肌），减少因瘢痕组织所引起的皮肤缺损（如肛管缺损），避免后遗症（在肛门部表现为大便部分或完全失禁、肛门狭窄、肛门畸形等）。因此，拖线疗法既有治愈率高、复发率低、手术简单、适应范围广、组织损伤小、创面愈合快、瘢痕小、痛苦少、治愈后功能及外形恢复较好、后遗症少等优点，又能明显缩短疗程，降低医疗费用。

陆老等采用前瞻性、多中心、随机、对照的临床试验方案，对244例高位和低位单纯性肛瘘患者分为治疗组（隧道式拖线术）和切开（挂线法）对照组，观察其肛瘘愈合时间、愈合率、临床症状和生命质量积分、肛管最大收缩压和住院费用等，隧道式拖线术治疗单纯性肛瘘可以缩短疗程，降低住院费用，提高患者生活质量，并能保护肛管括约肌的功能。在此基础上，将76例低位复杂性肛瘘患者随机分为治疗组和对照组。两组主管均采用切开术或挂线术治疗：治疗组支管采用隧道式拖线术治疗；对照组支管采用切开术治疗，获得一致的研究结果。阙华发等采用拖线疗法，配合垫棉绑缚疗法等治疗浆细胞性乳腺炎瘘管期，均获痊愈。证实本疗法具有手术简单、损伤范围小、痛苦少、瘢痕小和治疗彻底等优势，而且可完整保持乳房外形，维持其正常生理功能，易于患者接受。唐汉钧等应用拖线疗法治疗各种手术后窦瘘，也取得显著疗效。结果显示，拖线疗法可减少手术切开的范围，对组织损伤少，避免对患处周围组织重要血管、神经、肌腱的损伤，安全性高，且愈合时间短，愈后瘢痕小，减轻患者心理与生理上的痛苦。阙华发等将拖线疗法用于糖尿病性坏疽形成穿通性窦道或溃疡患者，通过掺有提脓祛腐药的丝线拖拉以排净脓腐，并分批清除妨碍肉芽生长的变性坏死组织，待脓腐尽后，撤除丝线，并配合灌注法、垫棉缠缚疗法，取得显著疗效。本疗法既避免了彻底扩创引流所引起的创面大、损伤重、修复时间延长等不足，又有效降低了截肢率和致残率。

4. 结语

拖线疗法是在中医学“腐脱肌生”“煨脓长肉”创面修复理论，以及“药捻疗法”“挂线疗法”等特色疗法的基础上，融合诸家疗法优势，不断创新后确立的一种中医外治特色方法。它在难愈性窦瘘的治疗中具有明显的特色和优势。今后的研究重点在于加强临床研究，进一步明确其使用指征；进行拖线疗法与其他外治法联合运用的研究，充分发挥协同优势；研制新型拖线材料，以进一步提高临床疗效；深入开展实验研究，明确其作用机制。

（《中西医结合学报》2008年第6卷第10期第991～994页。）

拖线疗法右肛瘘治疗中的应用与发展

肛瘘是肛肠科的常见病、多发病，以局部反复肿胀、疼痛、流脓，病情变化多端，不能自行愈合为特点，严重影响了患者的生活质量。我国是最早认识“瘘病”的国家之一，在战国前的《山海经》一书中已有了“瘘”的记载。手术仍是目前治疗肛瘘的主要方法，尽可能地保护肛门括约功能并防止肛瘘复发已成为肛瘘治疗的首要原则。“拖线疗法”作为中医特色外治法治疗肛瘘临床疗效好且符合现代医学微创理念，被广泛应用。

1. 拖线疗法源流

20 世纪 80 年代上海中医药大学附属龙华医院顾氏外科积累多年临床经验，在中医学"腐脱新生"的创面修复理论基础上将传统药捻疗法、挂线疗法与现代"微创"理念有机结合，提出"以线代刀"治疗新观点，发明了在中医古代文献尚未阐述的拖线疗法，将其应用于肛瘘、浆细胞性乳腺炎等疾病，嗣后又进一步在各种先天性、术后形成的窦瘘等难愈性窦瘘类疾病的治疗中拓展运用，取得显著疗效。拖线疗法是通过银质球头探针导引，将丝线贯穿于瘘管中，并掺祛腐药物于其上，通过拖拉，将药物引至管腔病灶内，保持脓腐畅通流出，从而治疗窦道、瘘管的一种技术。目前拖线疗法治疗肛瘘的操作规范已成为国家中医药管理局首批中医临床适宜技术推广项目在全国推广应用。

2. 拖线疗法要点

"拖线疗法"治疗肛瘘近 30 年，取得良好临床疗效，在操作时需注意以下几点。

(1) 完善术前检查：了解原发内口及所有瘘管分支。具体包括腔内超声、MRI、肠镜、肛门直肠压力及患者肛门功能评分，全面了解瘘管的走行、潜在腔隙，客观评估患者排便及肛门括约功能。

(2) 正确处理内口：腺源性肛瘘的内口多位于齿线附近，清除内口及其周围炎性组织后，适当切开内口下方的组织至肛缘皮肤处，以利引流。如高位经括约肌肛瘘，虽管道穿过外括约肌深部，但内口仍在齿线附近，对于这类瘘管切忌盲目在瘘管最深部探出，从而形成医源性假道，可适当切开内口至对应的肛缘括约肌间沟处，以保证深部管道的充分引流。

(3) 合理设计切口及拖线设置：通常根据瘘管长度和形态设计切口位置，切口应大于瘘管横断面，一般 1 cm×1 cm，以引流通畅为度。根据瘘管腔道大小决定放置丝线的数量，若直径小于 1 cm，可采用 10 根丝线；若直径大于 1 cm，可采用 10 根以上丝线。拖线(置于瘘管腔内的丝线)长度一般控制在 5 cm 以内，不能有残腔，若管道太长可以采用分段拖线法处理。

(4) 术后换药到位：换药时生理盐水冲洗管腔，同时将放置于腔内的丝线转动以便拭净黏附的脓腐组织，再将祛腐药物掺于丝线上轻轻拖入管腔。当丝线上分泌物明显减少时可停用祛腐药。针对瘘管创腔内坏死组织较多者或换药不能放松配合者，早期可采用丝线拖线治疗；后期可将丝线换成带有小孔的头皮针管，外接注射器冲洗以利化脱的坏死组织排出，此法换药彻底到位且可减轻患者痛苦。

(5) 拆除拖线的时间：术后 1 周左右瘘管腔开始缩小，可以撤除部分丝线，一般术后 9～11 天局部肉芽组织色泽鲜红、分泌物呈清亮黏稠，结合局部超声检查，当管腔直径小于 0.5 cm 时，可拆除全部丝线，同时用刮匙搔刮创腔，以新鲜出血为度。

（6）拖线拆除后处理：拖线拆除后可适当控便，以每日 1 次为佳，同时配合垫棉压迫，以小型棉块或纱块垫压于患处，外用橡皮膏或绷带适度加压，垂直施力加压使管腔缩小、黏合，最终达到愈合目的。一般压迫持续约 7 天，每日累计不少于 4 小时。

3. 拖线疗法机制

拖线疗法通过清除内口与原发病灶，化脱管道达到治疗的目的，在尽量保护肛门正常组织和功能的前提下，处理内口、外口和瘘管。局部创面小、组织损伤少、减轻患者痛苦、缩短愈合时间，很好地保护肛门形态的完整性，属于中医微创疗法。

拖线疗法中最主要的材料就是丝线，它作为一种介质可将瘘管腔内坏死物引流排出，同时拖拉丝线可携载祛腐药物将其带入管腔加速化蚀管壁。此外，术后早期根据肉芽组织生长速度及管腔缩小情况可适当拆除数股拖线，因势利导、随症论治，既可保持引流彻底又能防止假性黏合。但是过早拆除拖线，管腔内坏死组织尚未脱净，而拖线放置时间过长则会导致纤维化，易致瘘管复发。因此，一方面适宜的拖线拆除时间，是影响拖线疗法成功的主要因素。另一方面，提脓去腐药物九一丹属于含汞最少的丹药，具有"有腐脱腐、无腐生肌"的功效。将九一丹掺于丝线上，换药时拖拉摩擦可全方位接触管壁并将药物置于管腔内，通过丝线使毒随脓泄，不仅利于脓腐化脱还可助新肌生长，故九一丹可缩短拖线疗法脱腐蚀管时间，具有增效作用。虽有报道发现丹药使用不当可造成肝肾损伤，但采用拖线疗法治疗的创面为非开放性创面，故九一丹吸收量少，对肝肾功能无明显影响。且在临床使用时应遵循"腐净药停"的原则，避免长时间、大剂量使用丹药。已有肾功能异常的患者，拖线治疗时不建议使用丹药，而应在术中尽量剔净纤维化瘘管壁组织。

4. 拖线疗法拓展

基于国内 12 个采用拖线疗法治疗肛瘘的 RCT 研究，进行 Meta 分析后发现：拖线疗法与传统肛瘘切开和(或)切开挂线术相比，能有效提高肛瘘的疗效，防止肛门失禁，保护肛门功能。拖线疗法安全、有效、微创的特点已被认同，近年来采用拖线疗法治疗的病种也在不断拓展。

（1）蹄铁型肛周脓肿：拖线疗法对范围较大的脓肿可按区分段彻底引流。低位蹄铁型肛周脓肿多为肛管后间隙向两侧扩散，脓肿范围较大，采用拖线治疗时根据脓肿的形态和范围设计切口位置。通常在脓肿内口切开至肛缘并结扎两侧黏膜，保证切口够大够深，起到主引流口的作用，同时在脓肿波动感最明显处或脓肿最远端作多个放射状辅助切口，在主切口和辅助切口间引入多股丝线进行拖线治疗。对深部蹄铁型脓肿，如肛提肌上间隙、深部坐骨直肠间隙、肛管后深间隙等，采用多切口拖线法可使水平较大范围脓腔充分引流，垂直方向深部脓腔则需置管引流。如脓肿内口位置较高也可用橡皮筋虚挂线标记引流，待脓肿范围缩小吸收后多可形成单纯性肛瘘，简化了二期手术难度。

(2) 克罗恩病肛瘘：肛瘘是克罗恩病最常见的肛周病变，陆老采用“内外合治”的方法进行治疗，针对克罗恩病肛瘘病灶范围大、管道走行复杂并伴局部脓肿的特点外治施以拖线疗法，既可彻底引流又能保护括约肌。兼顾患者腹痛、腹泻、发热及营养不良的症状，内服益气温阳、清热排毒中药改善患者肠道和全身症状。拖线疗法治疗克罗恩病肛瘘与治疗腺源性肛瘘的不同之处在于丝线可相对长期保留，通常最后留置 1 根丝线，既可长期引流又无明显不适，尤其适合那些肛门括约功能较差又伴有明显感染的患者。研究证实“内外合治”对克罗恩病患者的临床症状积分、肛周疾病活动积分及 Mayo 评分方面有明显改善，对肠镜下 Baron 分级亦有改善作用。

(3) 肛周急性坏死性筋膜炎：肛周急性坏死性筋膜炎是一种罕见的肛周软组织感染，以皮肤和浅筋膜组织迅速广泛坏死为主要病理特点，发病急、进展快、范围大、预后差，属于肛肠科危急重症。上海中医药大学附属龙华医院陆老根据坏死性筋膜炎的临床特点，结合中医学“疽由筋骨阴分发”将其命名为“肛疽”。治疗时应尽早切开，彻底清除坏死发黑组织，以无明显渗血为度。该病多非肛腺感染引起，故无须切开括约肌。在肛周坏死组织处作多个切口，当两切口间距超过 2 cm 即可放置拖线引流，既可引流又便于术后冲洗换药，较深脓腔可置管引流。由于病变呈进展性，需多次清创，但需保留正常组织，以防皮肤缺损。联合高效广谱抗生素，并结合脓液培养和血培养调整用药，术后换药用过氧化氢、甲硝唑冲洗，还可予以高压氧治疗。坏死性筋膜炎患者多有较严重基础疾病，如糖尿病、肿瘤等，其免疫低力下，在治疗后期以扶正益气健脾生肌之中药内服，促进愈合。

(4) 尾骶部藏毛窦：尾骶部藏毛窦发病率较低，表现为骶尾部中线皮肤处数个不规则小孔，周围皮肤可红肿变硬，探针可及窦道，局部肉芽组织纤维增生，常含一簇毛发是其特征。手术是主要治疗方法，西医主张一期切除皮瓣转移缝合，该法虽愈合快但复发率较高；而窦道切除创面开放、部分缝合或袋型缝合的复发率相对较低，但愈合时间可达数月之久。我们采用早期拖线引流，后期垫棉压迫或负压吸引进行治疗，预后较好。术中根据病变范围做数个切口，将病变肉芽组织和纤维化组织彻底搔刮清创后放置拖线以保证引流，一般无须切除切口间正常皮肤和皮下组织。术后第1周局部冲洗配合九一丹提脓去腐，第2周起将拖线逐步撤除，待创面缩小肉芽新鲜时拆除全部拖线，配合垫棉压迫或负压吸引法，借外力作用促进创腔黏合。相对于皮瓣转移或窦道切除，拖线疗法联合垫棉压迫或负压吸引治疗藏毛窦损伤更少、恢复快且瘢痕小，符合微创理念。

(5) 拖线疗法的不足：回顾分析拖线疗法治疗失败的病例发现对于肛提肌以上、内口位于直肠的肛瘘或脓肿单纯采用拖线疗法效果欠佳。拖线疗法适用于水平方向较大范围的瘘管及脓肿；而垂直方向深部瘘管及脓肿则需联合置管引流、负压吸引等方法。

(《中华胃肠外科杂志》2015年第18卷第12期第1203～1206页)

从拖线术治疗肛瘘方案设计探讨外科手术临床试验特点

——前瞻性多中心随机对照临床试验

临床试验的目的是基于循证医学基础上寻求尽量高的临床证据级别，因此一项临床干预措施最后均需要用随机对照试验进行验证。近年来随着循证医学，特别是临床GCP的培训和广泛开展，药物(包括中药)疗法的临床试验方案和流程已经渐趋完善。而外科手术类干预措施在进行临床试验时，虽然基本原则与药物临床研究方案设计类似，但在具体操作环节上，有许多自身特点需要引起关注和讨论。应用拖线术治疗肛瘘在上海中医药大学附属龙华医院肛肠科有30余年的应用历史，为了进一步观察其疗效及安全性，本课题组通过前瞻性、多中心、随机、对照设计，开展了关于隧道式拖线术治疗单纯性肛瘘的临床试验。本文结合试验过程中的体会，探讨以手术疗法为代表的非药物疗法临床试验研究方案设计的一些特点。

1. 材料和方法

(1) 受试对象

1) 病例来源上海中医药大学附属龙华医院、上海中医药大学附属岳阳中西医结合医院肛肠科和江西中医药大学附属医院肛肠科住院患者。

2) 诊断标准符合1975年中国衡水会议肛瘘统一标准分类法，属单纯性肛瘘者。

3) 纳入标准符合单纯性肛瘘诊断标准；年龄在18～65岁的患者，男女不限；完成知情同意及相关告知。

4）排除标准原有肛门部手术或外伤史（肛周脓肿引流史除外）；患有急、慢性腹泻或肛周湿疹等肛周皮肤病者；伴有消化道感染性疾病、精神病、糖尿病、严重心脑血管疾病、严重过敏、凝血功能障碍、孕妇、直肠阴道瘘以及因特异性感染（结核、克罗恩病、溃疡性结肠炎等）或因直肠肛管恶性肿瘤溃破而形成的肛瘘。

（2）样本含量计算：以计量指标"治愈天数"作为主要效应值估算，采用优效性单侧检验的方法估算样本含量。

（3）反应指标：① 治愈时间。② 治愈率。③ 手术前后生活质量评价：以SF36健康相关调查问卷为基础，结合Wexner量表形成肛肠专科特色生活质量问卷，相关项目采用0～10评分法，疼痛的评分采用0～10视觉模拟评分法，从生理性指标、情感性指标、对治疗的信心满意度、肛管括约功能等方面综合评价手术方式疗效。

（4）治疗方案：本试验两组治疗方案为手术干预措施，对于临床观察者有一定的资质要求，同时因为是涉及多中心的临床试验，所以需要由组长单位在试验启动阶段对3个分中心研究者进行相关的严格培训。对于操作者资质要求：从事肛肠工作的主治医师或从事本专业5年以上医师；能完成拖线术治疗肛瘘教程培训，包括手术适应证、手术操作技巧、并发症处理等；按照要求独立完成拖线术治疗低位及高位单纯性肛瘘各1例，考核合格；课题启动后，负责单位派1名副主任医师到分中心医院协助开展课题研究工作2个月。

1）治疗组隧道式拖线术：以银质球头探针自外口探入，如外口暂时闭塞可稍做切开。探明内口位置，贯通内外口。低位瘘管内口部分以刮匙稍加搔刮后直接拖线；高位瘘管部分围绕内口1 cm左右做扩大切口，清除内口及周围管道内的坏死组织，自此切口以上病灶部位充分旷置，切口以下病灶做拖线处理。拖线时自内口处用球头探针将10股医用丝线引入主管道内，两端打结，使之呈圆环状。放置在瘘管内的整条丝线，保持松弛状态。术毕次日起每日换药2次，九一丹掺丝线上缓慢拖入管道，拖线蚀管10～14天。待引流创面无明显脓性分泌物后，采用"分批撤线法"撤除丝线。自撤线开始之日起，配合"垫棉压迫法"，至创面愈合。

2）对照组切开或挂线法：以银质球头探针自外口处探入，如外口暂时闭塞可稍做切开，探明内口位置，将银质球头探针从内口穿出肛门部。低位肛瘘：切开全部管道，呈双"V"以利引流通畅。高位肛瘘：沿外口切至齿线上0.5 cm，以上组织均用橡皮筋挂线；以下组织按低位肛瘘处理。术毕次日起每日换药2次，初期用消毒红油膏纱条填入创面；后期用生肌散棉嵌，至创面愈合。

(5) 统计分析

1) 统计分析内容实际两组受试者入选数量，脱落和剔除病例情况，人口统计学和其他基线特征，疗效分析及安全性分析。基线评价使用全分析数据集(full analysis set，FAS)，疗效评价和安全性评价使用符合方案集(perprotocol set，PPS)。

2) 统计分析方法使用 SAS 统计软件包，治愈时间采用计量资料两样本均数 t 检验；治愈率以%表示，率的比较采用对于中心校正的 cochran-mantel-haenszel(CMH)检验；生活质量积分采用重复测量资料的方差分析方法进行统计。$P<0.05$ 认为差异有统计学意义。

2. 结果

(1) 病例分布情况

1) 根据研究方案共入组患者 244 例，FAS 人群为 244 例。按疾病的亚型，即低位和高位单纯性肛瘘分层随机。其中低位单纯性肛瘘组共 131 例，男性 99 例，女性 32 例，年龄 18～65 岁，平均年龄(38.4±11.9)岁，随机分为治疗组和对照组，两组一般资料无统计学差异，有可比性。高位单纯性肛瘘组共 113 例，男性 89 例，女性 24 例，年龄 18～65 岁，平均年龄(40.6±12.2)岁，随机分为治疗组和对照组，两组一般资料无统计学差异，有可比性。

2) 入组后发现治疗组有 1 例原有肛瘘手术史，违背试验方案予以剔除，剔除率 0.41%。患者中途退出 7 例，其中治疗组 3 例，脱落率 1.23%；对照组 4 例，脱落率 1.64%，故共有 236 例有效病例为 PPS 人群，进行疗效和安全性评价。

(2) 疗效性评价：① 两组患者治愈时间低位和高位单纯性肛瘘治疗组治愈时间均较对照组明显缩短，差异有统计学意义。② 两组患者治愈率采用 CMH 检验，QSMH=0.3534，$P=0.55$，低位和高位单纯性肛瘘治疗组的治愈率与对照组比较，差异无统计学意义。③ 两组患者生活质量积分采用重复测量资料的方差分析方法进行分析。低位肛瘘患者两组间各项生活质量积分比较无统计学差异。高位肛瘘患者治疗组生活质量括约功能积分和对治疗的信心积分在治愈时和随访 3 个月后与对照组比较有统计学差异，其他各项积分两组间比较则无明显差异。

3. 讨论

肛瘘的治疗特点在于依靠药物疗法难以达到治愈目的，而自愈的可能性更少，普遍认为手术治疗是根治肛瘘最主要也是最有效的方法。同时肛瘘患者多为青壮年，其他可能影响疗效评价的并发症相对较少，非常适合作为手术等非药物疗法临床试验观察的病种。

目前大多数学者认为肛瘘的治疗一方面要消除瘘管；另一方面又要保存肛门节制功能。本课题组多年来一直致力于“微创”疗法治疗肛瘘的研究，独创性地应用“拖线术”治疗肛瘘。通过开展大量临床疗效观察与课题研究，逐渐形成了具有中医特色的治疗技术，取得了良好的临床效果。本课题组研究目的在于评价拖线疗法治疗肛瘘的疗效和安全性，属于采用平行组设计的随机对照验证性临床研究。现结合我们的实践经验探讨一下手术疗法区别于药物疗法的临床试验特点。

(1) 手术疗法临床试验通常只能选择阳性对照关于手术疗法的临床试验几乎没有可能采用安慰对照的方法。肛瘘作为一种可以治愈的外科疾病，传统的切开或挂线的方法也有相当的疗效，故而多采用这类得到业内公认的标准治疗方法作为阳性对照。

(2) 随机和盲法要充分权衡方案的科学性和可行性因为肛瘘位置的高低是影响疗效的重要预后因素，故而按高位肛瘘和低位肛瘘分为两层，采用分层区组随机的方法。同时考虑到样本例数共计 244 例，在样本含量较大情况下，随机化分配常可保证组间的平衡，故而未再将中心作为一个分层因素。

对于这类以外科手术操作为主的干预措施，在进行临床试验过程中，实施盲法有相当难度，只能采用开放的方法。解决的方法主要是要尽量保证结局评价者和数据分析者在不知研究随机分组和处理的情况下进行第三方局外评价，同时要尽量采取客观的测量指标或明确的终点指标。因为盲法和随机分配结果的隐藏往往是同时进行的，所以对于不能实施盲法的外科手术类临床试验，实施随机方案的隐藏可能并无实际意义。

(3) 注意观察指标选择的论证强度临床试验如果能够用结局指标作为判断疗效的标准，往往具有更高的论证强度。根据研究目的，选择了最能反映终点疗效的结局指标治愈率及治愈时间作为主要指标。同时样本含量的估算也采用计量指标“治愈天数”作为主要效应值估算。同时结合以往的小样本研究结果，拖线术的疗效优于传统的切开或挂线术，故而采用了优效性比较检验方法，来估计样本含量和进行临床试验。同时生活质量是结局指标中一个非常重要的指标，对于肛瘘患者来说，手术疗法虽然可以治愈大部分肛瘘，但同时常常由于手术操作不当，导致肛门括约功能的损害，属于容易引发不良反应的临床干预措施，因此采用生活质量用于肛瘘手术治疗的疗效评价之中，课题组以 SF36 健康相关调查问卷为基础，结合 Wexner 量表形成肛肠专科特色生活质量问卷为基础，从生理性指标、情感性指标、对治疗的信心满意度、对肛管括约功能的影响等诸方面，综合评价隧道式拖线术的疗效。

从研究结果看，低位和高位单纯性肛瘘治疗组的肛瘘愈合时间较对照组明显缩短，差异有统计学意义，表明应用隧道式拖线术治疗单纯性肛瘘治愈速度快。高位肛瘘和低位肛瘘治疗组治愈率与对照组比较，差异无统计学意义。上述结果表明，隧道式拖线术治疗单纯性肛瘘（包括低位和高位）与传统、公认的切开或挂线法相比，治愈率无明显差异，但在缩短治愈时间上有明显优势。

治疗组和对照组生理积分和情感积分治疗前后均有显著变化，说明两组患者经过治疗后躯体症状均得以解除，由此而引起的顾虑或紧张等情感因素也得以改善。治疗后两组生理积分和情感积分均无明显差异。治疗后疼痛积分两组之间无差异。肛门括约功能积分在低位单纯性肛瘘的治疗组与对照组之间无统计学差异。高位组术后恢复期及随访期肛门括约功能症状积分治疗组与对照组相比，有统计学差别。对治疗的信心和满意度积分在低位肛瘘组，两组之间无统计学差异；但在高位组，治疗组与对照组相比，治疗信心及满意度有所提高。

观察指标体现了结局指标和替代指标相结合，客观指标和生活质量等软指标相结合，通过该试验研究基本达到观察目的。

(4) 外科手术多中心的临床试验启动前需要特别重视研究者的统一培训和资质审查由于临床试验治疗组和对照组均为手术干预措施，对于临床观察者有比较严格的资质要求，因此对于试验者临床治疗方案的培训非常重要，是外科手术类临床试验质量保证和监督的重要环节。临床试验前即要完善手术操作的规范，要求所有参研人员必须经过统一的培训，对所有的方案及操作规程有统一的认识，操作者达到技术规范要求经考核合格后方可实施治疗。多中心间定期召开协调会议，对前期完成的工作情况开展讨论，及时协调解决研究中所遇到的问题。同时充分应用数理统计等数据分析技术，减少研究和分析过程中的偏倚。

隧道式拖线术治疗肛瘘的方案设计和实践基本实现了随机对照临床试验的基本原则，但在实际操作上还有许多地方需要完善。如对于多中心临床试验，有条件的情况下，应尽可能采用中央随机化的方法，即各个分中心的随机化分配集中由一个独立的单位或机构安排，各个分中心与此机构通过电话或计算机网络进行联系操作，从而采用严格程序来确认入选病例，保证入组病例不会被错误分层。另外，关于统计分析数据集的选择，作 PPS 数据集的疗效分析。而作为隧道式拖线术治疗肛瘘的确证性疗效评价研究，应采用 FAS 和 PPS 两个数据集进行分析，同时对于安全性评价亦采用 PPS 数据集，没有再细分和涉及安全性数据集（safety set，SS）。

（《中西医结合学报》2009 年第 7 卷第 12 期第 1113～1118 页）

垫棉压迫法在肛肠疾病的应用

垫棉压迫法是中医外科传统的外治方法，早在明代《外科正宗·痈疽内肉不合法》中即有相关记载："痈疽对口大疮，内外腐肉已尽，结痂时内肉不粘连者，用软棉帛七八层放疮上，以绢扎紧，睡实数次，内外之肉，自然粘连一片矣。"操作时将棉花或纱布折叠成块以衬垫疮部，借助加压之力，使溃疡的脓液不致下袋而潴留，或使过大的溃疡空腔皮肤与新肉得以黏合而达到愈合的目的。从古至今垫棉压迫法已被广泛用于体表痈疽、胸腹部、会阴部窦瘘、新生儿疝、传囊乳痈、浆细胞性乳腺炎瘘管期、乳癌术后空腔不愈等疾病且取得了较好的疗效。根据临床不同疾病和症状，操作时略有不同，如垫棉压迫法用于溃疡创口有袋脓现象时，可将棉花或纱布垫衬在创口下方空隙处，并用阔带绷住；当窦道深而脓水不易排尽时，需用棉垫压迫整个窦道空腔，并用绷带扎紧；若溃疡空腔的皮肤与新肉一时不能黏合，可将棉垫按空腔的范围，稍为放大，满垫在创口之上，再用阔带绷紧。治疗新生儿脐疝时，可用一块厚棉垫，面积稍超出疝突出物的面积，覆盖于疝表面，再用阔绷带扎紧，帮助疝回纳。至于体表不同部位如腋部、腋窝部的脓疡，因该处易袋脓或形成空腔，影响创口愈合或虽愈合而易复溃，故治疗时应尽早联合垫棉压迫法，以助其愈合。在诸多肛肠疾病治疗的中后期，当局部创面坏死组织脱尽、肉芽明显生长、分泌物逐渐减少，此时联合垫棉压迫法治疗，不仅可以大大缩短愈合时间，更能有效地保护肛周肌肉组织，维持其良好的形态和功能。但是不同的疾病在使用垫棉压迫法治疗时其适应证和操作上有所不同，本文对垫棉压迫法治疗不同肛肠疾病的临床应用和操作要点进行了归纳并总结。

1. 复杂性肛周脓肿的应用

传统手术方法治疗肛周脓肿通常在波动感最明显处做切口排脓引流，但是复杂性肛周脓肿如马蹄形脓肿、高位脓肿等，因其病变范围大、炎症明显，临床治疗难度较大。对于马蹄形脓肿若内口不明显则应根据 goodall 定律在靠近内口处做放射状切口，同时还需在脓肿最远端做辅助切口，置入拖线对口引流；对高位脓肿，配合引流管以便冲洗引流脓腔深部。待脓液排尽，分泌物减少，创面组织新鲜后拆除拖线或引流管，进行垫棉压迫治疗。此法可保护复杂性肛周脓肿脓腔表面的皮肤和肌肉组织，避免了复杂性脓肿手术完全切开脓腔而误伤肛周正常组织的缺陷，并且能明显缩短伤口愈合时间。对马蹄形肛周脓肿治疗，垫棉压迫法可在术后第 5～14 天进行。操作时先将拖线撤除并对脓肿空腔进行适当搔刮处理，配合垫棉压迫治疗时压迫位置要完全，不能遗留空腔，这样可以提高临床疗效。我们认为治疗复杂性肛周脓肿首先应明确诊断，了解脓肿的内口位置、脓腔的深度和范围；其次术中切口位置的选择也非常关键；再次合理的垫棉压迫治疗时间点甚为重要，若太早进行垫棉压迫，因周围炎症未完全吸收，脓腔内坏死组织尚未脱净，此时垫棉压迫往往会加重局部感染导致脓肿不愈或复发；若进行的太晚，因腔道内局部组织上皮化则可导致脓腔难以闭合，而影响疗效。临床操作时医者务必在脓肿炎症完全吸收、脓液彻底排净、创面肉芽新鲜时，即术后 14 天左右较宜采用垫棉压迫法，通常治疗 1 周左右以加速创面愈合。值得注意的是，垫棉压迫过程中应定期观察患者局部症状，若出现红肿热痛等不适多为局部感染或隐匿脓肿引流不畅，此时应停止垫棉压迫，并进行超声或 MRI 检查，明确原因后对症处理。复杂性脓肿经明确诊断、适宜切口、充分引流和垫棉压迫往往可以降低形成复杂性肛瘘的比率，甚至可以达到一期治愈的目的。

2. 复杂性肛瘘的应用

复杂性肛瘘的治疗是肛肠外科难点之一，主要原因是：手术创伤大，愈合时间长，肛门括约肌及周围正常组织结构易受损，瘢痕增生，影响肛门括约功能，从而引起肛门失禁、畸形、狭窄、变形等严重并发症。复杂性肛瘘因管道走行各不相同，临床当采用个体化治疗。对于多个外口或外口距离肛缘较远的复杂性肛瘘，除常规进行多切口拖线引流、瘘管剥离旷置外还可联合应用垫棉压迫法治疗，从而达到组织损伤少，创面愈合快，肛门功能及外形影响小，患者痛苦轻的目的。手术时根据瘘管内口位置采用切开或挂开，外口至内口间瘘管采用剥离旷置或拖线引流。待术后 1～2 周，创面腐肉脱净，新肉生长时，可用棉垫或沙袋制成不同形状，嘱患者坐在棉垫或沙袋上，加强压迫的效果。通常每次坐压 30 分钟，根据创面大小每日坐压数次，以患者无特殊不适为宜。具体的垫棉压迫部位应稍超出旷置或拖线的组织范围为宜，并要求创腔中间受力大于两端受力，以促进创腔组织由中间向两侧黏合生长。复杂性肛瘘治疗后期联合垫棉压迫法可使被压之处的皮肤与肌肉能更好地融为一体，在受压的同时机体会产生一种自然抗力，使空腔处的新生肌肉在棉垫与沙袋的压力之下生长得更加坚实。同时通过外部加压，还能使创面间相互紧贴，减少渗液，防止分泌物在创腔的积聚，促进组织的粘连闭合，从而加速创面愈合。此外，垫棉压迫法的合理应用，还可使肛瘘周围间隙受压，阻碍炎症的侵入及扩散，从而防止术后感染。临床上不同部位的复杂性肛瘘，垫棉压迫治疗的效果不尽相同。当瘘管位于肛门前方或男性阴囊根部时，仅靠棉垫或沙袋难以保证压力可以均匀分布到该部位，必须在瘘管表面放置较厚棉垫，并用宽胶布在棉垫上呈叠瓦状加压，同时配合沙袋坐压以保证局部有效的压迫治疗。由于女性患者会阴体较短，该处的瘘管垫棉压迫难度较大，除增加棉垫厚度外，还可联合适当粗细的棍状物或沙袋坐压，需注意的是固定宽胶布时应避开患者尿道，且嘱患者排尿时尽可能抬高臀部，以防尿液污染棉垫。当肛瘘管道位于肛门正后方，尤其当患者体型瘦弱时，若患者坐压重心偏后则会因尾骨的阻挡而使患者感到疼痛不适，此时则应增加所垫的棉垫厚度，并适当缩短每次坐压时间，以增加坐压频率为主。

3. 藏毛窦的应用

藏毛窦是在骶尾部臀间裂的软组织内藏毛发的慢性窦道，急性发作时表现为骶尾部急性脓肿，穿破后形成慢性窦道，可反复发作。手术是治疗藏毛窦的主要方法。为缩短愈合时间，单纯的切除开放手术方式已很少采用，目前西医主张窦道切除结合皮瓣转移、Ⅰ期缝合或部分缝合，而中医综合运用外治方法也取得较好疗效。该外治法包括拖线引流和垫棉压迫。具体操作方法与复杂性肛瘘的手术方法相似，但更强调术中彻底清创，一定要把所有残留的毛发，毛囊一并搔刮干净。术后早期拖线阶段可适当用丹药提脓祛腐，化蚀管壁。后期进行垫棉压迫，但较复杂性肛瘘稍晚，一般在术后 3 周开始，持续压迫 10 天左右。由于藏毛窦腔道内易残留毛囊和上皮组织，因此当所有创面肉芽新鲜且没有明显分泌物时方可进行垫棉压迫治疗，否则影响疗效。且藏毛窦瘘管多位于尾骶部且较浅表，为减轻患者不适在采取垫棉压迫治疗时应衬垫较厚的棉垫，且嘱患者宜多卧床平躺，保证病灶均匀受压，提高压迫疗效。

4. 坏死性筋膜炎的应用

坏死性筋膜炎是一种少见的软组织急性感染性疾病，病死率较高，相当于中医的肛疽。本病一旦确诊，应尽早手术，彻底清创，联合应用对厌氧菌和需氧菌均有效的抗生素，并纠正电解质平衡、控制血糖、加强营养支持，积极治疗原发病，并联合高压氧改善组织的缺氧和代谢障碍，抑制厌氧菌生长，促进肉芽组织再生。术中应做到多切口、大切口，确保坏死筋膜完全切除并彻底开放引流。为避免手术造成的肛周组织损伤，可以在术中两两切口间放入硅胶管或丝线，这样既有利于对口引流，又便于换药时冲洗彻底。术后进行垫棉压迫的时机不宜过早，主要是由于创面多且大，创腔范围广，故相对复杂性肛瘘等疾病需要更长的时间才能达到分泌物减少、肉芽新鲜的状态，此时佐以扶正益气的中药内服，可加快组织生长，有利创腔黏合，缩短治疗时间。因坏死性筋膜炎病势凶险，早期应以西医综合治疗为重，后期则偏重中医综合治疗。通常在治疗后期即术后 1 个月左右，可以联合垫棉压迫法治疗。因患者多合并内科基础疾病，且疾病修复消耗较多，体虚羸弱，在垫棉压迫法治疗的同时还可佐以益气养阴、健脾生肌中药促进组织填充，上皮生长，加速创腔闭合。

垫棉压迫法治疗存在创腔的肛肠疾病，如复杂性肛周脓肿、复杂性肛瘘、藏毛窦、坏死性筋膜炎的优势已被广大肛肠界医师所肯定，但是临床上具体施治时多凭医师的经验，如棉垫的厚度、所加压力的大小、加压的方向、加压的时间、施压的频率等细节没有统一的操作规范。需进行系统的临床和基础研究来验证垫棉压迫法的疗效，并从根本机制上解释垫棉压迫法促进创腔闭合的机制，以形成规范的治疗指南，进一步提高临床疗效。

（《世界中西医结合杂志》2013年第8卷第1期第79～81页。）

陆金根运用拖线法治疗复杂性肛瘘经验

陆老是上海市名中医，从事复杂性肛瘘的中医微创治疗30余年，创立拖线疗法治疗复杂性肛瘘，在全国31家三级、二级医院推广应用，临床疗效显著。

1. 拖线技术源流

复杂性肛瘘属中医“肛漏”的范畴，陆老认为“漏”病久伤正、气血不足，无力托毒外出，难以生肌敛疮，“久病必虚”。经久不愈，必有脉络损伤瘀滞的存在，“虚”与“瘀”两者可相互影响。由于日久不愈，必然有“虚”和“瘀”的存在，且常常“因瘀致虚，因虚致瘀”互为因果，以致难以愈合。复杂性肛瘘的病机是“正气不足邪毒未尽”，关键环节在于“气血瘀阻经络”。加之病灶多而广泛，病变坏死组织难以自身消融、吸收，在机体免疫力低下的状态下必然反复继发感染，必须手术治疗。基于中医学“腐脱肌生”的理论，20世纪80年代在顾氏外科挂线术、切开术、药捻疗法的基础上，以线代刀，创立“拖线疗法”治疗复杂性肛瘘。即用银质球头探针导引，将7－0医用丝线10股引至瘘管病灶中，丝线两端打结，使之呈圆环状。放置在瘘管内的整条丝线，应保持松弛状态。掺祛腐药物于拖线上，转动拖线将药物导引至瘘管腔内，消融管壁，煨脓长肉。该技术在临床应用20余年，疗效显著。拖线疗法具有组织损伤小，无须切开或切挂皮肤、管道及周围组织；愈后形态好，最大限度减少皮肤缺损，形成瘢痕小；后遗症少，有效地保护组织正常形态及生理功能的完整性；治愈率高，最大程度避免假性愈合及遗留支管残腔，减少复发的优势。

2. 拖线技术治疗复杂性肛瘘技术解析

陆老认为复杂性肛瘘的治疗中，保护功能是首要，处理内口是关键，充分引流是保障。

（1）拖线技术操作技巧：拖线技术操作关键点在于置线与撤线。根据临床中拖线在复杂性肛瘘瘘管治疗中放置部位的不同，可分为主管拖线与支管拖线。

1）主管拖线：复杂性肛瘘的主管是与内口相通的管道，因此主管拖线法成败的关键是内口的处理，“腐去新生”，术中应注重扩大整修内口，祛除纤维硬化组织，形成新创面方可放置拖线，否则易复发。

2）支管拖线：超长瘘，即瘘管间距超过 5 cm，应采用分段拖线，在瘘管中间开窗，分别予以拖线处理；空腔瘘，即管道腔径>1 cm 以上或呈不规则残腔状结构，处理时应在瘘管尽头处开窗，具体操作时可实施多点联合拖线引流并相应增加丝线股数，多点拖线即在空腔的各延伸方位顶部小切口开窗，以达到引流充分的目的；蹄铁型瘘，即瘘跨越截石位 6 点或 12 点，由于该部位张力大，撤线后垫棉坐压时失败率高，故除了在 6 点或 12 点做切口引流外，还应在 6 点或 12 点两侧做辅助切口，以提高坐压成功率。此外术中还应仔细探寻管道之间的交通支，在交通支区域放置拖线。

3）撤除拖线：一般需要 10 天左右可见拖线两端创面肉芽红活平整，分泌物性状质稠色泽清澈，转动拖线会明显较前更灵活，此时撤线为佳。亦可在术后第 10 天左右行超声或 MRI 检查，管道腔径<0.5 cm，可以考虑拆除拖线；若管道腔径>0.5 cm，应保持拖线引流 14 天左右。主管撤线或靠近的肛管的支管撤线应采取递减撤线的方法，撤线前应做肠道准备，撤线后调整饮食并控制大便 2 天为宜。

（2）合理配合其他中医外治疗法

1）药物疗法：拖线术后第 1 天起每日换药 2 次，换药时配合提脓祛腐药物，加快脓腐组织脱落，常用药物有八二丹、九一丹、红油膏等；拖线撤除后即可改用生肌收口药物，如生肌散、白玉膏。近年来提脓祛腐药物因含汞而被迫停产停用，势必会延迟创面愈合时间，急需开发新型替代药物。

2）垫棉疗法：撤除拖线后一般配合垫棉疗法，根据瘘管范围，用适量棉花及纱布衬垫其表面；用 30 cm 长度的宽胶布将棉花及纱布加压固定于皮肤上，将胶布叠加贴合保证固定到位。根据病灶位置，采用沙袋坐压，保证到位，时间以每次 30 分钟为宜，每日不少于 4 小时，一般坐压 3 天。

3）挂线疗法：对于术前肛门功能正常的患者或多次手术失败且肛门功能良好的高位复杂性肛瘘患者，高位部分的管道可采用挂线疗法，如两处及以上管道需要挂线，则应虚实挂线相结合，分次紧线，待第 1 处挂线脱落，再紧第 2 处挂线。

4）置管疗法：对于复杂性肛瘘存在高位空腔的患者，可配合置管引流，根据空腔形状放置蕈状或 T 型的引流管。引流管一般放置 10～14 天，如瘘管过深或多次手术者，可放置时间略长。拔管前应行 MRI 复查，明确无残腔及脓液积聚情况。

(3) 注重术前综合评估：复杂性肛瘘尤其应注重术前综合评估，包括复杂性肛瘘诊断及肛门功能评估。复杂性肛瘘诊断方法除常规指诊及探针探查外还有肛周超声、CT、MRI，肠镜；肛门功能评估肛管直肠压力测定、失禁量表评估等。多方数据相结合可以明确瘘管范围、分布、深度与周围组织结构关系，推断肛门功能状态，指导拖线实施方案，提高临床疗效，更有效地保护肛门功能，减少复发，提高患者生活质量。

3. 典型病例

林某，男，48 岁，2013 年 4 月 18 日因“肛旁结块溃脓反复 5 年加重 2 月”，拟诊断为“复杂性肛瘘”收住院。

患者曾行肛周脓肿切开引流术 3 次。近 2 月肛旁反复肿痛溢脓。专科检查：① 视诊：截石位 9、11 点距肛缘 2 cm 处各见一陈旧性手术瘢痕。② 触诊：截石位 3 点距肛缘 1.5 cm 可及一大小约 1 cm×1 cm 硬结，质偏硬，触痛不明显，无分泌物。③ 直肠指检：肛内 11 点齿线上方可及凹陷，压痛明显。肛周 MRI 检查显示右侧会阴部及肛管前见不规则团片样长 T1 长 T2 信号，内隐约见一管腔于截石位 12 点进入外括约肌间隙，向左后方行走，相应脂肪信号减低。术前血常规：白细胞 7.8×10^9/L，中性粒细胞百分比 55.3%，血红蛋白 137 g/L，血小板 245×10^9/L，出凝血时间：纤维蛋白原 3.4 g/L。心电图：正常范围心电图。排除手术禁忌，于 2013 年 4 月 19 日在腰麻下行复杂性肛瘘切开引流拖线挂线术。

术中取左侧卧位，肛肠科常规消毒铺单，充分暴露术野，用球头银丝检查瘘管，从 11 点位手术瘢痕处探入，从相应位齿线上 1.5 cm 自然探出；再次探查瘘管向 5 点位齿线附近，7 点位肛缘外 1 cm 各有一分支，向阴囊根部有一空腔盲端，内有脓液积聚；扩大 5 点位内口，祛除坏死组织，在 7 点位分支顶端做放射状切口，阴囊根部空腔的远端及外侧端做 2 个切口，11 点位外口与内口之间给予挂线处理，各分支给予拖线处理；于 3 点位肿块处做放射状切口，有少许脓液溢出，再次探查，瘘管 6 点位有一分支，并与 11 点位瘘管相通，在 6 点位做放射状切口，再次探查发现 6 点位与 7 点位切口之间相通，各分支及交通支给予拖线处理。术后第 1 天起每日换药 2 次，换药时给予生理盐水冲洗拖线间管腔，拭净脓腐，并给予八二丹撒敷拖线上，转入管腔，红油膏纱条黏八二丹嵌入创面引流，提脓去腐。术后第 7 天后创面平整，脓腐较前明显减少，挂线未落，继予生理盐水冲洗拖线间管腔，并予九一丹撒敷拖线上，转入管腔，红油膏纱条黏九一丹嵌入创面引流。术后第 10 天，挂线脱落，除挂线顶部外余处脓腐褪尽，继予生理盐水冲洗拖线间管腔，各拖线管腔分别撤除 5 股拖线，挂线顶部创面给予红油膏纱条黏九一丹嵌入创面引流。术后第 12 天各拖线管腔分别撤除 3 股拖线。术后第 14 天局部创面分泌物量少质稠色泽清澈，故予生理盐水 500 mL 灌肠，清洁肠道，后撤除剩余拖线，生肌散棉条嵌入各创面。垫棉加压包扎。饮食改半流质，口服洛哌丁胺 1 粒控制大便。嘱患者沙袋坐压，每日 4 小时。每次不超过半小时。术后第 17 天，局部换药见拖线部位管道已闭合，创面平整，周边上皮爬生良好，予生肌散棉嵌入创面。术后 21 天创面基本愈合，给予白玉膏外涂创面。随访 12 月，未复发。

（《陕西中医》2015 年第 36 卷第 9 期第 1222、1223 页。）

隧道式拖线手术方式治疗肛瘘的操作要点及临证体会

我国是最早认识"瘘病"的国家之一，在战国前的《山海经》一书中已有了"瘘"的记载，但古代文献常将"痔"与"瘘"并称为"痔瘘"。至明代已将痔、瘘区分为两种疾病，隋唐元时期对肛瘘与肠道相通的概念更为明确。在肛瘘治疗方面，中医学亦有丰富手段，早在明代就有关于挂线的记载，清代采用切开挂线法治疗肛瘘更为普遍。目前，对于肛瘘的治疗国内外均以手术为主，但肛瘘手术最严重的后遗症是肛门功能失调，即大便部分或完全失禁，其次为肛门狭窄、肛门畸形等，会严重影响患者的生活质量。因此如何选择肛瘘手术的方式，最大限度地保护肛门内外括约肌，减少瘢痕组织引起的肛管缺损，成为肛瘘治疗中至为关键的一步。隧道式拖线术即是根据中医学"腐脱新生"的理论，吸收现代外科"微创"理念而改进的手术方式，颇具中医特色，同时可保留括约肌，最大限度地避免肛门周围组织的损伤。

1. 隧道式拖线手术方式治疗肛瘘的方法与应用原则

肛瘘多为一般化脓性感染所致，少数为特异性感染，如结核、克罗恩病、溃疡性结肠炎等。直肠肛管外伤继发感染也可形成肛瘘，直肠肛管恶性肿瘤也可溃破成瘘管，但都少见，与一般化脓性肛瘘有明显区别。西医学认为肛瘘和肛周脓肿分属肛周间隙化脓性感染的两个病理阶段，急性期为肛周脓肿，慢性期为肛瘘。肛周脓肿成脓后，经肛周皮肤或肛管直肠黏膜破溃或切开排脓。脓液充分引流，脓腔随之逐渐缩小，脓腔壁结缔组织增生，使脓腔缩窄，形成或直或弯的管道，即成肛瘘。

隧道式拖线术主要通过合理清除肛瘘的内、外口，管道对口拖线引流达到治疗肛瘘的目的。该手术方式不直接切开皮肤和过多切除肛周组织，特别是肌肉组织，最大限度地避免肛门周围组织的损伤，有效地保护肛门直肠正常的形态和功能的完整，以及最大限度减少瘢痕组织引起的肛管缺损。

单纯性肛瘘主要用隧道式主管拖线术；对于复杂性的多支管、残腔及管道弯曲度较大的肛瘘(马蹄型、半马蹄型肛瘘等)主要用隧道式支管拖线术治疗。

主管拖线术的操作要点在于探明内口的位置后，将银质球头探针从内口穿出，贯通内、外口，以硬质刮匙清除内口及管道内的坏死组织，如管壁较厚者，可予以部分剪除。用银质球头探针将10股医用丝线(国产7-0)引入主管道内，10股丝线两端打结，使之呈圆环状。放置在瘘管内的整条丝线，应保持松弛状态。术毕次日起每日早晚或便后换药，每日2次。换药中用0.9%生理盐水冲洗后将提脓祛腐中药九一丹放在丝线上缓慢拖入瘘管内蚀管。待引流创面及环形丝线上无明显脓性分泌物后，采用“分批撤线法”撤除丝线。自撤线开始之日起，肛管内放置消毒纱布1/2块(烟卷状)，肛门周围配合“垫棉压迫法”，即棉垫包扎，宽胶布加压固定，外置沙袋创面坐压，至创面愈合。

隧道式支管拖线法将内口及主管道给予切开引流。对于支管、潜腔，拟采用拖线部位，以球头探针贯通后，将多股医用丝线(国产7-0)引入管道内，丝线两端打结，使之呈圆环状。放置在瘘管内的整条丝线，亦保持松弛状态。术后创面处理同主管拖线法。

拖线一般多采用10股医用7-0丝线。管道腔径>1 cm以上或预拖线部位非管道状结构，呈残腔状不规则结构，为达到最佳引流效果，可以增加丝线股数。同时一般建议拖线在管道内的长度应以<5 cm为宜。若欲拖线部位管道长径>5 cm，建议将管道截断，分别予以拖线处理。关于拖线保留的时间，一般根据专科医生的临床经验判断，包括观察局部肉芽组织色泽(应新鲜红活)、分泌物的性状(应呈清亮透明黏稠状态)，并在术后10天左右行超声诊断，根据超声提示管道腔径<0.5 cm，可以考虑拆除拖线，进行下一阶段治疗；管道腔径>0.5 cm，应保持拖线引流14天左右。强调需将超声诊断与医生的经验判断相结合，灵活掌握拖线时间。

拆除拖线前的准备工作应贯穿整个治疗过程中，包括术中引流切口的设计、换药过程中创口的观察与处理。准备拆除拖线前建议行结肠水疗，控制排便。将拖线段管壁以刮匙充分搔刮，以创面新鲜出血为度。同时配合垫压法，应根据管道走行方向受力并坐压。一般需坐压3天左右(每日坐压时间应>5小时)，在此过程中应控制排便。

2. 隧道式拖线术治疗肛瘘的操作要点

手术治疗肛瘘既要消除瘘管，又要保存肛门节制功能。维持肛门节制功能最主要因素之一是保持括约肌机制的解剖学完整。围绕肛门括约肌的损伤与保留，国际肛肠界曾有过长期的争论。肛瘘手术治疗的主要观点有：① 正确处理感染内口是手术成功与否的关键。② 主管位于肛管直肠环以下或通过直肠环以下1/3的主管，采用切开法。③ 在肛管直肠环上方的主管或通过直肠环上2/3的主管，采用挂线法。④ 正确处理创面，使之引流通畅，防止假愈合。⑤ 深部瘘管穿过肛管直肠环以上，肛管直肠环部未纤维化者，绝对不能一次全部将瘘管切开，并且也禁止一次在肛管直肠环以下切开两处括约肌，以免引起肛门失禁。现代研究证明，肛管外括约肌的完整、内括约肌反射的完整性、肛门局部上皮电生理感觉，以及瘢痕组织引起的肛管缺损是影响肛门节制功能的主要因素。总的治疗原则在于彻底清除瘘管和避免括约肌功能损伤。

隧道式拖线术关键在于合理清除内口和管道脱腐。一般认为肛瘘不能自然愈合和反复发作的关键是内口和原发病灶的存在。肛瘘内口的清除与否和治疗成败关系是极其密切的。清除内口则意味着去除肠内污秽物质进入瘘管的必经孔道，杜绝肠内感染源继续污染的机会。隧道式主管拖线术在清除内口的同时，对主管道采用脱腐引流的方法以蚀管；隧道式支管拖线术对主管道采用切开引流或挂线疗法，有效地阻断了内口感染源，为支管的愈合创造了条件。对支管采用隧道式对口拖线引流，有效弥补了支管全部切开所造成的肛门周围组织破坏和切开缝合感染所致的不足，既保留了皮肤和黏膜桥，更避免肛周括约肌直接损伤，使肛门功能免受更大的破坏。管道脱腐需合理掌握拖线时间，若拖线保留时间过短，则坏死脓腐未净，残留于管腔，影响正常肉芽组织生长，使管腔难以愈合或愈后复发；而拖线保留时间过长，易造成异物刺激管壁，引起管壁纤维化、引流口部位上皮化，亦影响管腔的适时闭合。

隧道式拖线法术后伤口的处理往往关系到手术成败，正确的换药是保证创面顺利愈合的主要措施。换药关键在于保持伤口由基底部逐渐向表面愈合。应自创口基底部轻轻擦拭，然后以适量棉絮涂抹红油膏或生肌散嵌入创面。每隔数日做直肠指检可以扩张肛管，更可防止桥形粘连，避免假性愈合。其后在拆除拖线之后，以小型棉块或纱块垫压于患处，外用橡皮膏或绷带适度加压，使原来的空腔缩小、消失，皮肉黏合，最终达到促进伤口愈合的目的。这种压迫方法又称垫棉压迫疗法。该疗法是中医外科一种古老、传统的疗法。如《外科正宗》第149条记述了治疗痈疽内肉不合法："痈疽对口大疮，内外腐肉已尽，结痂时，内肉不粘连者，用软棉帛七八层，放疮上以绢扎紧，睡实数次，内外之肉自然粘连一片矣。有患口未完处，再搽玉红膏，其肉自平。"《外科证治全书》载绷缚法："凡阴疽溃后，敷贴药，外用绢帛四五层安盖上面，再用棉布八寸见方两块，四角用软棉纱细带钉之，以一块绷实患处，将带缚，所余一块预备洗涤上药时更换。不但无外邪乘袭，且使皮膜连属，融融然气血流畅，易生肌肉也。”垫棉压迫疗法由于采用适当的加压固定，可使瘘管管壁空腔皮肉密切接触，管腔发生粘连，促进管腔肉芽生长，最终愈合。

隧道式拖线术的作用原理是由于线的良好引流和标志作用，借助线的转动将提脓祛腐中药拖入管腔蚀管，同时由于线的异物刺激作用，引起瘘管周围组织与括约肌炎性反应而粘连固定，有利于创面的愈合。其与传统挂线法的最大区别在于，挂线法借助线（橡皮筋）的机械作用，箍勒瘘管壁、肌肉和黏膜组织，使之缺血坏死断裂，缓慢割开瘘管，切开与粘连固定同步进行，避免直肠环因锐性切割断裂而发生肛门失禁。但“挂线术”总体仍属于括约肌损伤手术方式。而隧道式拖线术强调保护肛周括约肌，特别是外括约肌基本不损伤肛门功能，具有瘢痕小、引流通畅等优点，是目前治疗肛瘘较好的办法。

3. 隧道式拖线术临床应用体会及展望

近十年来采用隧道式拖线术先后成功治愈600余例肛瘘患者，并通过多中心的随机对照研究，证明该方法与传统的切开引流手术方式相比，一次手术治愈率为98.4%，并能明显缩短患者愈合天数，降低住院总费用。生活质量问卷调查分析表明患者的手术满意度较高，术后括约功能恢复良好。但在临床实践中该方法应注意些问题：如对于管腔过大，或反复发作，特别是有潜在腔隙者，需重视术前检查，必须在完善的术前检查基础上，明确管道走向与位置，才能采用这种方法；如果病变组织浅，尚未达到损伤肛周肌肉组织层次，仅局限于皮肤及皮下组织，此方法优势不显著；对于走向位置过高，管道曲度过大的肛瘘，治疗中在引流和拆线后的垫棉压迫方面要求较高，需要治疗者有较高的专业技术能力，否则需谨慎使用此方法。同时医患沟通要充分，使患者能明确医者的意图，并予以严格执行，患者对治疗方案依从性的好坏，对治疗结果有较大影响。

目前，国内外众多学者在肛瘘的诊治过程中有了更深入研究，主要是围绕手术方式的改良与创新。报道治疗肛瘘的手术方法众多，如切开挂线对口引流术、旷置切开术、肛瘘剔除挂线术等，无不围绕消除瘘管与保护功能这一对矛盾。而对于肛瘘患者而言，术后肛门功能的保留程度是其更为关心的问题，肛门功能的完整与否将直接影响到患者的生活质量，有时甚至超过疾病本身所带来的痛苦。因而以微创和保护功能为手术设计原则的隧道式系列拖线手术方式不仅符合医学发展的潮流，还更易于被患者接受。在建立隧道式系列拖线手术方式，标准化技术操作，进一步明确手术方式适应证和禁忌证的基础上，该手术方式将有更大的应用空间。

（《上海中医药大学学报》2008年第22卷第2期第5～8页。）

隧道式拖线加内口切挂术治疗后位马蹄型肛瘘 46 例

马蹄型肛瘘多为括约肌间或经括约肌肛瘘。因瘘管管道、外口在皮下汇合成马蹄型或"U"型而得名。后位马蹄型肛瘘感染灶多由一侧坐骨直肠间隙通过肛管后深间隙波及对侧。典型的治疗过程需确认内口和瘘管，并逐个敞开或切除，不可避免将导致巨大裂隙状伤口，创面损伤大，愈合时间长。自 2001 年 10 月至 2003 年 9 月，上海中医药大学附属龙华医院肛肠科采用隧道式拖线加内口切挂术治疗后位马蹄型肛瘘 46 例。此方法为陆老根据中医"化腐生肌"的理论，在长期临床实践中继承脱管疗法之长所总结出来的肛瘘保留括约肌手术方式，效果较好。

1. 一般资料

46 例患者年龄 18～65 岁，平均 42.9 岁，其中男性 34 例，女性 12 例。病程 2 个月至 6 年。后位全马蹄型肛瘘 29 例，后位半马蹄型肛瘘 17 例。外口数目最多为 3 个，外口距肛缘最远距离为 6 cm。所有病例术前均常规肛周或腔内 B 超检查，初步探明瘘管管道走向。

(1) 手术操作方法：手术采用侧卧位或截石位，常规消毒铺巾，局部麻醉或鞍麻。术中以亚甲蓝染色并结合银质球头探针，沿瘘管探查管道走行方向、深度及内口的位置，明确管道与肛门括约肌的关系。打开肛管后深间隙，清除内口和感染的肛腺及邻近管道内的坏死组织，彻底清除内括约肌下脓肿，切开内括约肌和部分外括约肌，并配合刮匙搔刮。若探查管道走行越过肛管直肠环，内口位于肛管直肠环之上，则采用挂线处理内口及管道顶端。对于通向两侧的支管或支管较大呈空腔者，在支管末端向外根据肛门部皮纹走向作圆形隧道式开窗切口，切口应大于管腔横断面，以引流通畅为度，一般为 1 cm×1 cm 左右。以弯钳作钝性分离，如管壁较厚，可予以部分剪除。刮匙充分搔刮管道后，将 10 股医用丝线(国产 7-0)引入管道内，10 股丝线(此 10 股丝线即为拖线)两端打结，使之呈圆环状。放置在瘘管内的拖线应保持松弛状态，便于自由抽动。肛周多个支管可采用上述方法逐一处理。对于管道过长者，可采用分段拖线的方法。

(2) 术后创面处理：术毕次日起每日早晚或便后换药，每日 2 次。换药前先做局部清洁，以中药痔疾宁洗剂熏洗坐浴 20 分钟，水温控制在 35～40℃。换药时拭净瘘管、外口、创面及丝线上的脓腐组织，换药中用 0.9%生理盐水冲洗 2 次。将提脓祛腐中药八二丹、九一丹等放在丝线上缓慢拖入支管内蚀管。拖线蚀管时间一般为 10～14 天(视脓腐脱落的快慢而定)。自撤线开始之日起，控制排便2～3天，肛门周围配合压迫法，以使管腔粘连，闭合拖线处创面。

2. 结果

44例为一次性治愈，2例经一次扩创后治愈，总治愈率100%。疗程17～45天，平均(26±3)天。46例均未出现肛门变形、肛门狭窄、肛门自主功能失调、肛门失禁及严重的出血和感染等并发症或后遗症。

3. 注意事项

(1) 准确寻找并清除内口后位马蹄型肛瘘感染灶多由一侧坐骨直肠间隙通过肛管后深间隙波及对侧，故术中常需打开肛管后深间隙，清除内口和感染的肛腺及邻近管道内的坏死组织，并配合刮匙搔刮。若探查管道走行越过肛管直肠环，需配合挂线处理内口及管道顶端。

(2) 寻找衍生的支管采用隧道式对口拖线对支管及支管形成脓腔进行引流。通过拖线的拖动，将提脓祛腐丹粉拖入管腔，清除支管管壁及腔内的炎性和坏死组织，达"化腐"之功。

(3) 合理掌握拖线时间一般为10～14天，以管壁化脱，坏死组织和分泌物引流干净通畅为度。若拖线保留时间过短，则坏死组织和异物会残留于管腔，影响正常肉芽组织生长，使管腔难以愈合或愈后复发；而拖线保留时间过长，易造成异物刺激管壁，引起管壁纤维化、上皮化，亦影响管腔的适时愈合。

(4) 控便及压迫法的应用拆除引流拖线后，需控制排便2～3天，并配合压迫法，借用压垫之持久压力，使管道前后壁贴合，管腔组织得以向心性生长，最终使管腔粘连闭合。

(《上海中医药杂志》2004年第38卷第6期第32、33页。)

线管分期引流法治疗复杂性肛瘘的多中心随机对照临床研究

肛瘘尤其是复杂性肛瘘一直是肛肠外科难治性疾病之一，原因主要是其复发率高，且肛门结构和功能损伤大，目前公认的治疗方法主要是手术治疗。现今临床使用过或正在使用的手术手术方式不下几十种，包括肛瘘切开术、肛瘘切除术或切除缝合术、肛瘘切开挂线术等。传统的肛瘘切开引流术或挂线术对肛门结构和功能损伤较大，术后愈合时间长，复发率较高，并且常会造成肛门畸形、溢液，甚至肛门失禁等后遗症，严重地影响了患者的生活质量，这一问题已引起国内外学者的高度关注。针对因过度破坏肛门括约肌造成的肛门失禁等较为严重的并发症，临床上越来越重视肛门括约肌的保护。括约肌保留手术方式即是近些年来为避免肛门括约肌损伤、保护肛门功能而发展起来的一类手术方式，虽然并未完全解决上述问题，但已经体现了一种治疗理念——微创。

多年来，我们一直致力于"中医微创"理念的研究和探索。在中医学"药线引流""腐脱新生"的理论指导下，我们先后发明了"隧道式对口拖线引流法"和"主管拖线法"，并在临床中推广应用，取得了一定的临床疗效，在一定程度上达到了缩短疗程、保护肛周组织、保护肛门功能和维持肛门结构的目的。肛瘘内口的清除与否和治疗成败密切相关，清除内口意味着去除肠内污秽物质进入瘘管的必经孔道、杜绝肠内感染源继续污染瘘管的机会。对于复杂性肛瘘做到合理清除内口、保持引流通畅即可，不必全部切除瘘管支管，以致过度破坏肛门括约肌，这样也能达到治愈肛瘘、保护肛门功能的目的。

近十年来，我们应用"拖线引流法"治疗复杂性肛瘘，获得了满意的临床疗效。但在临床应用中可发现，创面引流后期，因拖线引流时间过长，不易彻底冲洗干净，且在拖动清洁拖线时，由于接触面较粗糙，容易加剧患者的疼痛，影响患者配合。因此，在治疗后期，采用单股软管拖线引流，较好地解决了上述问题，临床疗效满意。为进一步规范手术的技术操作，全面地明确本方法的确切疗效，运用线管引流法治疗复杂性肛瘘的临床有效性、安全性等采用随机、对照方法开展多中心的临床观察，以使该手术方式更加完善，并使其在临床得到进一步推广和应用。

1. 资料与方法

(1) 研究对象

1) 诊断标准参照《中医病证诊断疗效标准》中复杂性肛瘘的诊断标准。

2) 纳入和排除标准：① 纳入标准：年龄≥18 周岁且≤65 周岁，男女不限；符合复杂性肛瘘的诊断标准。② 排除标准：既往有肛门部其他手术史(肛周脓肿切开排脓除外)或外伤史者；2 个或 2 个以上内口者；管道(矢状面)高点位于齿线上≥8 cm 者；患有急、慢性腹泻或肛周湿疹等肛周皮肤病者；伴有消化道感染性疾病、精神病、糖尿病、严重心脑血管疾病、严重过敏、凝血功能障碍、直肠阴道瘘等疾患者，以及因特异性感染(结核、克罗恩病、溃疡性结肠炎等)或直肠肛管恶性肿瘤溃破而形成的肛瘘者；存在其他需要治疗的病变，此种治疗会影响或干扰肛瘘术后转归过程者；试验开始前 90 天内或与本试验同时参加另一项临床试验者；嗜酒或滥用药物者；肝功能受损害，ALT 或 AST 超过正常上限 3 倍者；肾功能已受损害者(血清肌酐＞120 μmol/L)；不愿合作的患者；孕妇或哺乳期妇女。

3) 病例来源：所有病例均为 2009 年 4 月至 2010 年 1 月在上海中医药大学

附属龙华医院肛肠科、上海市嘉定区中医医院肛肠科、上海市卢湾区香山中医医院肛肠科、上海市南汇区光明中医医院肛肠科初次手术的复杂性肛瘘住院患者。

（2）研究方法

1）样本含量计算：以治愈时间为效应值进行估算，按治疗组和对照组 1∶1 分配，拟定每组样本量为 90 例。

2）反应指标：① 住院时间。② 治愈时间。③ 住院费用。④ 手术前后生存质量评价，采用简明健康生存质量量表（short form－36 health survey questionnaire，SF－36）。该量表共 36 个条目，包括生理功能、生理角色功能、疼痛、社会功能、心理健康、情绪角色功能、活力、总体健康等 11 个方面，对每个项目进行评分，最后计算总分，以此来评价患者的生存质量，比较两组患者在治疗前、治疗后及随访 6 个月后的生存质量情况。⑤ 安全性评价，记录所有患者的不良反应事件。

（3）治疗方案

1）治疗组：采用线管分期引流法治疗。

A. 内口与主管的处理：以银质球头探针自肛瘘外口处探入，左手食指放入肛管直肠内协助探查。探明内口的位置后，将银质球头探针从内口穿出，贯通内外口。低位复杂性肛瘘主管予以切开引流；高位复杂性肛瘘主管予以低位切开引流与高位旷置引流相结合。

B. 支管、潜腔的处理：术中探查支管、潜腔，拟采用拖线部位以球头探针贯通后，将多股医用丝线（国产 7－0）引入管道内，丝线两端打结，使之呈圆环状。放置在瘘管内的整条丝线应保持松弛状态。

C. 拖线术操作（图 1）：

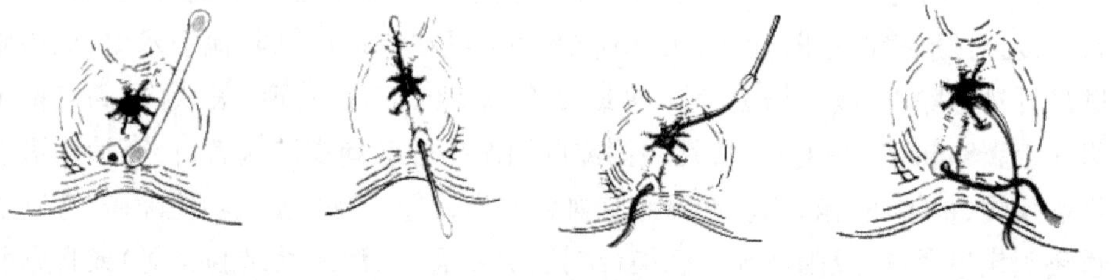

图 1　拖线术操作

拖线粗细的界定：一般多采用 10 股医用 7－0 丝线。管道腔径＞1 cm，或欲拖线部位为非管道状结构，呈残腔状不规则结构，为达到最佳引流效果，可以增加丝线股数。

拖线长度的界定：一般建议拖线在管道内的长度应以≤5 cm 为宜。若欲拖线部位管道长径＞5 cm，建议将管道截断，分别予以拖线处理。

拖线深度的界定：根据管道走形，拖线术适用于各种解剖层次和深度的瘘管。

拖线保留时间的界定：根据专科医生的临床经验判断，包括观察局部肉芽组织色泽(应新鲜红活)、分泌物的性状(应呈清亮透明黏稠状态)。

拆除拖线前的准备工作：应贯穿整个治疗过程中，包括术中引流切口的设计、换药过程中创口的观察与处理。准备拆除拖线前建议行结肠水疗，控制排便。将拖线段管壁以刮匙充分搔刮，以创面新鲜出血为度。

垫压法的应用要点：应根据管道走行方向受力并坐压。一般需坐压3天左右(每日坐压时间应>5小时)，在此过程中应控制排便。

D. 术后创面处理：术毕次日起每日早晚或便后换药，每日2次。换药前先做局部清洁，熏洗坐浴20分钟，水温控制在35～40℃。生理盐水冲洗管道后，丝线上撒敷脱腐丹药，拖动丝线，将丹药引入管道脱腐并引流。术后第8天(冲洗液较清，无脓腐等坏死组织混杂)拆除丝线，改用旷置单股8孔一次性静脉输液针软管(使之呈环状)引流。后期拆除引流软管，棉垫包扎，宽胶布加压固定，外置沙袋创面坐压，至创面愈合。主管道创面采用常规换药。

2) 对照组：低位复杂性肛瘘采用切开法，高位复杂性肛瘘采用切开挂线法。

A. 内口的处理：① 低位：以银质球头探针自肛瘘外口处探入，左手食指放入肛管直肠内协助探查。探明内口的位置后，将银质球头探针从内口穿出，贯通内、外口，内口及主管道予以切开引流。② 高位：沿肛瘘走向，从肛瘘外口切除瘘管至肛管直肠环下缘。清除齿线感染灶及原发内口。沿直肠环上方肛瘘方向，用硬质槽针在肛管直肠环上用力刺出，形成一个人造内口。以银丝探针为诱导，将橡皮筋从肛管直肠环上的人造内口处穿出，拉紧后用丝线结扎固定。

B. 支管、潜腔的处理：对于支管、潜腔原则上予以全部切开引流(多支管或支管过大、过长者予以分期分段处理)。

C. 术后创面处理：术毕次日起每日早晚或便后换药，每日2次。换药前先做局部清洁，熏洗坐浴20分钟，水温控制在35～40℃。初期(一般为术后2周内)用消毒红油膏纱条填入创面中；后期用生肌散棉嵌入，至创面愈合。

2. 结果

(1) 病例分布情况：根据研究方案共入组患者180例，FAS人群为180例。其中治疗组90例，男性81例，女性9例；年龄18～65岁，平均(41.86±12.82)岁；低位复杂性肛瘘42例，高位复杂性肛瘘48例。对照组90例，男性79例，女性11例；年龄18～65岁，平均(42.59±12.81)岁；低位复杂性肛瘘44例，高位复杂性肛瘘35例。两组患者的性别构成、年龄、病情等一般资料比较，差异无统计学意义($P>0.05$),具有可比性。入组后发现,治疗组85号患者入组时血清肌酐为148.60 μmol/L(>120 μmol/L),违背试验方案,故予以剔除。最终有效病例为179例,纳入PPS数据集,进行疗效和安全性评价。

(2) 住院时间比较:治疗组的住院时间平均为(25.07±7.23)天,对照组的住院时间平均为(28.62±9.22)天。治疗组的住院时间较对照组明显缩短,其差异具有统计学意义($t=2.88$, $P<0.05$)。

(3) 治愈时间比较:治疗组的治愈时间平均为(32.22±11.07)天,对照组的治愈时间平均为(38.69±8.44)天。治疗组的治愈时间较对照组明显缩短,其差异具有统计学意义($t=4.42$, $P<0.05$)。

(4) 住院费用比较:治疗组的住院费用平均为(9 416.7±38 850)元,对照组的住院费用平均为(10 303.0±3 717.5)元。治疗组的住院费用较对照组明显减少,其差异具有统计学意义($Z=2.837\,0$, $P<0.05$)。

(5) 生存质量积分比较:治疗后,两组患者的生存质量积分较治疗前均显著增加,其差异具有统计学意义($P<0.05$);而两组间的生存质量积分比较,其差异不具有统计学意义($P>0.05$)。

(6) 安全性评价各中心患者均无不良事件发生。

3. 讨论

肛瘘是常见的肛门直肠疾病,在我国占肛肠病发患者数的1.67%~3.6%,在国外占8%~25%。肛瘘的治疗特点在于依靠药物疗法难以达到治愈目的,且自愈的可能性极小,普遍认为手术治疗是根治肛瘘的最主要也是最有效的方法,尤其是复杂性肛瘘的治疗。随着专科技术水平的提高,复杂性肛瘘的治愈率呈逐年增高之势,但临床医生多片面追求手术根治而忽视肛门功能保护的现象较为普遍,以至于术后患者的便失禁率高达82%。因此,如何选择肛瘘手术方式以及最大限度地保护肛门内外括约肌成为肛瘘治疗中的关键问题,这也是现代外科微创理念的具体体现。

线管分期引流法是在拖线疗法治疗复杂性肛瘘的基础上,不断总结经验,反复探索形成的较为完善的治疗复杂性肛瘘、保护肛门括约肌、保护肛门功能的手术治疗方法。手术治疗过程中,通过处理内口组织以截断感染源,低位复杂性肛瘘主管予以切开引流,高位复杂性肛瘘主管予以低位切开引流与高位旷置引流相结合,支管不予切除以或切开。早期采取拖线引流使创面脓腐引流顺畅;后期创面肉芽新鲜后,予以更换软管,引流的同时减轻拖动丝线造成的痛苦。

本研究结果显示:与采用切开术的对照组相比,线管分期引流法治疗复杂性肛瘘在住院时间、治愈时间、住院费用方面，均具有明显的优势($P<0.05$)，提示线管分期引流法能够明显缩短疗程，减轻患者的经济负担。此外，线管分期引流法还能够较好地保护肛门的功能，提高患者术后的生活质量。

线管分期引流法治疗复杂性肛瘘是一种较为完善的手术手术方式。临床证明，该手术方式痛苦小、术后创面损伤小、愈合周期加快，有效地避免了肛门失禁、肛门狭窄及肛门畸形等并发症发生，提高患者的生存质量。

(《上海中医药大学学报》2011 年第 25 卷第 6 期第 38～43 页。)

置管引流术治疗高位肛瘘 21 例临床分析及若干问题探索

肛瘘是肛肠外科临床常见病、多发病，是肛周皮肤与直肠肛管之间的慢性、病理性管道。如不及时治疗有反复发作和病情复杂化的可能。尤其是高位肛瘘具有病变部位高且深(病灶累及或超过肛管直肠环)，瘘管数目不定且走行多变，内口或外口缺如不易辨认等诸多临床特点，临床表现常隐蔽不易发现，形成长期病变过程，因此在诊断和治疗上远较低位单纯性肛瘘困难。肛瘘通常是由于肛门直肠周围脓肿破溃或切开引流后形成，主要与肛腺感染有关，又称为“腺源性肛瘘”。但临床上有部分病例与肛腺无直接联系，主要因肛门直肠损伤、肛裂并发肛瘘、结核性肛瘘和克罗恩病肛瘘等，即内口不在肛腺处，甚至无内口，称为“非腺源性肛瘘”。

为避免手术操作对肛门形态和括约功能不同程度的损害及术后造成各种后遗症或并发症，如肛门缺损畸形、肛门狭窄、肛门不同程度失禁或迁延不愈等，减少复发，探索疗效可靠、安全微创的方法，上海中医药大学附属龙华医院肛肠科从 2009 年 3 月起采用“置管引流术”治疗 21 例“非腺源性”高位肛瘘，取得初步疗效。

1. 资料与方法

(1) 一般资料：本组 21 例高位肛瘘患者，其中男性 13 例，女性 8 例；年龄最小 25 岁，最大 63 岁，平均(43.22±3.12)岁；病程最短 15 个月，最长 62 个月，平均(31.14±5.56)个月。瘘管的形态呈直瘘或弧形型 11 例，空腔型 4 例，分叉型(多管型)4 例，蹄铁型 2 例。

全部病例术前完成全结肠镜检查，排除肿瘤性肛瘘和克罗恩病肛瘘；行肛门周围和直肠腔内超声、CT 或 MRI 等检查，了解瘘管数量范围、分布走行和与肛门直肠及括约肌的关系。

(2) 治疗方法

1) 麻醉与染色：通常采用腰麻、膀胱截石位。消毒扩肛后，从肛瘘外口注入亚甲蓝稀释液染色，使得相通的瘘管着色标记，并确认肛门直肠内无染色剂(无自然内口)显影。

2) 瘘管处理：参照影像资料和着色标记逐个探寻瘘管，搔刮残留的脓腐、坏死组织，祛除部分瘘管壁，打开组织间隔，贯通腔道，过氧化氢冲洗 2 遍。

3) 引流胶管的放置：依瘘管形态和走行，选用合适的引流管，如直瘘或弧形状瘘选直型胶管(T 管剪去上端部分)，如为分叉状瘘(或蹄铁型)选 T 型胶管，如成空腔状瘘选花蕊型导尿管。胶管的粗细，通常有 10～28 号，一般以可适度转动为度，以过氧化氢冲洗，以引流通畅为好；在肛门外周将胶管与皮肤缝合固定，防止脱落。检查创面无活动性出血，油纱填塞，包扎固定。

4) 术后处理：术后常规预防性广谱抗生素使用 3 天，如创面大、分泌物臭秽污浊、发热者可联合使用抗生素或延长使用时间。便后或换药前熏洗坐浴，余症均对症处理。

5) 术后冲洗：术后第 2 天起，早晚 2 次冲洗换药，一般冲洗液以生理盐水为主，如引流物臭秽量多则可加用甲硝唑液或低浓度过氧化氢冲洗。

6) 拔管与坐压：一般冲洗引流 2 周拔管，如瘘管过深或多次手术者，可放置 3 周左右拔管。拔管前可配合超声、CT 或 MRI 检查，以观察创腔缩小情况；同时拔管后配合垫棉压迫疗法以加速创腔闭合。

2. 结果

20 例患者均一次性治愈，治愈率为 95.24%；1 例经二次扩创后愈合。最长随访时间为 13 个月，均无复发；经手术前后影像资料对比和肛门直肠压力测定，全部病例肛门形态和功能均良好。

3. 讨论

(1) 置管引流术的适应证：主要适用于无明显肛腺感染和内口，且瘘管长度≥8 cm 的“非腺源性”高位肛瘘。基本原则是打开部分组织间隔，贯通腔道，使引流的瘘管简单化、通畅化。此类肛瘘如采用简单的切开(切除)，往往创面过深过大，尤其是肛门功能损害极大；如采用在最薄弱处橡皮筋挂线(实挂)，虽然可避免肛门括约肌的突然损害，但由于没有发现自然(原发)内口，随意性和盲目性较大，复发率仍居高不下。

(2) 旷置与置管：旷置引流通常是采用祛除坏死组织、剔除瘘管和扩大外口，并通过换药使得瘘管创面逐步愈合，其主要优点是不直接切开或切除肛管直肠内较深的管道、括约肌组织，但必须适度扩大外口(一般外口与管道深度比不应≤1∶3)，尤其难以保持原位引流(尤其注意分叉、弧形时)，避免死腔积液残留；置管引流基本操作思路与旷置引流相仿，但可保持原外口大小(一般不需扩大外口)，通过放置的胶管冲洗、引流，祛除坏死组织和积液，降低换药时的疼痛和难度，实现原位引流。

(3) 引流管的选择与固定：选择引流管的大小、形状和放置具体位置是本手术方式的核心问题，基本原则：引流管的长度一般为瘘管的 2 倍；直径可以选择，两侧各预留 0.2～0.3 cm，以可适度转动为度，便于积液和冲洗液外流；引流管的形状如直瘘或弧形状瘘选直型胶管，分叉状瘘选 T 型胶管，空腔状瘘选花蕊型导尿管。引流管放置位置应结合术中探查、术前影像学资料(腔内超声、CT、MRI)和经验确定。引流管的固定在置管早期尤为重要，一般可在外口远端 2 cm的肛周皮肤和与胶管接近处各缝合 1 针，打结固定，防止松脱(无效引流)或过度移动(增加疼痛)。

(4) 冲洗要点：多采用生理盐水配合注射器(20 mL 为宜)和医用冲洗针头反复在胶管内外缓慢冲洗，以冲洗液清澈为度，一般用量为 100～200 mL。如坏死组织较多、臭秽污浊者，可加用 10%过氧化氢、甲硝唑液冲洗。冲洗后尽可能回抽、吸干，并鼓励患者多直立缓行，避免积液残留，成为新的感染源。

(5) 关于拔管的时机：当患者的症状、体征好转，冲洗液持续清澈，创面肉芽新鲜时可拔除胶管，时间一般为 2 周。如瘘管深大、走行曲折、多次手术者，建议放置 3 周。并可结合临床和影像学资料(腔内超声、CT、MRI)，明确掌握管腔闭合和肉芽充填情况，确定拔管时间。

(6) 搔刮与药线：拔管后如管腔闭合缓慢、肉芽松浮灰暗或上皮内卷纤维化时，应酌情搔刮修剪，以祛除不洁组织，刺激新鲜肉芽生长，预防盲瘘形成。如有少量分泌物时，可配合中药药线引流。

(7) 前景与方向：现代研究证明，肛管外括约肌的完整性、内括约肌反射的完整性、肛门局部上皮电生理感觉，以及瘢痕组织引起的肛管缺损是影响肛门节制功能的主要因素。因此如何选择肛瘘手术的方式，最大限度保护肛门内、外括约肌，减少瘢痕组织引起的肛管缺损，已成为肛瘘治疗中至为关键的一步。括约肌保留手术方式是为避免肛门括约肌损伤，保护肛门功能而发展起来的一类手术方式，虽然并未完全解决上述问题，但已经体现了一种“微创”的治疗理念。本研究由于临床观察和研究的时间有限、样本量还不足，没有系统、全面的随机对照试验，仅为一种探索和实践，但已显示出临床的可操作性和微创性，有乐观的运用前景。

(《上海中医药大学学报》2010 年第 5 期第 36～38 页。)

拖线置管术治疗高位复杂性肛瘘临床研究

高位复杂性肛瘘的微创治疗是国内外肛肠学科研究的热点。上海顾氏外科流派陆金根教授创立拖线疗法用以治疗复杂性肛瘘；曹永清教授在置管术治疗肛周脓肿的基础上，将其拓展到高位肛瘘的治疗，不断丰富中医微创治瘘体系。近年来顾氏外科流派应用拖线术与置管术相结合治疗高位复杂性肛瘘疗效显著，本次研究采用前瞻性、随机、对照的试验设计方案，以经典切开挂线术为对照，评价其有效性及安全性。

1. *临床资料*

(1) 病例选择

1) 诊断标准：依据2010年国家中医药管理局22个专业95个病种《肛肠中医诊疗方案》及《黄家驷外科学》Parks分类标准，瘘管有两条以上，管道位于肛管直肠环以上，有两个以上内口或外口；分为括约肌间、经括约肌、括约肌上、括约肌外4型。

2) 纳入标准：① 符合高位复杂性肛瘘诊断标准。② 符合括约肌间型或经括约肌型肛瘘。③ 年龄在18～65岁之间，男女不限。④ 签署知情同意书。

3) 原有肛门部手术或外伤史。患有急、慢性腹泻或肛周湿疹等肛周皮肤病者。伴有消化道感染性疾病、精神病、糖尿病、严重心脑血管疾病、严重过敏、严重肝肾功能不全、凝血功能障碍、孕妇、直肠阴道瘘以及因特异性感染(结核、克罗恩病、溃疡性结肠炎等)或因直肠肛管恶性肿瘤溃破而形成的肛瘘。

4) 剔除标准：手术中发现有2个内口，或括约肌外形、括约肌上方型的复杂性肛瘘。

(2) 病例来源：2012年12月至2013年11月上海中医药大学附属龙华医院肛肠科初次手术住院的高位复杂性肛瘘患者76例。治疗组(拖线置管术)与对照组(切开挂线术)1∶1匹配，每组38例。考虑高位复杂性肛瘘分类及时间因素可能对结局指标的影响，将复杂性肛瘘分为括约肌间型和经括约肌型2层，采用分层区组化随机。

2. *治疗方法*

(1) 麻醉方法：全部观察病例采用腰麻。

(2) 手术方案：治疗组采用拖线置管术，以银质球头探针自肛瘘外口处探入，从内口穿出，贯通内外口；将内口以下的黏膜及括约肌切开至肛缘；走行于内口上方的瘘管或空腔，根据瘘管形状或空腔大小放置合适的引流管并在肛缘缝合固定；齿线下的低位支管、潜腔，采用拖线处理，将10股医用丝线(国产7-0)引入管道内，丝线两端打结，使之呈松弛圆环状；术毕次日起换药每日2次，换药时生理盐水冲洗引流管及拖线管腔。根据腔道大小和脓腐脱净速度，在术后10～14天复查肛周B超，排除残腔积脓后可拔除引流管，拆除拖线。对照组采用切开挂线术，以相同方法探明瘘管；内口与瘘管顶部之间的管道或空腔，采用橡皮筋挂线处理；对于支管、潜腔予以全部切开引流；术毕次日起换药每日2次，换药前先做局部清洁，换药予以消毒凡士林纱条填入创面。

3. 观察指标

(1) 主要疗效指标：① 治愈时间：自手术当天至创面完全愈合所需时间。② 内外括约肌缺损长度：通过SIEMENS AVANTO 1.5T磁共振成像仪检测获得。扫描序列包括：T1WI、T2WI、PDWI、T2WI-FS序列。横轴位垂直于肛管，冠状位平行于肛管，层后4 mm，无间距扫描。内括约肌缺损长度为内括约肌与外括约肌重叠部分中的缺损长度。外括约肌缺损长度为从外括约肌皮下部始，到见到"U"型耻骨直肠肌止区域中缺损的长度。

(2) 次要疗效指标：① 治愈率：疗效评价标准参考2010年国家中医药管理局22个专业995个病种《肛肠中医诊疗方案》。② 复发率：随访至愈合后6个月，复发病例占接受治疗各组病例的比例。② 疼痛积分统计：结合视觉模拟疼痛评分法(VAS)评分，根据程度轻重分为无(VAS评分0～2分)、轻(VAS评分3～5分)、中(VAS评分6～8分)、重(VAS评分>8分)4级，分别计0分、1分、2分和3分。手术当天(术后6小时)、术后第1天、第7天、第10天、第14天记录。

(3) 安全性评价指标：① Wexner量表评估评估肛门功能，从干便、稀便、气体、需要衬垫、生活方式改变5方面记录失禁情况。0分，从不；1分，很少(每月少于1次)；2分，有时(每月超过1次且每周少于1次)；3分，常常(每周超过1次但每天少于1次)；4分，总是(每日超过1次)。分别在术前、愈合时、愈合后3月时进行评估。② 不良事件。

4. 结果

(1) 入组情况：本次试验共收集临床病例76例，手术中发现治疗组有2例分别属于括约肌外形和括约肌上方型，对照组中有2例有2个内口，予剔除。有效病例72例。治疗组、对照组各36例。其中括约肌间型23例，治疗组11例，对照组12例；经括约肌型49例，治疗组25例，对照组24例。

(2) 一般情况：治疗组36例患者，其中男性28例，女性8例；年龄平均(42.88±12.11)岁；病程平均(22.4±31.71)月；内括约肌长度平均(13.33±

3.94)mm，外括约肌长度平均(21.56±4.61)mm；Wexner量表总积分为(3.92±1.25)分。对照组36例患者，其中男性33例，女性3例；年龄平均(39.00±13.54)岁；病程平均(15.64±22.03)月；内括约肌长度平均(14.33±3.22)mm，外括约肌长度平均(22.22±3.99)mm；Wexner量表总积分为(3.89±1.06)分。两组资料差异无统计学意义($P>0.05$)，具有可比性。

(3) 主要疗效分析

1) 创面愈合时间：治疗组创面愈合时间为(36.41±2.37)天，对照组创面愈合时间为(44.65±2.37)天，两组资料比较差异有统计学意义($P<0.05$)。

2) 术后内、外括约肌缺损长度：治疗组内括约肌缺损长度平均(4.50±2.44)mm，对照组内括约肌缺损长度平均(10.00±2.65)mm，两组资料比较差异有统计学意义($P<0.05$)。治疗组外括约肌缺损长度平均(8.75±3.86)mm，对照组外括约肌缺损长度平均(15.41±3.13)mm。两组资料比较差异有统计学意义($P<0.05$)。

(4) 次要疗效指标

1) 治愈率：治疗组36例患者一次手术治愈32例，未愈4例，治愈率88.89%；对照组一次手术治愈34例，未愈2例，治愈率94.44%；两组治愈率差异无统计学意义($P>0.05$)。治疗组4例未愈患者经二次扩创后治愈；对照组2例未愈患者中，1例经二次扩创后治愈，1例经二次扩创后仍未愈，予药线引流。

2) 复发率：治疗组治愈患者中32例，对照组治愈患者中34例随访6个月均未复发。

3) 疼痛：术后6小时治疗组疼痛1分29例，2分7例，对照组1分32例，2分4例，差异无统计学意义($P>0.05$)。术后第1天治疗组疼痛0分2例，1分28例，2分6例，对照组1分30例，2分6例，差异无统计学意义($P>0.05$)。术后第7天治疗组疼痛1分7例，2分23例，3分6例；对照组2分30例，3分6例，差异有统计学意义($P>0.05$)。术后第10天治疗组疼痛1分14例，2分20例，3分2例；对照组1分7例，2分23例，3分6例，治疗组疼痛程度轻于对照组，差异有统计学意义($P<0.05$)。术后第14天治疗组疼痛0分15例，1分21例；对照组0分15例，2分24例，差异无统计学意义($P>0.05$)。

(5) 安全性评价

1) 不良事件：发热超过38℃以上者中，治疗组发热1例，对照组发热2例，均由感冒引起，口服酚氨咖敏(克感敏)后缓解。与本次研究无因果关系。

2) 组间愈合时及愈合后3月时Wexner量表评估：愈合时治疗组Wexner量表总积分0分29例，大于0分3例；对照组0分29例，大于0分5例。愈合后

3 月时治疗组 Wexner 量表总积分 0 分 30 例，大于 0 分 2 例；对照组 0 分 29 例，大于 0 分 5 例。组间比较差异均无统计学意义（$P>0.05$）。

3）组内术前与愈合时、愈合后 3 月时 Wexner 量表评估：考虑 Wexner 量表中"需要衬垫"及"生活方式改变"的影响因素较多，排除这两项积分，仅统计"干便""稀便""气体"分数。治疗组术前 Wexner 量表积分 0 分 30 例，大于 0 分 2 例；愈合时 0 分 29 例，大于 0 分 3 例；愈合后 3 月时 0 分 30 例，大于 0 分 2 例。对照组术前 Wexner 量表积分 0 分 31 例，大于 0 分 3 例，愈合时 0 分 29 例，大于 0 分 5 例；愈合后 3 月时 0 分 29 例，大于 0 分 5 例。组内比较差异无统计学意义（$P>0.05$）。

5. 讨论

高位复杂性肛瘘是肛肠学科难治性疾病，西医学认为其病灶超过肛管直肠环以上，肛管直肠环由耻骨直肠肌、外括约肌深部、内括约肌、联合纵肌纤维组成，手术中如果完全切断此环，将导致肛门失禁。我国古代医家亦有相同观点，清代陈士铎著《洞天奥旨》中记载"痔易治而漏难治也……其皮肉横中有直，正中有斜，一经破损，难于生合……"，《疡医大全》记载"夫肛门之肉，不比他处，肛门之皮，亦不比他处，他处肌肉非横生即直生，惟肛门肌肉有纵有横，最难生合，况大便不时出入，加以刀针挂线是已伤又伤，安能遽长皮肉乎！"，由此可见高位复杂性肛瘘病灶穿行于肌肉之间，常跨度大且不在一个平面，故术后愈合缓慢；同时，如果手术不慎，肛周肌肉组织受到破坏，肛门功能就会受到影响。因此，高位复杂性肛瘘的治疗一方面在于疾病的治愈；另一方面在于肛门功能保护。国内外的手术治疗目前仍以挂线法为主。

上海顾氏外科流派长期致力于该病的中医微创治疗。陆老认为该病的病机是"正气不足邪毒未尽"，关键环节在于"气血瘀阻经络"，病变坏死组织难以自身消融、吸收，在机体免疫力低下的状态下必然反复继发感染，必须手术治疗。基于中医学"腐脱肌生"的理论，他在顾氏外科原挂线术、切开术、药线法的基础上，"以线代刀"，创立"拖线疗法"治疗复杂性肛瘘，尤其适用于多支管类型。置管术源于传统中医外治法铜管引流术，古代记载置管术是应用于脓肿引流中，《医门补要》曰"其管以薄铜卷如象筋粗式，长二寸余，要中空似细竹，紧焊，其缝一头锉平，一头锉斜尖式，用时要尖头插患孔内，少顷则脓自管中射出如箭"。现代临床亦主要应用于脓肿治疗。曹永清教授将置管术应用于高位肛瘘治疗，使得高位管腔引流充分，又避免了经典挂线术对肛周肌肉的可能造成的损伤。

近年来肛周 MRI 检查作为肛瘘诊断的金标准应用于临床，MRI 影像可以明确显示病灶范围及其与肛周肌肉组织的关系，故本次研究在患者术前和术后进行肛周MRI检查，并测量内、外括约肌的长度及缺损长度，使得拖线置管术治疗高位复杂性肛瘘对肌肉损伤的评估更客观化。测量中也发现内括约肌和外括约肌起始有明显界限，但终端无法明显区分。本次测量内括约肌长度按照与外括约肌重叠部分长度计算；外括约肌长度按照从外括约肌皮下部始，到见到"U"型耻骨直肠肌止。测量结果可能和解剖学中内、外括约肌的定义稍有偏差，但这段区域对指导手术有重大指导意义。此外，有文献报道耻骨直肠肌是肛管直肠环重要组成之一，同时也是肛提肌的组成之一，耻骨直肠肌与外括约肌深部很难区分；也有文献报道，将耻骨直肠肌与肛提肌分列，认为其位于外括约肌上方，其上缘与肛提肌相连，可区分；故耻骨直肠肌的长度在测量上存在争议，本次研究未进行测量。此次研究术前测得的内、外括约肌的长度与文献报道的内括约肌高度(1.72±0.01)cm；外括约肌长度男性(24.02±3.62)mm，女性(26.84±2.71)mm数值近似，且两组数据具有可比性。术后两组数据比较显示治疗组内、外括约肌的缺损长度均短于对照组，有统计学意义。由此可见拖线置管术对内、外括约肌的损伤小于切开挂线术，对肛门功能的保护更好。

综上所述，拖线置管术治疗高位复杂性肛瘘使得肛门部的瘘管引流立体化，并保持引流状态，促脓腐组织排出，配合术后冲洗，疏通经络，调整局部气血运行；线与管放置于病灶腔内，相关组织无损伤，手术创伤能达到最小损伤，能最大限度地保护肛门内、外括约肌，从而保护肛门功能。该疗法具有治愈时间短，内、外括约肌损伤少，术后疼痛轻的优势，充分体现了微创治瘘的理念，值得进一步的推广研究。

(《世界中医药》2015年第10卷第9期第1347～1350页。)

低位切开高位扩创引流治疗高位复杂性括约肌间肛瘘的临床观察

高位复杂性肛瘘是肛肠科难治的疾病之一。目前常用的低位切开高位挂线术、切开术、切开缝合术临床治疗难度大，治疗周期长，术后易复发，特别是高位管道的处理对肛门形态及功能均有影响。上海中医药大学附属龙华医院肛肠科采用低位切开、高位扩创引流的方法治疗高位复杂性括约肌间肛瘘，充分保留齿线以上肛管的完整性，取得满意的疗效。

1. *资料和方法*

(1) 临床资料：62例患者均为1998年2月至2004年7月上海中医药大学附属龙华医院住院患者，诊断标准参照1995年国家中医药管理局颁布实施的

《中医病证诊断疗效标准》，选取 Parks 分类法中具有高位括约肌间肛瘘者。其中男性 49 例，女性 13 例；年龄 23～66 岁；病程 1 年以内 27 例，1～5 年 29 例，5～10 年 4 例，10 年以上 2 例。

(2) 治疗方法：62 例患者依序随机分为治疗组和对照组，各 31 例。均采用局部麻醉或硬膜外麻醉，取截石位，常规消毒铺巾手术。

1) 治疗组：用亚甲蓝双氧水溶液染色，初步确定内口的位置。以银质探针从外口探入，探明低位管道的走向及内口的位置，在对应于内口处做放射状引流切口，切开内口及主管道。采用低位切开或隧道式对口引流或切除缝合法处理低位支管道。探查齿线上括约肌间管道及高位盲端，用刮匙进行充分的搔刮，尽可能刮除管腔内的坏死组织和管壁组织，以血管钳钝性扩张管道，以能顺利置入引流纱条为度。如果高位盲端空腔较大，可适当扩大引流通道，以利空腔的充分引流。术后以八二丹红油膏纱条引流 3～5 天，再以红油膏纱条根据上端管腔内肉芽组织充填情况，渐次退出引流，直至创口愈合。

2) 对照组：低位管道的处理同治疗组。探查齿线上括约肌间管道及高位盲端，用刮匙进行充分的搔刮，尽可能刮除管腔内的坏死组织和管壁组织，用硬质探针探入，自管道盲端向直肠内进行人为造口，以橡皮筋挂线。术后以八二丹红油膏纱条引流 3～5 天，再以红油膏纱条引流，橡皮筋 7～10 天脱落，继续换药，直至创口愈合。

(3) 观察方法：观察两组临床疗效、治愈时间、齿线上肛管形态、肛门括约肌功能。疗效评定参照 1995 年国家中医药管理局颁布的《中医病证诊断疗效标准》。肛门括约肌功能判断标准：术后干稀便及气体完全能自控为良好；术后稀便及气体不能自控为轻度失禁；术后成形便不能自控为完全失禁。

(4) 统计学方法：计数资料用方差分析，计量资料用 t 检验。

2. 结果

(1) 临床疗效：治疗组 31 例中，28 例(90.3%)一次治愈，2 例再次手术后治愈，1 例好转；对照组 31 例中，30 例(96.8%)一次治愈，1 例再次手术后治愈。两组治愈率比较，无显著性差异($P>0.05$)。

(2) 治愈时间及肛门功能恢复：治疗组一次治愈时间为(30.3±4.5)天；齿线上肛管形态完整 31 例：肛门括约肌功能良好 29 例，轻度失禁 2 例。对照组一次性治愈时间为(40.6±6.2)天；齿线上肛管形态完整 10 例，钥匙孔样畸形 21 例；肛门括约肌功能良好 22 例，轻度失禁 9 例。两组治愈时间、齿线上肛管形态比较有非常显著性差异($P<0.01$)，两组肛门括约肌功能比较有显著性差异($P<0.05$)，即治疗组的治愈时间短于对照组，且其肛管形态及功能的恢复优

于对照组。

3. 讨论

高位复杂性肛瘘由于病变位置高，管道多弯曲复杂，常有支管和深部死腔，治疗上难度较大，有学者称之为难治性肛瘘。其主要致病原因是肛腺感染，细菌及脓液经联合纵肌纤维扩散，引起坐骨直肠间隙、骨盆直肠间隙、直肠后间隙及高位肌间脓肿。脓肿破溃或切开后反复不愈合而形成高位复杂性肛瘘。高位括约肌间肛瘘即为高位复杂性肛瘘之一。

目前手术是治疗肛瘘的唯一可靠的办法。通常认为，肛瘘手术成败的关键在于切除内口和消除管道内端。但是高位肛瘘难治的另一个关键在于正确处理高位管道及深部死腔，避免同时损伤肛门周围全部括约肌。Shafik 认为，肛门周围全部括约肌可分为 3 个肌襟，即基底襟、中间襟和尖项襟。肛门自制功能可由任何一个肌襟来维持，只有 3 个肌襟同时受损，才会导致肛门失禁。由于高位肛瘘低位切开已经损伤基底襟和中间襟，传统的高位挂线虽然能减轻尖顶襟的损伤，避免完全性肛门失禁，但是轻度失禁或锁眼畸形不能完全避免。因此，在治疗高位肛瘘时应尽量保护失顶襟亦即肛管直肠环，防止肛门失禁。有人采用在直肠壁上进行人为造口，给予橡皮筋虚挂的办法来避免直接损伤肛管直肠环。而采用高位浮线的方法，如果管道不能愈合，则会增加原有疾病的感染途径，特别是原有慢性腹泻的患者，粪水更可以通过人为内口而进入管道中，从而加重原有疾病的感染。

肛管是消化道压力最高的部位，肛周肌肉被联合纵肌包绕成为括约肌复合体，其持续地收缩影响了肛瘘管道的引流，进而影响了高位管道和深部死腔的愈合。而位于肛管高压区外的管道，即肛提肌上或括约肌外的管道，都比较容易愈合。因此，高位管道及死腔的引流是高位肛瘘治疗的难点。在肛管高压区的持续通畅引流，是保证高位管道及深部死腔愈合的有利条件。通过持续通畅的高位引流，不但可以避免对肛管直肠环的直接损伤，又能治愈高位肛瘘。

高位肛瘘低位切开、高位引流法将高位括约肌间肛瘘简化为低位肛瘘和高位括约肌间瘘管。低位肛瘘按常规手术方式给予切开引流，去除肛瘘的内口、主管道。如为低位复杂性肛瘘，可对弯曲的管道或支管给予切开引流或对口隧道式引流或切除缝合。将高位瘘管给予充分的搔刮。如管道细小狭窄，可给予钝性扩创，扩大管腔，以容易地放入引流纱条为宜。纱条上可放置具有祛腐脱管作用的八二丹，以利于高位盲端瘘管壁组织的去除，既暴露又助生肉芽组织，为肉芽组织填充管腔提供条件。通过低位切开内口及主管道，弯曲管或支管处在肛管高压区外，解决了低位管道的愈合障碍；通过扩大高位管道，不但有利于高位管道的引流，而且降低了肛管的压力，再加上祛腐丹药的脱管作用，引流纱条阻止管腔的收缩及过早愈合，待上端管腔内肉芽组织逐渐填充后，渐次退出引流纱条，直至高位管道完全愈合，解决了高位管道愈合的障碍。

本手术没有采用人造内口的方法，对直肠壁没有损伤。通过扩大高位管道的方法，经过引流而达到治疗的目的。其钝性损伤轻微而且可逆，对肛管直肠环损伤造成的功能障碍亦轻微，而且对肛管直肠环的形态没有造成破坏，缩短了创面的愈合时间，不会有"钥匙孔样畸形"，也不会因"钥匙孔样畸形"而产生相应症状。另外，钝性扩大管道造成瘘管壁的撕裂有利于脱管药物从裂口中进入，管壁组织更加容易脱落。

本手术方法共有3例失败，主要原因是肛提肌上的管腔巨大，瘘管壁组织不容易脱落，引流通道过早闭合，造成肛提肌上的管腔不愈合，感染不能控制而复发。2例患者通过再次手术，扩大引流口而愈合，1例患者通过高位挂线手术而愈合。具有脱管作用的传统外用丹药有很多，不但具有良好的蚀管脱腐效果，而且可以最大限度地保护正常组织，使用方便。长期的临床实践证明，低浓度短期使用不会对人体造成严重的不良反应，应该加以发挥和重新利用。

(《上海中医药杂志》2007年第41卷第8期第58、59页。)

基于影像学和临床体征隧道式拖线术治疗复杂性肛瘘预后因素的COX回归分析

肛瘘是结肠外科临床常见良性病，一项美国的研究报道称每年肛瘘的发病人数为68 000～96 000例。外科手术是主要的治疗方法，复发率高、术后功能损害是治疗中存在的主要问题。在我国发病率为1.7%～3.6%，国外报道达8%～25%，其中复杂性肛瘘发生率占全部肛瘘病例的5%～10%。复杂性肛瘘的多次手术常造成患者肛门术后的功能障碍。肛周MRI的应用能够帮助识别内口的位置、分支、高位脓肿、瘘管与肛周周围括约肌之间复杂的关系，但是治疗中影像学数据与临床体征出现矛盾该如何选择？如何正确判断复杂性肛瘘的走形及与括约肌的关系？如何避免手术的盲目性？是目前肛肠外科医生面对的棘手的临床问题。

以微创理念为指导的"隧道式拖线术"是陆金根教授创立的，具有鲜明的中医特色，临床应用并且形成了一系列的术后治疗标准化方案和操作指南，为进一步提高手术的临床治愈率，分析影响手术预后的因素，对上海中医药大学附属龙华医院3年间隧道式拖线术治疗的复杂性肛瘘患者进行回顾性研究，通过结合肛周 MRI 影像数据和临床体征之间的差异分析影响手术预后的因素。

1. 资料和方法

(1) 研究对象：本次研究收集 2011 年 1 月 1 日～2013 年 12 月 31 日间上海中医药大学附属龙华医院肛肠科收治符合复杂性肛瘘患者 1 841 例，符合复杂性肛瘘诊断 MRI 数据 1 780 条，整合两组数据库，同时满足采用隧道式拖线术，且符合纳入及排除标准病例 220 例。根据随访结果将患者分成两组：治愈组（一次性）150 例和复发组（多次手术治疗组）70 例，治愈组中有 1 例、复发组有 2 例，未完成随访，予以剔除。有效病例 217 例。

(2) 诊断、纳入及排除标准

1) 中医诊断标准：参考中华人民共和国中医药行业标准《中医病证诊断疗效标准》(ZY/T001.7－94)以及 2010 年国家中医药管理局 22 个专业 95 个病种《肛肠中医诊疗方案》中复杂性肛瘘诊断标准分类：① 低位复杂性肛瘘：具有 2 条以上管道，位于肛门直肠环以下，且有 2 个以上外口或内口；② 高位复杂性肛瘘：具有 2 条以上管道，位于肛门直肠环以上，且有 2 个以上外口或内口。

2) 西医诊断标准：参考 2006 年中华中医药学会肛肠分会、中华医学会外科学分会结直肠肛门外科学组、中国中西医结合学会大肠肛门病专业委员会制定的“肛瘘诊断标准”。

A. 临床症状：肛门周围肿痛、流脓反复发作，可伴有发热。

B. 局部查体：① 视诊：外口（位置、数量、形态）及分泌物；② 触诊：可在肛周触及条索状管道及走形；③ 指诊：可触及内口（凹陷或结节）、位置。

C. 行 MRI 检查，并结合肛瘘 Parks 分类标准，将瘘管分型括约肌间型、经括约肌型、括约肌外型、括约肌上方型。

3) 纳入标准：① 符合以上复杂性肛瘘中医及西医诊断标准。② 符合住院期间，接受隧道式拖线术治疗患者。③ 年龄区间 18～65 岁之间，男女不限。④ 在上海中医药大学附属龙华医院行 MRI 影像学检查并保留完整资料。

4) 排除标准：① 采用其他手术方式治疗复杂性肛瘘的患者。② 无上海中医药大学附属龙华医院 MRI 影像学数据资料或资料不全、缺失。③ 伴有急、慢性腹泻或肛门周围湿疹等肛周皮肤病者。④ 伴有消化道感染性疾病或特异性感染（结核、克罗恩病、溃疡性结肠炎等）。⑤伴有精神类疾病、糖尿病、严重心脑血管疾患、严重肝肾功能不全、凝血功能障碍、孕妇、直肠阴道瘘、直肠膀胱瘘或因直肠肛管恶性肿瘤溃破而形成的肛瘘。

(3) 观察指标和评定方法

1) 临床数据的提取与收集：通过文献回顾复杂性肛瘘临床特点及流行病学

调查内容，选择变量纳入分析。

目前自定义表中共有4个大类别，38个项目，分为：患者基线资料（包括患者年龄、性别、病程、手术史、既往病史等流行病调查项目）、根据临床经验及疾病的特点将一些具有相关性的指标归纳为手术前临床体征综合指标（高热情况、分泌物情况、术前白细胞、C反应蛋白及血糖，并将这些指标赋值，高热＞39℃、分泌物量多、白细胞＞9.5×10^9/L、C反应蛋白≥10 mg/L、空腹血糖＞6.0 mmol/L、餐后血糖＞7.8 mmol/L，以上赋值为1，以上指标正常范围赋值为0），以及其他临床体征、MRI数据资料。

2）MRI影像学数据的提取与收集：所有患者术前均行肛周MRI检查。MRI检查前患者直肠内引入自制直肠塞子，直肠塞子采取医用纱布缠绕成一长约100 mm，直径约25 mm的棒状物，外套避孕套而成。MRI检查采用Siemens公司AVANTO 1.5T MRI扫描仪，8通道相控阵腹部线圈。选取俯卧位、头先进方式扫描。扫描序列包括：矢状面T2WI，垂直及平行于肛管长轴的轴位及斜冠状位T1WI、T2WI及脂肪抑制PDWI扫描。具体参数如下：TSE T2WI（TR/TE：4 000 ms/88 ms，层厚：3 mm），SE T1WI（TR/TE：400 ms/13 ms，层厚：3 mm），PDWI－FS（TR/TE：3 500 ms/55ms，层厚：3 mm，频率压脂）。

3）图像分析与评估：所有MRI图像由一名肛周影像学高年资诊断医师和一名低年资诊断医师分别独立阅片，影像学医师对患者的手术结果不知晓。观察肛瘘内、外口数目及位置（参照截石位时钟定位法）、炎症累及的肛周间隙及肌肉类型、瘘管与肛提肌的关系等，并参照Parks分类法评价复杂性肛瘘的分型。两名医师分别分析和统计完数据后，再共同协商讨论数据结果，出现不同意见时，重新阅片并纳入第三方意见。将以上的患者信息录入到EPIDATA数据库（双人双遍），将核对无误的数据转出至SPSS16.0 for windows以备统计分析。

2. 统计方法

采用单因素分析和多因素分析相结合的方法对资料进行描述和关联分析。用均数和标准差描述连续性变量，用构成比描述分类或等级资料。单因素比较的方法包括t检验、非参数检验和卡方检验。对于正态分布的数据，两均数的比较采用t检验，对于非正态分布的数据，两组数据的总体分布比较采用Mann-Whitney非参数检验。对于分类数据的组间比较采用卡方检验。假设检验统一使用双侧检验，$P<0.05$，则认为差异有统计学意义。对患者术后复发危险预测模型的构建，应用COX回归分析预后因素。

3. 结果

(1) 患者基线资料：本次研究收集2011年1月1日～2013年12月31日间

上海中医药大学附属龙华医院肛肠科收治符合复杂性肛瘘患者 1 841 例，符合复杂性肛瘘诊断 MRI 数据 1 780 条，整合两组数据库，同时满足采用隧道式拖线术，且符合纳入及排除标准病例 220 例。根据随访结果将患者分成两组：治愈组 150 例和复发组 70 例，治愈组中有 1 例、复发组有 2 例，未完成随访，予剔除。有效病例 217 例。其中治愈组 149 例患者，其中男性 127 例(85.2%)，女性 22 例(14.8%)，复发组 68 例患者，其中男性 62 例(91.2%)，女性 6 例(8.8%)。治愈组平均年龄为(40.8±14.5)岁，复发组平均年龄为(40.8±14.7)岁，在性别和年龄组成中两组间没有统计学差异。治愈组平均身高(170.1±9.1)cm、体重(71.9±15.7)kg、BMI(24.6±4.2)kg/m²，复发组平均身高(169.8±13.5)cm、体重(71.9±15.9)kg、BMI(28.4±35.9)kg/m²。两组患者在身高、体重及 BMI 指数上的差异无统计学意义($P>0.05$)。

(2) 根据术前体征综合评价复杂性肛瘘的病情程度

1) 术前瘘管的分泌物情况：对比两组患者术前的分泌物量、质地、气味的情况，在分泌物的量和气味上两组有统计学差异($P<0.05$)，复发组患者术前分泌物量多且气味臭(表 1)。

表 1　手术前分泌物量、质地、气味对比

分泌物	治愈组(n=149)	复发组(n=68)	χ^2	P
少	93.2%	53.1%	46.328	0.001
多	6.1%	46.8%	—	—
稀薄	20.6%	26.0%	0.635	0.426
稠厚多	79.4%	74.0%	—	—
无	91.5%	70.0%	14.043	0.001
有	8.5%	30.0%	—	—

2) 对比两组患者手术前白细胞、C 反应蛋白及血糖实验室的结果：对比两组患者手术前白细胞、C 反应蛋白及血糖实验室结果差异，两组患者手术前白细胞计数、血糖，经 t 检验，有统计学差异($P<0.05$)，见表 2。

表 2　手术前相关实验室结果

实验室结果	治愈组(n=149)	复发组(n=68)	t/χ^2	P
白细胞(个/HP)	0.1±0.3	4.6±4.6	−7.825	0.000×
血糖(mmol/L)	0.1±0.3	2.4±3.0	−5.657	0.000×
C 反应蛋白(mg/L)	135	48	0.137	0.711

3）对比两组患者手术前是否伴有脓肿及脓肿类型：对比两组患者手术前是否伴有脓肿，复发组与治愈组中伴有脓肿分别为 42 例（62.7%）、68 例（46.3%），经卡方检验，差异有显著性（$P<0.05$）。对比两组患者伴发脓肿类型，复发组与治愈组直肠后深间隙分别有 13 例（19.1%）、4 例（9.4%）相比，差异有显著性（$P<0.05$），见表 3。

表 3 两组患者伴有脓肿及脓肿类型

伴发脓肿及类型	治愈组（n=149）	复发组（n=68）	χ^2	P
伴发脓肿	68	42	4.972	0.026×
括约肌间隙	31	20	1.924	0.165
坐骨直肠间隙	21	12	0.457	0.499
骨盆直肠间隙	2	1	0.000	1.000
直肠后深间隙	14	13	4.051	0.044×

注：两组比较，×$P<0.05$。下同。

（3）肛周 MRI 数据对比

1）两组患者肛周 MRI 中显示病灶范围的表现，无法确定：复发组与治愈组比较分别为 11 例（16.2%）、7 例（4.7%）；病灶发生在一个象限，治愈组 52 例（34.9%），而复发组病灶多出现 3～4 个象限 12 例（17.6%）。两组 MRI 病灶范围分布经卡方检验，差异有统计学意义（$P<0.05$），见表 4。

表 4 两组患者病灶在（1、2、3、4）个象限的分布情况

病 灶 范 围	治愈组（n=149）	复发组（n=68）	χ^2	P
0 个象限	7	11	12.704	0.013×
1 个象限	52	13		
2 个象限	73	32		
3 个象限	13	9		
4 个象限	4	3		

2）比较两组患者在病灶在单一象限的发生情况，治愈组病灶在 6～9 象限的占 48.3%，复发组则为 64.7%，两者经卡方检验，差异有显著性（$P<0.05$），见表 5。

表 5 两组患者病灶在肛周不同象限的发生情况

一个象限	治愈组（n=149）	复发组（n=68）	χ^2	P
12～3	69	18	7.651	0.006×
3～6	61	26	0.142	0.706
6～9	72	44	5.037	0.025×
9～12	51	28	0.974	0.324

3）两组患者术前MRI数据炎症波及肌肉类型和数量情况：对比两组患者在MRI显示下炎症波及的肌肉类型，两组经卡方检验，在波及上述各肌肉类型的比例上的差异有统计学意义（$P<0.05$），见表6。

表6 两组患者术前MRI数据炎症波及肌肉类型情况

炎症波及肌肉类型	治愈组（n=149）	复发组（n=68）	χ^2	P
内括约肌	46	50	34.441	0.000*
外括约肌	145	61	5.618	0.018*
耻骨直肠肌	1	7	12.177	0.000*
肛提肌	33	32	13.810	0.000*
臀大肌	7	9	4.983	0.026*

4）对比两组患者炎症波及肌肉的范围，治愈组炎症感染肌肉范围≤2个肌肉130例[85（57.0%）、45（30.2%）]占87.2%，≥3个肌肉以上18例[15（10.1%）、3（2.0%）、0]占12.1%，复发组炎症感染肌肉范围≤2个肌肉29例[8（11.8%）、21（30.9%）]占42.7%，≥3个肌肉以上32例[22（32.4%）、7（10.3%）、3（4.4%）]占47.6%，两组经卡方检验，在炎症波及肌肉数量上的差异有统计学意义（$P<0.05$），见表7。

表7 两组患者炎症波及肌肉的数量

炎症波及肌肉数量	治愈组（n=149）	复发组（n=68）	χ^2	P
0个肌肉感染	1	7	64.534	0.000*
1个肌肉感染	85	8		
2个肌肉感染	45	21		
3个肌肉感染	15	22		
4个肌肉感染	3	7		
5个肌肉感染	0	3		

5）病灶与肛提肌的关系：对比两组患者病灶与肛提肌的关系，治愈组中病灶波及肛提肌范围占1例（0.7%），肛提肌下103例（71.5%），肛提肌水平39例（27.1%），肛提肌上至耻骨联合下0例，耻骨联合上1例（0.7%）；复发组中病灶波及肛提肌范围占8例（11.8%），肛提肌下20例（29.4%），肛提肌水平30例（44.1%），肛提肌上至耻骨联合下9例（13.2%），耻骨联合上1例（1.5%）。复发组在病例的构成中与治愈组有明显差异，其中位于肛提肌以下水平病例治愈组占72.2%，复发组占41.2%；而病灶波及肛提肌及以上水平复发组占68.8%，治愈组占27.8%，两组数据经卡方检验，差异有统计学意义（$P<0.05$），见表8。

表 8　两组患者 MRI 显示病灶与肛提肌的关系

病灶与肛提肌的关系	治愈组(n=144)	复发组(n=68)	χ^2	P
否	1	8	53.291	0.000
肛提肌下	103	20		
肛提肌水平	39	30		
肛提肌上至耻骨联合下	0	9		
耻骨联合上	1	1		

6）对比两组间炎症波及肛门直肠周围间隙的情况：对比两组患者炎症波及肛门直肠周围间隙的情况，两组在坐骨直肠间隙(9点)、直肠后间隙、皮下组织，两组数据经卡方检验，差异有显著性差异($P<0.05$)，见表9。

表 9　两组间炎症波及肛门直肠周围间隙的情况

波及肛周间隙	治愈组(n=149)	复发组(n=68)	χ^2	P
括约肌间	36	14	0.336	0.562
坐骨直肠间隙(3点)	43	24	0.906	0.341
坐骨直肠间隙(9点)	41	28	4.017	0.045×
直肠后间隙	24	25	11.397	0.001×
骨盆直肠间隙(3点)	0	2	1.789	0.181
骨盆直肠间隙(9点)	3	1	0.000	1.000
皮下组织	96	6	57.956	0.000×
臀部脂肪	11	9	1.912	0.167

对比两组间炎症波及肛门直肠周围间隙数量，治愈组炎症波及<2个间隙60例(40.3%)，64例(43.0%)，占83.3%，>3个以上间隙的21例[18(12.1%)、3(2.0%)、0]占14.1%；复发组炎症波及<2个间隙29例(42.9%)，14例(20.6%)，占63.2%，>3个以上间隙的15例[10(14.7%)、3(4.4%)、2(2.9%)]占22%，两组经卡方检验，差异有显著性($P<0.05$)，见表10。

表 10　两组间炎症波及肛门直肠周围间隙数量

波及肛周间隙	治愈组(n=149)	复发组(n=68)	χ^2	P
0	4	10	22.510	0.000×
1	60	29		
2	64	14		
3	18	10		
4	3	3		
5	0	2		

（4）对比两组患者手术时探查内口的数量、位置情况：对比两组患者内口的数量，其中治愈组有9例（6%），复发组有14例（20.6%），术中未明确内口，两者有统计学差异（$P<0.05$）。对比两组患者内口的数量，治愈组149例患者中有1个内口116例（77.9%），两个及以上内口24例（16.1%）；复发组68例患者中，1个内口45例（66.2%），两个及以上内口9例（13.2%）。两组患者经卡方检验，差异有统计学差异（$P<0.05$），见表11。

表11　对比两组内口数量

内口数量	治愈组（$n=149$）	复发组（$n=68$）	χ^2	P
0内口	9	14		
1个内口	116	45	10.435	0.005$^{\times}$
2个内口及以上	24	9		

（5）分析影响手术预后的单因素COX回归：对研究对象的人口学信息、临床体征及MRI检测数据等变量按照下表中所示的赋值方法量化，采用单因素COX回归分析方法，分别对各个变量进行分析，结果见表12。

表12　影响复发结局的单因素COX模型分析

	B	SE	Wald	df	P	Exp(B)	95.0% CI for Exp(B)	
							Lower	Upper
分泌物量（多或少）	1.781	0.275	41.985	1	0.000	5.933	3.462	10.167
分泌物臭味（有或无）	1.256	0.337	13.865	1	0.000	3.513	1.813	6.806
内口1位置（参照组：第一象限）			6.536	3	0.088			
第二象限	−2.380	1.031	5.327	1	0.021	0.093	0.012	0.698
伴发脓肿间隙数量	0.729	0.262	7.727	1	0.005	2.072	1.240	3.464
疼痛（有/无）	1.313	0.433	9.207	1	0.002	3.717	1.592	8.678
白细胞	0.218	0.024	83.716	1	0.000	1.243	1.187	1.303
血糖值	0.457	0.057	65.505	1	0.000	1.580	1.414	1.765
是否超过肛提肌			40.771	4	0.000			
超过肛提肌	−1.809	0.472	14.680	1	0.000	0.164	0.065	0.413
BMI	0.015	0.004	11.582	1	0.001	1.015	1.006	1.024
内口数量	−0.623	0.273	5.227	1	0.022	0.536	0.314	0.915
病灶范围第一象限（有/无）	−0.829	0.307	7.287	1	0.007	0.436	0.239	0.797
病灶范围第三象限（有/无）	0.656	0.277	5.630	1	0.018	1.927	1.121	3.314
炎症波及肌肉数量	0.632	0.120	27.599	1	0.000	1.880	1.486	2.380
伴发脓肿间隙数量	0.729	0.262	7.727	1	0.005	2.072	1.240	3.464

3. 讨论

复杂性肛瘘最关键的问题是内口的处理和隐匿腔隙的引流，高复发率和术后功能的损伤是肛肠外科医生需要面对和亟待解决的问题。在肛瘘的诊断中，过去依赖于经验及术前的常规体检，来判断内口的位置和瘘管的走形，对于患者临床体征及人口学指标的差异对手术预后的影响，研究较少；手术中有着更多的盲目性。Buchanan GN 报道复杂性肛瘘术后复发率可高达 25%。虽然 MRI 已被国内外学者认为是肛瘘进行评估和分类的金标准，但也有发现临床体征与 MRI 表现的不一致性，造成术者的判断困难。如何在手术前对于复杂性肛瘘的综合评估对于手术的预后有着尤为重要的作用；本研究从患者的人口学特点、临床体征、肛周 MRI 的影像学特点 3 个方面对影响患者隧道式拖线术手术预后因素进行分析。

(1) 患者的人口学特点、临床体征及肛瘘本身的疾病特点可能是影响手术预后因素：本次研究中发现在 217 例病例的 BMI 高于亚洲人群肥胖标准（≥24 kg/m^2），不同性别 BMI 指标的统计中发现复发组患者的 BMI 指数均高于治愈组（28.4±35.9 kg/m^2 *v. s.* 24.6±4.2 kg/m^2），男性患者平均 BMI 指数为治愈组 25.0±4.1 kg/m^2，复发组 28.9±37.7 kg/m^2。在临床中外口或肛门处溢出的分泌物是对肛门直肠周围是否存在感染情况及引流情况的判断依据，依据脓液形质、色泽、气味等变化，有助于正确判断疾病程度，这是中医外科观察疾病发展与转归的重要环节。在以往的研究中往往缺乏一定的数据支撑，本次研究观察手术前临床体征综合指标：手术前分泌物的量、气味，发现复发组与治愈组对比术前分泌物量多（23.4% *v. s.* 2.7%），术前分泌物有气味（30% *v. s.* 8.5%）；对比手术前患者白细胞、血糖情况发现复发组与治愈组比较，术前白细胞、CRP 及血糖实验室结果异常患者白细胞（4.6±4.6 *v. s.* 0.1±0.3），血糖（2.4±3.0 *v. s.* 0.1±0.3）。患者术前脓性分泌物的多少，气味的情况是从临床体征的角度提示患者的感染状态，而同时术前白细胞升高多反映患者术前的存在的感染状态，而血糖情况则反映了患者的肛瘘发生或脓肿发生的易感因素。两组间的差异是否可以提示术后复发的患者术前存在的炎症程度重可能是影响手术预后的因素。其次研究也观察到复杂性肛瘘伴发脓肿及脓肿的解剖位置之间的差异，发现复发组与治愈组比较伴有脓肿（62.7% *v. s.* 46.3%）；脓肿的解剖学结构，伴发直肠后深间隙比例（19.1% *v. s.* 9.4%）。复杂性肛瘘急性感染，且感染发生于直肠后深间隙可能影响手术预后。外口数量、位置、形态、与肛门距离：两组间外口数量、外口与肛门的距离上无明显统计学差异，但在构成上发现治愈组有 3 个以上外口比例为 9.4%，复发组比例为 15.7%，提示复发组外口>3个的患者比例较高。外口所在的象限发生于6～9、9～12象限的比例复发组与治愈组(37.1% *v.s.* 28.5%)，提示在复发组外口发生在后侧和右侧的比例高于治愈组，是可能影响手术复发的因素。

(2) 运用肛周MRI检查对于复杂性肛瘘的术前判断：随着影像学技术的发展，肛周MRI检查被广泛地应用于肛瘘的术前评估，有研究对比MRI与麻醉下检查结果，复杂性肛瘘炎症波及范围与手术后的功能密切相关。Buchanan GN报道术前MRI检查的使用，可以减少75%的复杂性肛瘘的术后复发率。手术中可能存在为保护功能对潜在的深部腔隙引流不够通畅的可能。本次研究中将复杂性肛瘘病灶在MRI检查下的表现通过点、线、面多维度对复杂性肛瘘的病灶进行深度、范围及面积多角度研究。在1998年Spencer JA，研究中发现对于MRI检查与麻醉下检查在初次手术肛瘘患者术前诊断中的运用，发现MRI检查更能很好地预测复发。有研究比对MRI检查与麻醉下检查结果，复杂性肛瘘炎症波及范围与手术后的功能密切相关。本次研究通过分析肛周MRI检查下病灶从瘘管分型、显示病灶范围、病灶在肛周不同象限的发生、炎症波及肌肉数量、病灶与肛提肌关系、炎症波及肛门直肠周围间隙及数量。发现部分患者MRI影像无法提供明确依据，其中复发组与治愈组(16.2% *v.s.* 4.7%)；同时分析病灶感染范围：病灶发生在2个以上象限的比例，复发组与治愈组(30.8% *v.s.* 9.5%)；感染3个以上肌肉类型，复发组与治愈组(48.1% *v.s.* 12.1%)；病灶波及肛提肌及以上水平，复发组与治愈组(68.8% *v.s.* 27.8%)；感染位于9点坐骨直肠间隙(41.2% *v.s.* 27.5%)、直肠后间隙(36.8% *v.s.* 16.1%)；复发组炎症波及3个以上间隙的比例为(22% *v.s.* 14.1%)，以上数据从不同角度提示感染范围大、深，波及肌肉和间隙范围大可能是影响手术预后的因素。同时当MRI检查对于内口鉴别不清时，临床手术中也可能存在内口无法判断的可能，这增加了二次手术的风险。

根据单因素分析的结果，我们对术前可能影响手术疗效单因素进行COX分析，根据手术前临床体征综合指标(分泌物的量和气味、WBC、血糖)是否伴发脓肿以及脓肿类型、疼痛、肛门形态、炎症波及括约肌及间隙、病灶与肛提肌的关系、病灶的范围等数据。本次研究对比两组患者，经单因素研究分析发现：病灶发生于6～9象限、范围>2个象限、炎症波及超过3个以上肌肉类型(内括约肌、耻骨直肠肌、肛提肌)或间隙(坐骨直肠间隙和直肠后间隙)的括约肌间、括约肌上、括约肌外的瘘管，是可能影响隧道式拖线术治疗复杂性肛瘘预后的因素，为进一步明确和规范隧道式拖线术的适应证，提高临床疗效，提供依据。

(《世界中医药》2016年第11卷第6期第1027～1032页。)

陆金根辨治婴幼儿肛瘘经验

陆金根系上海市名中医，博士生导师，近30年来一直从事中西医结合外科，尤其是肛肠病的医、教、研工作，学贯中西。婴幼儿肛瘘是小儿肛肠外科常见疾病。针对于婴幼儿期的肛瘘治疗，尤其强调对肛门控便、排便功能的保护。陆老在临床上采用以手术为主的中西医结合方法，成功治愈多例婴幼儿肛瘘。

1. 对病因病机的认识

小儿脏腑娇嫩，成而未全，全而未壮，内脆血少，各种生理功能尚未成熟，血气未充，脏腑未坚，为“稚阴稚阳”之体，易感六邪。陆老认为小儿脾胃功能成而未健，多有大便稀烂或次数多，易生肛周皮肤湿疹或尿布皮炎，加之婴幼儿皮肤薄嫩，肛门皮肤黏膜的屏障容易受损。外邪所侵，湿热流注，郁久化热，内腐成痈，破溃成瘘。

现代医学对小儿肛瘘的成因有两种观点。其一，认为小儿肛瘘为先天形成，是一种少见的肛门直肠畸形；或认为本病是后天获得性疾病，为肛门隐窝感染所致。陆老认为新生儿肛门齿状线至肛门缘的距离很短，约1 cm，加上小儿肛门括约肌较松弛，免疫系统未发育完善，肛周皮肤及直肠黏膜局部免疫力相对低下，复因受大、小便后尿布的长时间浸泡，或大便后擦洗肛门不适当用力，使肛隐窝外翻受损，均易诱发隐窝炎，引发婴幼儿肛瘘。同时与胎粪、肠中气体的局部充压，或与母体雄性激素水平遗留的一过性增高（胎毒）等因素相关。

2. 临床特点

陆老通过长期的临床观察发现，婴幼儿肛瘘的发病有其显著的临床特点：多发于男性患儿；患儿大多为<1岁的婴儿，<3个月发病尤为常见；瘘管与相近的肛门隐窝紧密相连；外口多在截石位3点、9点处，女性婴幼儿肛瘘外口多靠近舟状窝；多数为单发性低位直瘘，少数为多发性瘘管，但有独立的管道，带有分支的复杂性瘘管较少见，易复发。从生理发育来分析，由于小儿骶骨弯曲尚未形成，直肠和肛管接近直线，加之肛门内括约肌紧张度较弱，因此粪便易直接压迫肛门黏膜部，特别是压迫两侧坐骨结节处，摩擦引起损伤而致细菌侵入，引起炎症，形成脓肿。因此，肛瘘外口多在截石位3点、9点处，这也与此处肛腺分布较多有关。新生男婴在母体时若因男性激素影响而致肛门部皮脂腺功能亢进，被细菌感染时更易发生婴儿肛瘘。而女婴则因子宫后倾，形成直肠屈曲，改变了粪便压迫方向，故不易发生肛瘘。

3. 治疗经验

(1) 治疗时机的选择：随着患儿免疫功能在 3 个月后逐渐改善，部分出生 3 个月以内的新生儿肛瘘有自愈倾向，故对于这种新生儿肛瘘，短期内又未反复发作则可行保守治疗；但对于反复发作的婴幼儿肛瘘强调尽早手术治疗。因为婴幼儿时期肛瘘病情大多单纯，创面生长较快，且年龄越小，伤口愈合后的瘢痕越平整。故对于是否保守治疗的问题，病例筛选很重要。对于不适合保守治疗的病例一味强调抗炎消肿，延误诊治时机，不仅治疗周期长，疗效无保障，而局部病灶由于反复发作，常使炎症范围扩大，瘘管走形复杂化，从而给后续治疗带来更大困难。

若有脓肿者宜先行引流，但一般不主张在脓肿引流的同时行一次性肛瘘根治术，否则容易损伤过多的炎性疏松组织，使术后瘢痕组织过大，并可能使尚未完全控制的炎症继续扩散。可于脓肿切开后 7～9 天，待肛旁红肿基本消退时行肛瘘手术。

(2) 以手术治疗为主的中西医结合治疗：婴幼儿肛瘘多为低位肛瘘或简单肛瘘，多可采用瘘管切开术及瘘管切除。婴幼儿低位单纯性肛瘘，可在局部麻醉下行切开疗法。用球头探针自外口探入至内口处，沿探针切开瘘管至内口，内口处扩大切除，修切口两端皮缘及外口，保证引流通畅；低位多发性肛瘘，亦采用一次性切开复杂性肛瘘，以指诊、探针、亚甲蓝注射等方法先查清内口、主管道、支管道走向、数目和位置，高位肛瘘切开皮肤后，将括约肌组织用橡皮筋挂断，但与成人不同之处在于婴儿肌肤娇嫩，软组织比较幼嫩，大便次数稍多，挂线宜较成人略为宽松。对于外口距离肛缘较远者，可在靠近肛缘处截断瘘管，截断处至内口间管道予切开，截断处至外口远端与拖线对口引流。由于患儿幼小，手术时不能配合，要求术者手术操作宜快速、轻柔、娴熟。

小儿的生理特点是脏腑娇嫩，形气未充，为稚阴稚阳之体。《育婴家秘》载“血气未充……肠胃脆弱”。临床上也观察到婴幼儿肛瘘患者多伴有腹泻或手术刺激所致大便次数增多，增加术后换药次数，影响手术效果。陆老主张治疗过程中需结合小儿的脏腑生理特征、肛瘘病因病机和发病特点，灵活配合中药调理。早期治疗以清热解毒为主；中期治疗以托毒生肌为主；后期治疗以补养气血为主。在治疗过程中特别要重视患儿脾胃功能的调护，常以参苓白术散加减煎水服用，或以怀山药粉煮调成糊状喂服。对于复发性婴幼儿肛瘘，常以黄芪、太子参等水煎口服，促愈伤口，防止复发。若配合中药外治，早期可用金黄散(膏)外敷肛门局部；中期用红油膏纱条引流；后期多以生肌散棉嵌，透气敷贴或透气胶布固定，术后根据患儿大便情况，决定换药次数。

(3) 术后换药及护理操作要点：婴幼儿创口愈合能力很强，通常术后2周左右便能愈合。换药是保证创面顺利愈合的主要措施。但由于婴儿肛瘘术后肛管直肠部受到刺激，易引起肠功能紊乱，发生腹泻，便次增多，致使换药次数相应增加。若换药方法不当，换药棉絮填嵌引流不当，易引起肉芽过度生长和桥形愈合。若担心创口不洁而擦拭过多、过重，可能因创口擦拭刺激，影响创口上皮组织生长。故换药时应自创口基底部轻轻擦拭，然后以适量棉絮搽红油膏或生肌散嵌入创面。

术后不必苛求控制排便，尽量保持局部清洁，更换辅料、尿布等，加强护理。瘘管或术后的分泌物经常刺激患儿的肛门周围皮肤，容易引起肛门周围皮肤湿疹，此时不应过多运用油膏制剂，除增加洗浴次数，及时更换敷料外，应于清洗皮肤后用生肌散或青黛散等扑洒肛周，以保持肛门周围皮肤干燥，减轻分泌物对皮肤的刺激。

4. 典型病例

周某，男，2005年5月出生，2005年11月初诊。

因肛旁结块溃脓反复4月余收治。患儿出生后50余天即因新生儿腹泻引发肛周脓肿，在外院用抗生素后红肿消退。2个月后局部红肿又发作，在某儿科医院行切开排脓手术，此后肛周局部创口一直未愈，故来诊。来诊时见截石位3点、5点位距肛缘约1.5 cm处各有一结节状高突外口，有少许黏稠脓血性分泌物，自外口通向肛缘隐约可及皮下硬索。于2005年11月6日在局部麻醉下行肛瘘切开引流术，术中分别切开3点、5点位2条管道，术中发现两处创面在4点位皮下有一潜腔，若将此处潜腔切开，使3点、5点创面相连，则肛周组织损伤过大，故在两处创面之间以双股医用7-0丝线拖线作对口引流。术后以红油膏纱条引流，7天后拆除拖线，并以生肌散棉嵌，适当加压包扎。患儿因术后腹泻，故每日以怀山药粉15 g，煮调喂服，1周后大便正常。至11月25日创面痊愈后出院。

(《上海中医药杂志》2009年第43卷第3期第7、8页。)

小切口置管加药线引流术治疗后蹄铁型肛周脓肿的回顾性分析

肛周脓肿是指肛管、直肠周围软组织或其周围间隙内发生急性化脓性感染形成的脓肿，是临床常见的肛周疾病。后蹄铁型脓肿是肛周脓肿最为复杂的类型之一，其内口多位于6点附近的肛窦，炎症沿内括约肌与联合纵肌纤维、外括约肌深、浅部之间或深部与耻骨直肠肌之间扩散，侵及肛门后深间隙和左、右坐骨直肠窝，汇合成蹄铁型或"U"型。由于感染波及肛提肌，脓腔较深，引流困难，若处理不当，往往反复发作，需多次手术治疗，从而影响肛门的正常形态与功能。有关后蹄铁型脓肿的传统手术方式很多，但多存在创伤大、愈合时间长、肛门瘢痕组织多，甚至导致肛门变形、移位、缺损和肛门失禁等诸多后遗症等缺点。

上海中医药大学附属龙华医院肛肠科自2006年6月至2010年6月收治了67例初次入院的后蹄铁型肛周脓肿患者，均采用小切口置管加药线引流术治疗，取得了较好的临床效果。

1. 临床资料

本组67例患者均为上海中医药大学附属龙华医院肛肠科收治的患者，其中男性43例，女性24例；年龄28～65岁，平均(46.37±11.31)岁；病程3～14天，平均(7.25±3.43)天；直肠后间隙脓肿32例，直肠后间隙脓肿并右侧骨盆直肠间隙脓肿11例，并左侧骨盆直肠间隙脓肿14例，并直肠黏膜下脓肿7例，左、右双侧骨盆直肠间隙脓肿35例；血常规检查白细胞及中性粒细胞计数增多者43例，肛周疼痛难忍伴发热、恶寒者39例。

2. 治疗方法

(1) 术前准备：完善术前相关检查，如血常规，肝肾功能，血糖，出、凝血时间，心电图等，排除手术禁忌证；专科检查，如肛周B超，必要时行肛周MRI等检查；术前1天半流质饮食，局部备皮，晚口服液状石蜡、润肠片，手术早晨0.9% NaCl溶液灌肠准备；术前30分钟肌内注射阿托品(0.5 mg)、苯巴比妥(0.1 g)准备。

(2) 手术操作：患者体位取截石位，腰部麻醉达效后，常规消毒铺巾；直肠指诊检查脓肿部位和波及范围，必要时穿刺定位。直肠指检寻找原始感染病灶，启开器暴露直肠中、下段寻找内口，如肛窦充血炎症明显或见有脓液从肛窦流出处，常为内口所在。

手术开始，于内口相应的肛缘脓肿或波动最明显处做一放射状切口，切口容纳食指为宜(约2 cm)，排尽脓液；用食指探查脓腔，分离纤维隔，防止遗漏小脓腔，再用球头银丝探及内口，内口位于肛管直肠环以下者，一次切开处理；若内口位于肛管直肠环以上者，齿线以下部分予以一次性切开，在齿线创面处与内口之间用橡皮筋挂线处理，同时彻底清除内口附近的感染坏死组织，使切口引流通畅，2%过氧化氢冲洗脓腔。进一步探查脓腔，并对蔓延至坐骨直肠间隙顶部或直肠后间隙等深部的脓腔做充分搔刮后，置入"T"形引流管(根据脓腔大小选择合适引流管)达脓腔后深间隙顶部，肛缘处以双股7-0丝线缝扎一针以固定引流管；以2%过氧化氢、0.9%NaCl溶液彻底冲洗脓腔后，红油膏纱条嵌入脓腔，塔形纱布稍加压固定。

(3) 术后处理：术后连续3天静脉滴注抗炎及止血药物，每日痔疾洗剂坐浴熏洗，创面局部常规消毒后，通过所置引流管予以甲硝唑及0.9%NaCl溶液反复冲洗脓腔，红油膏纱条嵌入引流。视脓腔的深度和粗细变化，每隔数日，将引流管稍向外移位后固定，脓腔缩小、变浅后，拆除引流管（一般7天左右）。之后采用中医药线引流，根据腔隙大小，选取合适的药线（1～5号），中、早期药线可蘸少许红油膏、九一丹插入腔隙提脓、祛腐引流；后期蘸白玉膏、生肌散插入引流促进愈合，沙袋坐压。

药线具体操作：放置药线时沿腔隙的纵轴，无明显阻力插入达腔隙顶端后，抽出少许（退出腔隙长度约0.5 cm），尾端留在创缘外0.5 cm左右，医用胶布固定，每日1次至创面愈合。

3. 结果

67例病例中，内口位于肛管直肠环以下一次切开加置管者38例，内口位于肛管直肠环以上，齿线以下一次性切开，齿线创面处与内口之间橡皮筋挂线加置管处理者29例。参照国家中医药管理局《中医病证诊断疗效标准》判定临床疗效，一次性治愈64(95.52%)例，二次手术治愈3例(4.48%)。

64例一次性治愈病例中，B超提示脓液量24～117 mL，平均(66.81±28.18)mL；治愈时间20～34天，平均(25.90±4.52)天；住院费用5 355.82～10 117.56元，平均(7 674.49±1 168.14)元；拔管时间6～11天，平均(8.31±1.66)天；挂线病例橡皮筋自然脱落时间5～13天，平均(8.75±2.29)天。

所有患者术后肛管功能均正常，无肛门变形、移位、缺损和肛门失禁等后遗症发生；所有病例治愈后均随访（6～18个月），未见复发病例。

4. 体会

肛周脓肿是肛管直肠的常见病、多发病，属于肛管直肠炎症病理过程的急性期，发病年龄以20～40岁居多，男性多于女性。其中，后蹄铁型脓肿是肛周脓肿中较为复杂的类型，占肛周脓肿的9%～38%，是感染自后正中扩散至后深间隙，再向左侧或右侧坐骨直肠窝蔓延。

关于肛周脓肿的治疗，保守疗法多效果不显，手术是目前治疗肛周脓肿的主要方法。肛周脓肿手术的原则是充分引流，正确寻找并处理内口，彻底清除原发感染病灶、感染肛窦、肛腺及导管是手术成败的关键，手术过程中要注意保护肛门直肠的正常形态。现代研究证明，肛管外括约肌的完整、内括约肌反射的完整性、肛门局部上皮电生理感觉及瘢痕组织引起的肛管缺损是影响肛门节制功能的主要因素。传统的治疗方法多先行脓肿切开引流术，形成肛瘘后，行二期肛瘘手术，患者痛苦大，且治疗时间长，住院费用高。

多年来，上海中医药大学附属龙华医院肛肠科一直致力于“中医微创”疗法的研究和探索，小切口置管加药线引流术继承了传统中医痔瘘疗法，是基于中医药捻引流法治疗窦道的原理，中医药捻的变形和改进。《医门补要》在对肛周脓肿切开或火针烙开后，主张“内插药捻，外贴膏药”。本法是在彻底清除内口和脓腔内的坏死组织等感染灶后，在一般换药难及的深部脓腔顶端置入引流管，以实现彻底引流。

药线亦称药捻，最早记载于宋代的《太平圣惠方》，时称“纸纴”，是中医外治特色疗法之一，具有简、便、廉、验的特点。此疗法在撤管早、中期应用药线蘸九一丹、红油膏等药物插入引流；后期蘸白玉膏、生肌散等药物插入引流，主要起到早期蚀管，中期祛腐、提脓，后期生肌的作用。

研究结果表明，小切口置管加药线引流术治疗的 67 例后蹄铁型脓肿的患者中，治愈时间 20～34 天，平均(25.90±4.52)天，住院费用 5 355.82～10 117.56 元，平均(7 674.49±1 168.14)元，明显地缩短了愈合时间，降低了住院费用，减轻了患者的痛苦和经济负担。术后肛管功能正常，无肛门变形、移位、缺损和肛门失禁等后遗症发生，具有良好的经济效益和社会效益，值得临床推广应用。

小切口置管加药线引流术治疗后蹄铁型脓肿主要的作用有以下几点：① 持续引流：保证了脓腔的引流通畅，使脓腔坏死液化组织能及时排出，可保持创面洁净。② 换药简单：通过前期置管冲洗及后期的药线引流，保证了每日排便后进入脓腔的粪渣得以及时清除。③ 缩短疗程：引流管及药线可刺激创面产生渗液，清除坏死物质，同时刺激肉芽组织生长，缩短愈合时间。④ 减轻痛苦：小切口置管加药线引流减小了对肛周组织损伤，从而减轻了患者的疼痛，起到了微创的治疗作用。

(《上海中医药杂志》2011 年第 45 卷第 12 期第 66、67 页。)

顾氏外科特色疗法治疗肛周蹄铁型脓肿的有效性和安全性分析

肛门直肠周围脓肿是临床常见病，多发病大部分肛周脓肿自行溃破或切开引流后会形成肛瘘，需再次手术才能愈合。肛周脓肿和肛瘘是同一种疾病的不同阶段，急性期为肛周脓肿，慢性期即为肛瘘肛周脓肿以肛提肌为界可分为低位脓肿和高位脓肿，当脓肿病变范围超过肛周 1/4 圈以上通常称为蹄铁型脓肿蹄铁型肛周脓肿。尤其高位蹄铁型脓肿因病变范围广、位置深，患者的全身症状往往比局部表现更为明显，易漏诊、误诊，若治疗不及时患者可出现脓毒血症，并可后遗成为高位复杂性肛瘘，增加后续治疗难度。已有研究显示肛周脓肿术后瘘管的发生率为 29%～83%，而蹄铁型脓肿术后复杂性肛瘘发生率更高，故蹄铁型肛周脓肿属于肛肠科的疑难病症，正确诊治这类疾病可以提高治愈率，降低日后复杂性肛瘘的发生率，简化肛瘘手术难度，更好的保护患者肛门功能。顾氏外科历经百年的沉淀，多代传人治疗肛周脓肿积累了丰富的经验，回顾整理近十年上海中医药大学附属龙华医院肛肠科蹄铁型肛周脓肿患者的资料，总结归纳这些患者的临床特点，采用具体治疗方法一期愈合和瘘管形成及类型，以客观评价顾氏外科治疗蹄铁型肛周脓肿的有效性和安全性。

1. 资料与方法

(1) 临床资料

1) 一般资料：本次研究的病例来源上海中医药大学附属龙华医院肛肠科，2003～2012 间住院行手术治疗的蹄铁型肛周脓肿患者。

2) 诊断标准：参考上海市中医病证诊疗常规对于肛周脓肿的诊断标准，以肛提肌为界，骨盆直肠间隙脓肿、直肠后深间隙脓肿、高位肌间脓肿等属于高位脓肿，而肛周皮下脓肿、坐骨直肠间隙脓肿等属于低位肛周脓肿。

3) 纳入标准：① 患者年龄在 18 周岁以上；② 明确诊断为肛周脓肿且病灶跨越肛周 1 个象限或以上。

4) 排除标准：① 年龄在 18 周岁以下；② 脓肿范围在肛周 1 个象限以内；③ 结核、肿瘤、艾滋病(HIV)，及炎症性肠病等所致之特异性肛周脓肿；④ 不能完成随访的患者。

(2) 方法：经上海中医药大学附属龙华医院伦理委员会批准，对 2003～2012 年间所有蹄铁型肛周脓肿住院手术患者的住院病历进行收集，结合电话和门诊随访，将所有患者信息及治疗情况录入专用数据库。

(3) 观察指标

1) 一般情况：包括性别、年龄、病程、前期治疗、体温、二便、实验室检查。

2) 脓肿情况：包括脓肿位置、范围、深度、内口情况及术前影像学检查。

3) 手术情况：包括麻醉方法、患者体位、手术者资质及采用的顾氏外科特色手术方式。

4) 术后情况：包括术后所采用的特色疗法住院时间一期愈合瘘管形成及随访时间。

(4) 统计学处理：应用 SPSS15.0 统计软件包对数据进行统计，计量资料以均数±标准差($\bar{\chi}\pm s$)表示，计数资料以[例(%)]表示，对蹄铁型肛周脓肿一期愈合及形成肛瘘的相关因素采用 logistic 回归分析，以 $\alpha=0.05$ 最为检验水平，若 $P<0.05$，则认为是蹄铁型肛周脓肿形成肛瘘的相对危险因素。

2. 结果

(1) 患者一般情况：自 2003～2012 年 10 年间共收治 305 例蹄铁型肛周脓肿患者，随访 12～129 个月，平均(42.05±28.9)个月，305 例患者中 83 例失访，共 222 例纳入研究，其中男 193 例，女 29 例，年龄 18～89 岁，平均(42.42±13.67)岁；病程 1 天至 4 年，中位数 7 天；305 例患者中 121 例(54.5%)入院前经过治疗，主要以静脉滴注或口服抗生素为主；入院时体温 37.9～39.6℃，平均(38.04±0.66)℃。所有患者主要症状包括发热 99 例(44.6%)，疼痛 141 例(63.5%)，腹泻 19 例(8.6%)，小便困难 14 例(6.3%)；基础疾病中心脑血管系统疾病 29 例(13.1%)，消化系统疾病 11 例(4.9%)，糖尿病 11 例(4.9%)，内科癌症 2 例(0.9%)。实验室检查结果显示，血常规白细胞$(14.34\pm3.82)\times10^9$个/L，中性粒细胞比例(80.93±9.27)%，C 反应蛋白(66.31±33.78)mg/L。

(2) 脓肿情况：入院时局部检查脓肿情况可见，皮肤颜色正常 20 例(9%)，红肿 202 例(91%)；脓肿波动感不明显 41 例(18.5%)，明显 181 例(81.5%)；脓肿未溃破 198 例(89.2%)，已溃破 24 例(10.8%)；内口明显 41 例(18.5%)，不明显 181 例(81.5%)。根据脓肿病灶主要位置，按截石位分为偏前侧、偏后侧、两侧及全马蹄型，其所占比例分别为 37.0%、47.0%、4.0%和 12.0%；脓肿范围显示，2 个象限者 148 例(66.70%)，3 个象限者 48 例(21.60%)，4 个象限者有 26 例(11.70%)；脓肿位于肛提肌上间隙者 67 例(30.2%)，肛提肌下间隙者 155 例(69.8%)；术前有 201 例患者进行了影像学检查，其中 162 例行肛周超声检查，7 例行肛周 CT 检查，1 例行肛周 MRI 检查，8 例行肛周超声联合肛周 CT 检查，23 例行肛周超声联合肛周 MRI 检查 41 例(18.5%)；患者术中探查到明显内口，其中 40 例患者有 1 个内口，有 1 例患者同时发现 2 个内口，内口位于齿线附近者 23 例，位于齿线上方者 18 例；纳入的所有患者中有 205 例术中采集了脓液进行培养，培养结果显示 58 例无细菌生长，113 例以大肠杆菌为主，15 例奇异变形菌，9 例肺炎克雷伯菌，4 例金黄色葡萄球菌，其他细菌 6 例。

(3) 治疗情况：手术麻醉方式包括腰麻 186 例，局部麻醉例 27 例，硬膜外麻醉 8 例及静脉麻醉联合局部麻醉 1 例。手术取截石位 213 例，左侧卧位 9 例。手术中采用超声刀 160 例，电刀 8 例，手术刀 54 例。主刀医生中住院医师占 18.5%，主治医师或以上占 81.5%。采用的顾氏外科具体手术方式，其中单切口单纯引流者 8 例，单切口引流＋挂线疗法 4 例，单切口引流＋置管引流 9 例，单切口引流＋挂线疗法＋置管引流 1 例。多点小切口单纯引流 10 例，多点小切口引流＋拖线疗法 149 例，多点小切口引流＋挂线疗法 4 例，多点小切口引流＋置管引流 6 例，多点小切口引流＋拖线疗法＋挂线疗法 14 例，多点小切口引流＋拖线疗法＋置管引流 16 例，多点小切口引流＋挂线疗法＋置管引流 1 例。所有采用拖线治疗的 179 例患者，拖线拆除中位时间为 10 天（5～120 天）；运用挂线疗法 24 例患者，挂线脱落时间 6～22 天，平均（12.26±3.42）天；置管引流的 33 例患者拔除引流管时间为 6～21 天，平均（8.23±3.32）天。术后应用顾氏外科特色疗法，其中灌注冲洗法 198 例，平均治疗时间（9.27±4.31）天；垫棉压迫法 137 例，平均治疗时间（5.65±2.17）天；药线引流法 96 例，平均治疗时间（38.31±21.6）天；负压引流法 5 例，平均治疗时间（4.8±1.0）天。灌注冲洗法主要采用生理盐水或甲硝唑液冲洗；药线引流法采用包括 1～5 号药线；负压引流法以 −350 mmHg 负压持续引流。

（4）治疗结果：所有患者术后控便良好，无气液体失禁，住院时间为 2～85 天，平均（17.5±10.92）天，经随访发现一期愈合 98 例，愈合时间 20～120 天，平均（42.66±21.67）天；随访形成肛瘘 124 例，瘘管形成时间 1～24 个月，平均（4.57±3.61）月；瘘管类型包括低位单纯肛瘘 56 例，低位复杂性肛瘘 35 例，高位单纯肛瘘 9 例，高位复杂性肛瘘 24 例。

3. 讨论

肛周脓肿是临床常见病，外科手术是最有效的治疗方法。目前治疗肛周脓肿常用手术方法包括一次性根治术和分期手术。当脓肿内口位置明确且涉及少量括约肌时可采用一次根治术，该方法复发率低但易造成一定程度的括约功能损伤；若脓肿涉及的括约肌较多则先以泄液线引流，待后期瘘管形成后再行瘘管手术，该方法虽不影响肛门功能，但需进行再次手术，增加患者痛苦；对没有明显内口的脓肿，以局部切开引流为主，但该方法复发率较高；而蹄铁型脓肿多联合对口引流，可防止脓液集聚，却易后遗形成复杂性肛瘘报道显示肛腺感染引起的肛周脓肿一期愈合率从 18%～80%不等，其中愈合率高的脓肿位置大多较低且内口明显，而高位脓肿和内口不明显脓肿复发率及瘘管发生率均较高。术前明确蹄铁型脓肿的范围和深度将有利于术中彻底发现病灶，防止引流不畅脓腔残留，可降低脓肿复发率和成瘘率。随着医学技术的发展，肛周超声及 MRI 检查已被广泛用于术前检查，虽然肛周超声检查具有方便经济快捷的特点，但经肛周超声探头会给患者造成一定痛苦。近年来对于范围较广或深部脓肿多应用肛周 MRI 检查，更能显示蹄铁型脓肿的范围深度及与周围组织的解剖关系，有利于术前全面评估，确定合适的手术方案。对于高位蹄铁型脓肿，术后随访期的影像学复查不仅能很好的提示病灶吸收情况，为临床进一步治疗提供客观标准，还可作为疗效最终评价指标。

传统中医外治法治疗肛周脓肿有明显优势，其中顾氏外科流派作为海派中医的重要组成部分，历经数代传人的传承和发展，治疗肛周脓肿积累了丰富经验第二代传人顾筱岩提出治疗脓肿可内服芩连消毒饮，外用疔疮虫；第三代传人中医外科大家顾伯华教授提出在脓肿波动感最明显处作小切口并结合药线引流法治疗；第四代传人陆金根教授治疗蹄铁型脓肿独有建树，为保证引流通畅，采用多点小切口，并在挂线和药线疗法基础上提出了以线代刀理念，借此创立拖线引流联合垫棉压迫的综合方法，降低了复杂性肛瘘的发生率；第五代传人曹永清教授在前人基础上，根据高位蹄铁型脓肿走行方向和脓腔大小，采用 T 管或蕈状引流管联合术后灌注冲洗的方法，保证深部脓腔彻底引流解决高位蹄铁型脓肿深部空腔愈合缓慢的难题，流派传人近年来拓展了现代医学负压吸引法的使用范畴将其与传统中医外治法相结合，显著缩短深部脓肿的愈合时间。

运用顾氏外科特色疗法治疗蹄铁型脓肿一期愈合率超过 40%，高位复杂性肛瘘的发生率约为 10%，如将各观察因素进行回归分析可发现术前血糖升高，肛门后方脓肿及肛提肌以上间隙及内口不明显的脓肿易后遗形成肛瘘。脓肿术前血糖升高主要原因是脓肿感染所致，尽管有 5%患者合并糖尿病，但患者在脓肿发作前已进行降糖治疗，且脓液彻底引流后患者的血糖多可恢复正常解剖因素决定了位于肛门后侧的脓肿易通过直肠后间隙向两侧扩散而形成蹄铁型脓肿，脓液还可向上延伸到达直肠后深间隙，成为高位蹄铁型脓肿。术中应用球头探针隐窝钩过氧化氢等方法，观察到蹄铁型脓肿内口阳性率为 18.5%，低于 Goligher 等报道的 25%～80%，这可能与蹄铁型脓肿有关。若脓肿伴有明显内口，脓液可自内口溢出，脓腔压力会自然下降，故脓肿不易向周围扩散而本项研究的脓肿范围均大于 1 个象限，说明脓肿内部压力较高，使脓液易向周围扩散，形成蹄铁型脓肿。间接证实蹄铁型脓肿内口不甚明显，这与临床结果相符合。

虽然蹄铁型脓肿会后遗形成肛瘘，但通过顾氏外科特色疗法，如置管引流灌注冲洗及负压吸引可使肛提肌上方的深部脓腔吸收消失，继而形成低位肛瘘。此外，应用多点小切口拖线引流、垫棉压迫药线引流等方法可使范围较大的蹄铁型脓肿空腔缩小闭合，从而形成单纯性肛瘘。通过对近十年的蹄铁型脓肿患者资料梳理的总结，由顾氏外科传承人根据脓肿的部位范围和深度创立的一批特色微创手术方式和后续外治方法，将其组合应用于蹄铁型脓肿的个体化治疗，控制脓肿范围和深度，降低高位复杂性肛瘘的发生率，降低瘘管手术难度，提高治愈率。

（《世界中西医结合杂志》2015 年第 10 卷第 12 期 1693～1696 页。）

药线引流法治疗肛门直肠周围脓肿的临床规范化研究

药线(捻)疗法是中医外科最具特色的传统外治法之一，属中医外科引流法的一种。通常是将药线插入溃疡疮孔，借药物的作用提脓祛腐，同时利用药线之线形，使坏死组织附着于药线而使之外出，达到排毒作用。本试验以肛门直肠周围脓肿为研究对象，遵循循证医学原则，开展多中心、随机、对照、第三方评价的临床规范研究，评价药线疗法的有效性和安全性。

1. 资料与方法

(1) 病例选择

1) 诊断标准：肛门直肠周围脓肿诊断参照国家中医药管理局《中医病证诊断疗效标准》。肛门直肠周围局部红肿疼痛，有波动感，一般无全身症状者，多为位于肛提肌以下间隙，属低位肛周脓肿；出现寒战、高热、乏力、脉数等全身症状，外周血白细胞计数和中性粒细胞增高，局部穿刺可抽出脓液者，多位于肛提肌以上间隙，属高位肛周脓肿。

2) 纳入标准：① 首次发病；② 发病部位为坐骨直肠窝部位的低位脓肿；③ 符合“药线疗法”或“常规疗法”治疗指征；④ 年龄 18～75 岁，男女不限；⑤ 知情同意，并自愿受试，签署知情同意书。

3) 排除标准：① 合并有心脑血管、肝、肾和造血系统等严重原发性疾病以及精神病患者；② 糖尿病血糖控制不理想(空腹血糖＞7.8 mmol/L)者；③ 合并神经营养障碍者；④ 合并严重感染，病情危重者；⑤ 妊娠或哺乳期妇女；⑥ 过敏体质或肝功能异常者；⑦ 癌性或结核性、炎症性肠病患者；⑧ 根据研究者判断，具有降低入组可能性或使入组复杂化的其他病史，以及工作环境经常变动，容易造成失访者；⑨ 正在参加其他药物临床研究者。

4) 病例来源：所有患者均来自上海中医药大学附属龙华医院、上海市长宁区天山中医医院、上海市浦东新区王港社区卫生服务中心收治的住院患者。病例收集时间为 2011 年 3～11 月。

(2) 试验设计方法

1) 样本含量估算：主要疗效指标为愈合率。根据文献和前期临床资料，常规扩创引流方案治疗总有效率为 60%，药线疗法治疗总有效率为 80%，药线疗法总体有效率高于常规疗法，进行优效性检验。以单侧检验，$\alpha=0.05$，$\beta=0.10$，$power=0.90$，查表得 $u0.05=1.644\ 9$，$u0.1=1.281\ 6$。参考《临床流行病学——临床科研设计、衡量与评价》中的有关内容，按医学统计学要求代入估算样本含量计算公式：

$$N=(1.6449+1.2816)^2/[2(\sin^{-1}\sqrt{0.80}-\sin^{-1}\sqrt{0.60})^2]=44.58$$

两组比例为1∶1，考虑20%的失访率，则计算$N=55.725$，经取整后实际每组需要病例数为56例，两组共计112例。

2）随机和编盲：采用中心随机的方法，病例分配在3个中心完成。病例入组时，随机号由中心随机申请员与数据统计方联络获得。采用盲态评价的方法。

（3）干预方法

1）试验组：采用局部清创加药线引流。在脓肿局部行切开排脓术。术后采用药线引流，药线原材料为100%桑皮纸，裁成大小不同5种规格，制成长短粗细皆不相同的5种规格（1、2、3、4、5号药线），手工撮制成型，高压消毒灭菌备用。使用时常规用干棉球拭净创面周围脓污。放置药线时应顺腔隙走行方向纵轴插入，无明显抵抗感及阻力。至腔隙底部，稍稍回抽少许（约0.5 cm，或管道长度的1/5）。药线尾部留在创口外0.5 cm左右，并呈分叉状，向创口下方或侧方折放固定。每日换药1次。

2）对照组：采用局部清创＋凡士林油纱条引流。在脓肿局部行切开排脓术。术后采用凡士林中性油纱条填塞创口。每日换药1次。

（4）观察方法

1）主要疗效指标：① 脓腔愈合率：脓腔愈合率＝（原始脓腔深度－未愈合脓腔深度）/原始脓腔深度×100%；② 脓腔愈合时间：术后创面用药至脓腔愈合所需时间。

2）次要疗效指标：① 术后换药疼痛：分别于手术当天、术后2天、术后7天、术后10天、术后14天、术后30天，采用视觉模拟法（VAS）观察换药疼痛情况。② 复发率：所有治愈患者均随访至术后3个月，观察疾病复发率。复发情况的判断需根据患者局部是否有红肿、溃破出脓水等临床表现结合肛周B超检查。③ 创面出血：分别于手术当天、术后2天、术后7天、术后10天、术后14天、术后30天，采用分级计分法观察创面出血情况，出血量分为无、少量、中量、大量4级，分别计0分、1分、2分和3分。

3）安全性指标：不良事件观察。临床研究观察期间受试者出现的并会影响受试者健康的任何证候、症状、综合征或疾病的出现或恶化，无论该不良事件与研究是否有因果关系都要逐一记录。

（5）统计学方法：由生物统计学专家和主要研究者根据研究方案制订统计

分析计划，在盲态和数据锁定前完善形成文件。① 所有的统计分析均采用 SAS 9.13(SAS Institute Inc.，Cary，NC，USA)完成。② 所有的统计检验均采用双侧检验，$P\leqslant 0.05$ 被认为所检验的差别有统计学意义。③ 用重复测量的方法对不同随访时间的资料进行分析，计量资料采用线性混合效应模型，有序资料采用比例优势 *Logistic* 回归模型。④ 两组计量指标之间的比较采用控制中心效应的两因素方差分析，两组分类指标之间的比较采用控制中心效应的 χ^2 检验或 *Fisher* 检验和 $CMH\chi^2$。

2. 结果

(1) 试验完成情况：本试验共纳入 113 例病例，其中 1 中心 56 例，2 中心 21 例，3 中心 36 例；随机分为试验组 55 例，对照组 58 例。入组后试验组、对照组各剔除 1 例，剔除原因是受试者依从性较差，不能按时完成随访。其余 111 例病例均顺利完成试验，见表 13。

表 13　各中心入组病例情况(例)

试验中心	入组病例			安全分析集(SS)			全分析集(FAS)			符合方案集(PP)		
	试验组	对照组	合计	试验组	对照组	合计	试验组	对照组	合计	试验组	对照组	合计
1	28	28	56	27	27	54	27	27	54	27	27	54
2	9	12	21	9	12	21	9	12	21	9	12	21
3	18	18	36	18	18	36	18	18	36	18	18	36
合计	55	58	113	54	57	111	54	57	111	54	57	111

(2) 一般资料：本研究实际纳入病例 111 例。试验组 54 例，其中男性 41 例，女性 13 例；平均年龄 39.25 岁。对照组 57 例，其中男性 50 例，女性 7 例；平均年龄 41.14 岁。两组基线资料差异无统计学意义($P>0.05$)，具有可比性。

(3) 主要疗效指标情况

1) 脓腔愈合率：组间比较，术后 14 天脓腔愈合率差异有统计学意义($P<0.05$)，其余时间节点差异无统计学意义($P>0.05$)，见表 14。

表 14　两组脓腔愈合率比较(%，$\bar{x}\pm s$)

组　别	n	术后 2 天	术后 7 天	术后 10 天	术后 14 天	术后 30 天
试验组	54	7.34±13.83	29.14±22.68	47.70±26.06	56.15±19.27	94.49±15.15
对照组	57	7.06±13.65	30.92±26.94	44.04±29.20	48.17±19.67$^{\times}$	93.35±13.19

注：与对照组比较$^{\times}P<0.05$。

2) 脓腔愈合时间组：间脓腔愈合时间比较，差异无统计学意义($P>0.05$)，见表 15。

表 15　两组脓腔愈合时间比较(天,$\bar{x}\pm s$)

组　别	n	均数	差	平均值	25%	75%	最小值	最大值	F	P
试验组	54	27.59	10.94	27.00	23.75	31.00	6.00	56.00	0.260	0.611
对照组	57	27.77	11.17	30.00	25.50	31.00	6.00	50.00		

(4) 次要疗效指标情况

1) 疼痛积分：组间比较，术后 2 天、术后 10 天、术后 14 天疼痛积分差异有统计学意义($P<0.05$)，其余各时间节点差异无统计学意义($P>0.05$)，见表 16。

表 16　两组疼痛积分比较(分,$\bar{x}\pm s$)

组　别	n	手术当天	术后 2 天	术后 7 天	术后 10 天	术后 14 天	术后 30 天
试验组	54	7.08±1.80	5.32±2.22$^{\times}$	3.59±2.00	2.07±1.51$^{\times}$	1.05±1.09$^{\times}$	0.31±1.08
对照组	57	7.59±1.82	5.82±2.31	4.04±2.33	2.69±1.80	1.74±1.02	0.31±0.70

注：与对照组比较$^{\times}P<0.05$。

2) 术后出血积分：组间比较，术后当天、术后 2 天、术后 7 天、术后 10 天出血积分差异有统计学意义($P<0.05$)，其余各时间节点差异无统计学意义($P>0.05$)，见表 17。

表 17　两组术后出血积分比较(例,$\bar{x}\pm s$)

组　别		0 分(%)	1 分(%)	2 分(%)	3 分(%)
试验组 (n=54)	手术当天	4(7.41)	31(57.41)	19(35.19)	0(0.00)
	术后 2 天	15(27.78)	34(62.96)	5(9.26)	0(0.00)
	术后 7 天	42(77.78)	12(22.22)	0(0.00)	0(0.00)
	术后 10 天	52(96.30)	2(3.70)	0(0.00)	0(0.00)
	术后 14 天	53(98.15)	1(1.85)	0(0.00)	0(0.00)
	术后 30 天	53(98.15)	1(1.85)	0(0.00)	0(0.00)
对照组 (n=57)	手术当天	2(3.51)	19(33.33)	34(59.65)	2(3.51)
	术后 2 天	7(12.28)	28(49.12)	22(38.60)	0(0.00)
	术后 7 天	26(45.61)	27(47.37)	4(7.02)	0(0.00)
	术后 10 天	43(75.44)	14(24.56)	0(0.00)	0(0.00)
	术后 14 天	56(98.25)	1(1.75)	0(0.00)	0(0.00)
	术后 30 天	56(98.25)	1(1.75)	0(0.00)	0(0.00)

3) 复发率：对治疗有效的病例随访至术后 3 个月，试验组、对照组各复发 1 例，差异无统计学意义($P>0.05$)。

(5) 安全性评价：观察期间，两组均未出现与治疗有关的不良事件。

3. 讨论

肛门直肠周围脓肿一般是指肛腺感染后，炎症向肛管直肠周围间隙组织蔓延而发生的化脓性感染。肛周脓肿具有高风险性转化为肛瘘的临床特点，大多数患者需行二次肛瘘手术。现代医学对于肛周脓肿的治疗，一般采用主张充分的扩创引流术、纱条换药、抗感染等治疗措施。但损伤较重，扩大的创面本身也需要一定的修复时间，使得恢复时间较长。

中医外治法用于治疗肛周脓肿颇具特色，一方面是在切开时十分重视对肛门皮肉的保护及肛门功能的保护；另一方面各种外治法包括外用药物、药线引流等疗效明显。其中常用的药线疗法通过将药线插入溃疡疮孔，借药物的作用提脓祛腐，并利用药线之线形，使坏死组织附着于药线而使之外出，同时刺激窦瘘管壁，疏通经络，调整局部功能状态，恢复局部气血正常运行的整体环境，促使毒随脓泄，使邪去而正复。既利于脓腐化脱有助于新肌生长，又不破坏正常组织修复进程的生理环境。因此，药线疗法具有促进创面生理性修复的功效，可有效地防止瘢痕形成，提高修复质量。

药线的类别有外黏药物及内裹药物两类，目前临床上大多应用外黏药物的药线。本研究采用的即为外黏药物。通常使用桑皮纸撮制纸捻药线后，蘸取提脓去腐丹药；如九一丹、八二丹等脱腐引流，借助药物及物理作用，引导脓水外流。采用药线引流，具有方便、痛苦少、患者能自行更换等优点。

药线的使用目前还是以经验判断为主。对于像药线疗法这样的中医外科传统共性技术，缺乏系统的专门研究和整理，相关报道也多数散见于许多论文和著述中。临床研究也缺乏规范化的治疗方案和临床疗效评判标准，缺乏遵循临床流行病学及循证医学研究方法的大样本、多中心、随机、对照的研究。因此创立适应中医个体诊疗模式临床研究的方法学及相关技术体系，建立规范化、个体化、综合治疗关键技术和治疗方案以及疗效评价技术，不断提高临床水平，是中医外治疗法研究领域的发展趋势。本次研究以传统中医外治理论和循证医学为指导，通过开展规范化药线疗法治疗肛门直肠周围脓肿的多中心、随机、对照的研究，以期建立符合中医传统理论的、具有确切疗效和安全性的以药线外治疗法为主的可推广的治疗方案。

本试验采用多中心的随机对照研究。结果表明，试验组术后14天时的脓腔愈合率高于对照组($P<0.05$)，同时，在缓解疼痛、减少术后出血方面，疗效也明显优于对照组($P<0.05$)。

本研究结果提示，药线疗法用于治疗肛门直肠周围脓肿，其优势不仅仅在于提高愈合率，而且能够减轻创口疼痛、较严重的出血等术后常见症状。而且体现了现代医学的“微创”的理念，具有简、便、廉、效的优点，尤其适合在基层医院推广应用。

(《上海中医药杂志》2013 年第 47 卷第 6 期第 70～73 页。)

陆金根治疗肛周坏死性筋膜炎经验

陆金根教授从事中医外科医教研 30 余年，尤擅长中西医结合治疗肛肠病。肛周急性坏死性筋膜炎以皮肤和浅筋膜组织迅速广泛坏死而不侵犯肌肉组织为主要病理特点，常合并中毒性休克综合征。此病具有发病急、进展快、创面大、预后差的特点，陆老采用中西医结合方法救治该病，每获良效。

1. 病因病机

中医学没有关于肛周急性坏死性筋膜炎病名的确切记载，类似于“烂疔”“坏疽”“陷证”的相关描述。其临床症状主要表现为局部皮肤突然出现痛性、红色肿胀，随病情进展产生青铜色、紫色、黑色坏死灶，有淡黄色或血性浆液或脓液渗出，短期内出现大疙，疙下呈现不规则的出血性坏死，并迅速成为境界清楚的皮肤坏疽，广泛表浅筋膜坏死，周围潜行皮缘，坏死迅速沿筋膜扩散至附近组织，但不累及肌肉。严重者，皮下有气体、脓液臭秽难闻，短期内出现高热、神昏谵语、血压下降、休克、衰竭等全身中毒症状。陆老根据本病发病急、进展快、创面大、预后差的临床特点，结合中医学“疽由筋骨阴分发”及发病部位，提出该病应命名为“肛疽”。其病机主要是本虚标实。气阴不足为本，邪毒内蕴为标。气不足则卫外不固，阴不足则内热生，或诱以六淫之邪，或因不洁之邪伤表，邪气乘虚入侵，内伏太阳或少阴，蕴而化热，又逢内热，久而成毒，热毒蚀肌腐肉，轻则红肿热痛、臭秽发脓，重则毒入营血，内传脏腑而成本病。

2. 手术配合药物治疗

陆老认为，治疗本病，需遵循手术与换药相结合，西药与中药相结合，辨证与辨病相结合，整体治疗与局部治疗并重的治疗方针。急性期以中西医结合为主，组织恢复期以中医药为主。强调中西贯通，非西医不可救其急，非中医不可缓其势。本病一经确诊，需及早彻底清除坏死组织，因本病实际受累区域比预期更大，故切口应足够大，直至以用器械或手指无法将皮肤和皮下组织从深筋膜分开为止。可做多个切口，对口引流，必要时配合拖线疗法，肛周两侧脓腔较深应放置胶管引流冲洗，通常尽量保留皮肤，但必须引流通畅，以确保所有坏死部位得到彻底切开并根据病变进展，作多次清创，务必将坏死组织随时去除。伤口敞开换药，用 3%过氧化氢和 0.5%甲硝唑交替冲洗，再用双氧水溶液纱条疏松填塞伤口内。陆老同时提出，足量合理选用敏感抗生素、早期高压氧疗法、中医辨证施治、中药局部换药，对治疗本病的重要性。认为术后即便在没有细菌学资料的情况下，也应选用高效广谱抗生素。以后需反复做脓液细菌培养以早期发现致病菌，及时调整抗生素。同时采用高压氧舱治疗，对于控制感染，尤其厌氧菌感染是必要的。在这个基础上早期介入中药治疗，有利于整个病程的恢复，应用中应注意整体与局部的辨证，扶正与祛邪的关系。

3. 治分三期，扶正与祛邪兼顾

肛周坏死性筋膜炎初起主要表现为患处局部肿胀疼痛，皮色紫红成点状，从中心点迅速向四周扩散，疮顶色灰黑，切开后脓浊秽，味臭难闻，痛剧不止，多伴恶寒发热，甚至高热烦躁等热毒炽盛表现。此时以邪实为主，治疗重在祛邪，并注意时时顾护胃阴。治宜清热解毒凉血，以黄连解毒汤和犀角地黄汤加减，药用金银花、连翘、白花蛇舌草、紫花地丁、生地黄、水牛角、牡丹皮等。因本病来势凶险，在中药用量上应较治疗一般性疮疡为大，生地黄、金银花、紫花地丁等常用至60 g。如出现高热不退、神昏谵语、血压下降等疔毒走黄之证者，加用安宫牛黄丸或紫雪散。中期局部创面多见坏死筋膜色灰暗，脓似粉浆污水，气味恶臭，脓腐难脱或肉芽淡红，脓水清稀，或伴气阴(血)不足表现，此时邪气未退，正气渐衰，治疗当扶正与祛邪兼顾，以托毒排脓，药用八珍汤合四妙勇安汤加金银花、连翘、穿山甲、皂角刺等。病情稳定后，恢复期局部创面肿不明显，皮色不红而暗淡，当以扶正为主，以补气血，促生肌，药用加味十全汤加玄参、天花粉等，促进生肌长肉。至于外用药，早期创面脓腐明显，以提脓祛腐药九一丹或八二丹，可加速腐败坏死组织的脱落液化；恢复期创面坏死脱落干净，用生肌散等能促进肉芽及上皮生长的药物。

4. 典型病例

孙某，男，76岁。于2004年2月10日因“肛周阴囊会阴部肿痛伴发热1周”拟“急性坏死性筋膜炎”收治。

入院时查体：体温38℃，神志清醒，精神萎靡，疼痛剧烈，局部见肛周红肿，边界清楚，阴囊肿大，局部呈紫褐色，有大小不等水疙，疙下呈不规则的出血性坏死并有淡黄色渗出液，味臭秽明显。舌质红、苔薄黄，脉弦数。入院查血常规：白细胞 13.6×10^9/L，中性粒细胞0.87，红细胞 4.6×10^9/L，血红蛋白120 g/L。丙氨酸氨基转移酶39U/L，尿素氮7.1 mmol/L，肌酐171umol/L。血糖15.6 mmol/L。尿、大便常规无异常。胸部X线片及心电图无异常，腹部X线片有不完全性肠梗阻，考虑麻痹性肠梗阻可能。肛周会阴CT检查提示阴囊、会阴及两前侧腹壁皮下大量气体，阴囊内积液，符合坏死性筋膜炎表现。入院当日即行多切口扩创引流。于肛缘环周作多处放射状切口达脓腔，切口之间留皮桥，然后在手指探查下，逐步将会阴、阴囊等上述所波及的部位开窗留桥。大的皮桥间放置多股医用7-0丝线以拖线引流，引出腐臭味、夹有气泡的浓汁，皮下组织暗灰色，浅筋膜呈烂叶状坏死，钝性分离所有间隔，清除脓汁及坏死组织。所有切口均用过氧化氢、甲硝唑、盐水依次冲洗后，以丹药脱腐。深部组织液培养出大肠杆菌。根据药敏试验结果应用甲硝唑、头孢曲松静脉滴注，并配合高压氧舱治疗，每日2小时。另外，注意维持水、电解质平衡，注意热量、蛋白质的补充；积极纠正贫血、高血糖等全身合并症。本例起病初，据其症状及舌苔、脉象，辨证为热毒炽盛，治以养阴清热，凉血解毒。药用：生地黄60 g，玄参15 g，炒牡丹皮12 g，赤芍12 g，金银花30 g，连翘30 g，白花蛇舌草30 g，紫花地丁30 g，怀牛膝30 g，苍术12 g，黄柏12 g，龙骨、牡蛎各30 g，白豆蔻3 g，生甘草、炙甘草各6 g，水煎服。同时因大便不通，腹部X线片提示不完全性肠梗阻，以大承气汤保留灌肠，每日1次。经治7天后，热退痛减，大便通畅，停用抗生素；中药加减再治疗14剂后，创面坏死脓腐渐脱，新肉渐生，但创面不鲜，皮色不红而暗淡，辨证为气阴两虚，治以扶正生肌为主，药用：黄芪30 g，天花粉12 g，生白术、炒白术各30 g，茯苓15 g，当归15 g，生地黄15 g，玄参15 g，赤芍12 g，升麻12 g，连翘15 g，白花蛇舌草15 g，薏苡仁30 g，怀牛膝30 g，苍术12 g，黄柏12 g，龙骨、牡蛎各30 g，白豆蔻3 g，生甘草、炙甘草各6 g。加减治疗2月余，痊愈出院。

（《中医杂志》2005年第46卷第11期第817、818页。）

中西医结合治疗肛周急性坏死性筋膜炎9例

急性坏死性筋膜炎是一种少见的软组织进行性、感染性疾病，属潜在致命的急性感染，文献报告死亡率约40%。它以皮肤和浅筋膜组织迅速广泛坏死而不侵犯肌肉组织为主要病理特点，常合并中毒性休克综合征。此病具有发病急，进展快，创面大，预后差的特点。近年来本科采用中西医结合方法救治该病9例，取得一些临床体会。

1. 资料与方法

(1) 一般资料：本组9例均为男性。年龄最小者45岁，最大者81岁，平均63岁。病史最短者为1天，最长者为1周。其中血糖高者5例，合并肝硬化者1例，肾病综合征1例，会阴局部有烧伤史者1例。

(2) 临床表现：9例均为急性起病。局部表现为快速、进行性浅筋膜和脂肪组织坏死。局部麻木，红、肿、热、痛，迅速向周围扩展，局部可见黑褐色病变，有淡黄色或血性浆液渗出或脓液，广泛表浅筋膜坏死，周围潜行皮缘，坏死迅速沿筋膜扩散至附近组织，但不累及肌肉，脓液臭秽难闻。5例短期内出现大疱，疱下呈现不规则的出血性坏死并迅速成为境界清楚的皮肤坏疽。局部可闻及捻发音6例。4例红肿限于肛门周围，5例累及阴囊部位，其中有2例侵犯腹壁。9例中均有恶寒、发热等全身症状，其中1例短期内出现高热、神昏谵语、血压下降、休克、衰竭等全身中毒症状。实验室检查血白细胞均升高。深部组织细菌培养链球菌感染2例，大肠杆菌感染7例。其中5例经肛周会阴部CT平扫示肛周、阴囊、会阴及两前侧腹壁皮下积液及气体影。

(3) 治疗方法：全部9例一经明确诊断，均行早期彻底的清创引流术，彻底清除坏死组织，包括坏死的皮下脂肪或浅筋膜；并做多处对口引流，以确保所有坏死部位得到彻底切开。切口应足够大，直至用器械或手指无法将皮肤和皮下组织从深筋膜分开为止，必要时配合拖线疗法，肛周两侧脓腔较深时放置胶管或双套管引流冲洗。根据病变进展，作多次清创，以使坏死组织随时去除。伤口敞开换药，用3%过氧化氢和0.5%甲硝唑交替冲洗，再用过氧化氢溶液纱条疏松填塞伤口内。在没有细菌学资料的情况下，选用高效广谱抗生素。以后根据脓液细菌培养及药敏试验结果，及时调整敏感抗生素。9例术后均采用大型多人高压氧舱治疗，每日1次，每次2小时。治疗过程中注意维持水、电解质平衡，注意热量、蛋白质的补充。积极纠正贫血、高血糖等全身合并症。特别是对于合并糖尿病者，根据血糖和尿糖化验结果，利用胰岛素或口服降糖药尽快控制血糖。9例病例治疗中均配合中医药辨证治疗。肛周坏死性筋膜炎初起主要表现为患处局部肿胀疼痛，皮色紫红成点状，从中心点迅速向四周扩散，疮顶色灰黑，切开后脓浊秽，味臭难闻，痛剧不止，多伴恶寒发热，甚至高热烦躁等一派热毒炽盛表现，此时以邪实为主，治疗重在祛邪，并注意时时顾护胃阴。治以清热解毒凉血，方以黄连解毒汤和犀角地黄汤加减，药用金银花、连翘、白花蛇舌草、紫花地丁、生地黄、水牛角、牡丹皮等。如出现高热不退、神昏谵语、血压下降等疔毒走黄之证，加用安宫牛黄丸或紫雪散。中期局部创面多见坏死筋膜色灰暗，脓似粉浆污水，气味恶臭，脓腐难脱或肉芽淡红，脓水清稀，或伴气阴(血)不足表现，此时邪气未退，正气渐衰，治疗时扶正与祛邪兼顾，以托毒排脓。药用八珍汤合四妙勇安汤加金银花、连翘、穿山甲、皂角刺等。病情稳定后，恢复期局部创面肿不明显，皮色不红而暗淡，以扶正为主，补气血，促生肌，药用加味十全汤加玄参、天花粉等，促进生肌长肉。外用药因早期创面脓腐明显，以提脓祛腐药九一丹或八二丹加速腐败坏死组织的脱落液化。恢复期创面坏死脱落干净，用生肌散等促进肉芽及上皮生长。

2. 结果

8 例治愈，1 例死亡。治愈者中住院时间最短 37 天，最长 120 天，平均 73 天。其中 1 例因阴囊部位累及较多，出院时仍有部分睾丸裸露。死亡病例因严重的肝硬化腹水合并低蛋白血症，凝血功能障碍，经各种方法治疗无效死亡。

3. 典型病例

孙某，男性，76 岁。于 2004 年 2 月 10 日因肛周阴囊会阴部肿痛伴发热 1 周拟“急性坏死性筋膜炎”收治。

入院时体温 38℃，神志清醒，精神痿软。查体见肛周红肿，境界清楚，局部呈紫褐色，阴囊肿大，局部呈褐色，有大小不等水疱，疱下呈现不规则的出血性坏死并有淡黄色渗出液，味臭秽明显。舌质红，苔薄黄，脉弦数。入院查血常规：白细胞 13.6×10^{9}/L，中性粒细胞 87.6%，红细胞 4.6×10^{12}/L，血红蛋白 120 g/L，尿粪常规无异常。血清丙氨酸氨基转移酶 39U/L，尿素氮 7.1 mmol/L，肌酐 171 mol/L。血糖 15.6 mmol/L。胸部 X 线片及心电图无异常。腹部 X 线片有不完全性肠梗阻，考虑麻痹性肠梗阻可能。肛周 CT 平扫显示阴囊、会阴及两前侧腹壁皮下大量气体，阴囊内积液，符合坏死性筋膜炎表现。入院当日在连续硬膜外麻醉下行多切口扩创引流。于肛缘环周作多处放射状切口达脓腔，切口之间留皮桥，然后在手指探查下，逐步将会阴、阴囊等上述所波及的部位开窗留皮桥，大的皮桥间放置多股医用 7-0 丝线以拖线引流，引出脓汁腐臭味、夹有气泡，皮下组织暗灰色，浅筋膜呈烂叶状坏死，钝性分离所有间隔，清除脓汁及坏死组织。所有切口均用 3%过氧化氢、0.5%甲硝唑、生理盐水依次冲洗后，以丹药脱腐。深部组织液培养出大肠杆菌，根据药敏试验结果应用甲硝唑、头孢曲松静脉滴注；并入大型多人高压氧舱，每日 2 小时。本例起病初，据其症状和舌苔脉象，辨证为热毒炽盛，治以养阴清热、凉血解毒，药用生地黄 60 g，玄参 15 g，炒牡丹皮 12 g，赤芍 12 g，金银花 30 g，连翘 30 g，白花蛇舌草 30 g，紫花地丁 30 g，怀牛膝 30 g，苍术 12 g，黄柏 12 g，生龙骨 30 g，生牡蛎 30 g，白蔻仁 3 g，生甘草 6 g，炙甘草 6 g，水煎服。同时大便不通，腹部 X 线片提示不完全性肠梗阻，以大承气汤保留灌肠，每日 1 次。经治 7 天，热退痛减，大便通畅，停用抗生素。效不更方，再加减治疗 14 剂，创面坏死脓腐渐脱，新肉渐生，但创面不鲜，皮色不红而暗淡。辨证为气阴两虚，治以扶正生肌为主，药用生黄芪 30 g，天花粉 12 g，生白术 30 g，炒白术 30 g，茯苓 15 g，当归 15 g，生地黄 15 g，玄参 15 g，赤芍 12 g，升麻 12 g，连翘 15 g，白花蛇舌草 15 g，薏苡仁 30 g，怀牛膝 30 g，苍术 12 g，黄柏 12 g，生龙骨 30 g，生牡蛎 30 g，白蔻仁 3 g，生甘草 6 g，炙甘草 6 g。加减治疗 2 月余，痊愈出院。

4. 体会

原发性坏死性筋膜炎较少见，大多数发生在机体免疫功能低下时，机体感染相应病原菌而致病。糖尿病、肾病、低蛋白血症及长期应用皮质类固醇激素、老年等是坏死性筋膜炎的危险因素。肛周急性坏死性筋膜炎常继发于会阴部各种感染、创伤等，肛周脓肿亦为常见原因。有报道链球菌感染与本病发病密切相关。更多情况下本病为需氧菌和厌氧菌引起的混合性细菌感染。主要病理改变是皮下组织的水肿和坏死，包括邻近的筋膜，筋膜内支配皮肤的血管内有血栓形成，皮下血管闭塞，导致所供区域缺血及化脓性感染，形成皮肤坏疽。皮下组织的水肿、炎症使氧分压降低，允许专性厌氧菌（如类杆菌属）的生长，同时通过兼性菌（如大肠杆菌）促进厌氧菌的代谢，厌氧菌代谢常产生氢和氧，为相对不溶性气体，积聚于皮下组织，引起捻发音或皮下积气。可侵犯表皮神经，造成知觉麻木。病理特点为皮下浅筋膜、深筋膜广泛坏死，但不侵犯肌层。即使包围肌肉的筋膜层全部坏死，病变也不损害肌肉。此外，在感染发生过程中，人体在致病菌及其产物的攻击下，产生大量的炎症介质，包括蛋白酶、前列腺素、白介素、肿瘤坏死因子、氧自由基等，引起过度的全身性炎症反应。这种反应一经触发，即可通过其靶细胞产生次级产物使原始反应放大，导致广泛组织破坏及器官功能障碍或衰竭，最后导致多器官序贯地发生功能衰竭。本病早期明确诊断非常重要，需注意与气性坏疽、蜂窝组织炎等疾病鉴别，更需注意不能因辅助检查和鉴别诊断而耽误及时手术的时机。一经明确诊断应早期手术切开清除坏死组织，以防病情发展，危及生命。治疗急性坏死性筋膜炎需遵循手术与换药相结合，西药与中药相结合，辨证与辨病相结合，整体治疗与局部治疗并重的治疗方针。治疗的关键是早期多处纵深切口引流，将潜行的腔隙完全切开，因本病实际受累区域比预期更大，故切口应足够大，以充分引流。敞开伤口，对减轻患者疼痛、减少毒素吸收、防止炎症进一步扩散有积极作用。换药早期创面用过氧化氢、甲硝唑交替反复冲洗，过氧化氢可增加组织含氧量，保持局部有氧环境，形成不利于厌氧菌生长的微环境。如有条件应配合高压氧治疗，高压氧下血氧含量增高，血氧分压升高，血氧弥散半径扩大，可以迅速纠正局部组织的缺氧和代谢障碍，抑制厌氧菌生长，促进肉芽组织再生。同时高压氧对血管有明显的收缩作用，减轻血管通透性，使肿胀消退。本病为多种细菌混合感染。临床上依据脓培养及药敏试验，联合应用对厌氧菌和需氧菌均有效的抗生素，同时积极治疗原发病，是预防和治疗急性坏死性筋膜炎的有效方法。中医中药的早期介入，有利于整个病程的恢复。急性期以中西医结合为主，组织恢复期以中医药为主。应用中注意整体与局部的辨证，扶正与祛邪的关系。扶正即益气养阴、滋阴降火、气血双补等方法以固本；祛邪即解毒、和营、托毒外出，正如明代吴又可指出："大凡客邪贵乎早逐。"另外通过手术的方法切开排脓，引邪外出，以防邪毒内陷，损及脏腑，变证蜂起。因坏死性筋膜炎多来势凶险，在中药用量上应较治疗一般性疮疡为大，如生地黄 60 g，金银花 40～60 g，紫花地丁 30～40 g 等。另外通过外用中药换药，达到清除坏死组织，促进肉芽生长的作用。坏死性筋膜炎只要早期明确诊断，彻底清创，正确换药，合理应用抗生素，给予全身支持治疗，并注意中医药的早期合理介入，是完全可以治愈的。

（《中西医结合学报》2005 年第 3 卷第 3 期第 233～235 页。）

温和灸对肛瘘术后组织修复的临床研究

肛瘘（analfistula），祖国医学又称痔瘘或肛漏，是肛门直肠瘘的简称，是临床常见的肛门直肠疾病，占我国肛门直肠疾病总发病率的 1.67%～3.60%，国外为 8%～25%。目前肛瘘的治疗国内外均以手术治疗为主，鉴于部位的特殊性，肛肠手术创面多采取开放式。但由于肛肠病术后创缘循环障碍，局部炎症反应，排便刺激等因素，往往导致肛门部创面愈合迟缓，因此促进术后创面的愈合对临床有重要的意义。近年来，对于缓解术后并发症，促进创面愈合的中医药研究，逐渐被临床医生所重视。我们通过临床观察，温和灸对于缓解术后疼痛、水肿等术后并发症，促进创面愈合，疗效肯定。

1. 临床资料

（1）诊断标准：参照国家中医药管理局 1994 年 6 月发布的中华人民共和国中医药行业标准《中医病证诊断疗效标准》中肛瘘的诊断标准。

（2）纳入标准：① 符合上述诊断标准，属肛瘘者；② 年龄在 18～65 岁，性别不限；③ 病程在 5 年以内；④ 瘘管长度为 2.0～4.0 cm，适合于行"肛瘘切开引流术"的低位单纯性肛瘘；⑤自愿加入本试验，并签订"知情同意书"者。

（3）排除标准：① 曾行肛门部手术或外伤史；② 患有克罗恩病，便秘，急、慢性腹泻或肛周湿疹、瘙痒等肛周皮肤病者；③ 患有混合痔或肛裂等肛直肠疾病者；④ 合并有心脑血管、结核、血液病、糖尿病或恶性肿瘤等疾病及精神疾病者；⑤ 妊娠或哺乳期妇女；⑥ 血尿常规、出凝血时间、肝肾功能、心电图及胸部 X 线片明显异常者；⑦ 不愿加入本试验，中途主动退出或失访者。

（4）一般资料：选择符合纳入标准的 2007 年 2 月至 2008 年 1 月期间上海中医药大学附属龙华医院肛肠科初次手术住院的低位单纯性肛瘘患者 90 例，连续进入观察。采用随机数字表将患者分为 3 组，即温和灸治疗组、微波治疗组和空白对照组，每组各30例。温和灸治疗组，男性27例，女性3例，平均年龄(42.97±10.88)岁，平均病程(6.23±7.56)月，平均瘘管长度(2.27±0.43)cm；微波治疗组30例患者，其中男性24例，女性6例，平均为(39.40±12.29)岁，平均病程(8.07±12.75)月，平均瘘管长度(2.40±0.61)cm；空白对照组，男性25例，女性5例，平均年龄(43.02±11.66)岁，平均病程(7.64±10.01)月，平均瘘管长度(2.35±0.71)cm。三组病例性别、年龄、病程、瘘管长度等经统计学处理，差异无统计学意义($P>0.05$)，具有可比性。

2. *方法*

(1) 治疗仪器和药物选择：单头温灸器、无烟艾粒(河南南阳卧龙汉医艾绒厂)；CR2001L立式微波综合治疗仪(成都市维信电子科大新技术有限公司)；1∶5 000高锰酸钾。

(2) 手术选择：手术按照预先制定的标准操作规程(standard operation procedure，SOP)行"肛瘘切开引流术"。所有观察病例均采用腰麻，术后不使用镇痛泵。

(3) 术后治疗方法

1) 温和灸治疗组：术后第2天起以高锰酸钾液熏洗后，予以温和灸创面局部以及长强穴30分钟，常规换药。

2) 微波治疗组：术后第2天起以高锰酸钾液熏洗后，予以微波照射创面局部以及长强穴30分钟，常规换药。

3) 空白对照组：术后第2天起以高锰酸钾液熏洗后，常规换药。

(4) 观察指标

1) 创面愈合时间：为患者手术当日起，直至创面完全上皮化所需的天数。

2) 创面愈合率：根据李培兵、孙同柱等测量创面面积的方法，并加以改进。先以塑料薄膜于创面薄贴，以记号笔沿创面边缘做好标记，取下薄膜并展开，予以数码相机(CanonIUXS50 500万像素)于固定距离(15 cm)进行拍照，然后将图像输入电脑，采用Photoshop CS3软件计算创面面积，然后计算不同治疗天数后的创面愈合百分率，分析创面愈合情况。创面愈合百分率=[(同组d0创面面积－同组dn时创面面积)/同组d0创面面积]×100%(n为治疗干预后的测量时间)。

3) 术后疼痛评分：分别记录术后6小时，术后第1天下午熏洗换药后，术后第3天、第5天、第7天、第14天上午熏洗后以及创面愈合后的疼痛情况。采用视觉模拟疼痛评分法(visual analogue scale/score，VAS)，用1条10 cm长的标尺，正面两端标明分数，0分代表完全无痛，10分代表疼痛最剧烈，背面有0～10

数字的视觉模拟评分尺，由患者在尺正面上标出自己疼痛的相应位置，由医生记录在背面看到的具体数字，该数作为疼痛评分值。

4）术后水肿评分：无水肿（0 分）；肛缘及创面周围有轻微水肿，≤2 个时相位（1 分）；肛缘及创面周围水肿，3～5 个时相位（2 分）；肛缘及创面周围水肿，6～9 个时相位（3 分）；肛缘及创面周围水肿，10～12 个时相位（4 分）。

3. 讨论

手术疗法是有创伤性的治疗方法，不可避免会产生一些相应的术后并发症。术后疼痛、水肿等是肛肠疾病术后常见的并发症，不仅影响患者的生活质量，而且直接影响创面组织修复，对术后并发症的积极治疗，有利于创面组织修复，加快创面愈合速度。

术后疼痛可导致患者生理、心理上的不良反应，由于致痛和炎性介质的异常释放，既可加重原发病灶的缺血、缺氧和水肿，又可引起机体内激素和酶系统代谢异常，蛋白质合成缓慢，分解加速，不利于切口愈合，同时，疼痛还可使人体免疫球蛋白下降，影响创面组织修复的速度和质量。术后水肿也是阻碍创面愈合的重要原因之一，肛门疾病手术后，切口边缘水肿，甚至肛门缘水肿，水肿会造成创面血循环障碍，导致或加重创面局部的缺血、缺氧和感染形成，从而抑制创面组织细胞增殖，增加创面的细菌量，损害创面正常愈合过程的进行，使创面延迟愈合或不愈合。

研究表明，灸法治疗疮疡多以局部穴为主。长强穴属督脉，督脉总督一身之阳气，灸长强又可以调整一身阳气，达到增强机体免疫力，扶正而祛邪。故灸肛门局部创面及长强穴对肛门括约肌有明显的调节作用，从而起到缓解内括约肌痉挛、促进局部气血运行的作用。灸疗，《名医别录》载："生肌肉"，灸法以其温热作用、药物作用以及通过经络对全身的调节作用，对促进创面组织修复有独到之处，对术后疼痛、水肿等并发症疗效尤为突出。

温和灸对于肛瘘术后并发症的治疗以及促进创面愈合的机制主要有以下几个方面：① 创面局部经温和灸治疗后，组织温度升高，毛细血管扩张，血流加快，物质代谢增强，组织细胞活力及再生能力提高，减少创面渗出。② 改善血液循环，增加细胞的吞噬功能，消除肿胀，促进炎症消散，促进组织水肿消散。③ 降低神经系统的兴奋性，有镇痛、解除横纹肌和平滑肌痉挛以及促进神经功能恢复等作用。④ 改善组织营养，促进肉芽生长，加快伤口愈合。

从本次研究结果中观察到，温和灸和微波治疗均可以提高不同时间点的创面愈合率，缩短创面愈合时间，但灸法效果更好；在治疗术后水肿方面，温和灸与微波效果相当，但对于术后疼痛方面，灸法效果要优于微波治疗。进一步证明祖国医学灸法的优势，值得深入研究。微波理疗是利用微波电磁场的非热效应，改善局部组织血液循环，达到有效的理疗目的，在临床疗效肯定。而灸法的作用机制则更为广泛，包括其物理的温热性作用、药物的化学性作用，以及其产生的远红外、近红外线等作用，且艾灸产生热辐射和光辐射，其光辐射可引起穴位共振辐射吸收(即最佳吸收)，并产生了光电作用和光化作用。由此可见，大力发展中医针灸的开发与应用，并致力于其作用机制的研究依然非常必要。

(《南京中医药大学学报》2012 年第 28 卷第 4 期第 321～323 页。)

丹卿方熏洗在肛肠病术后应用的多中心随机对照研究

肛肠疾病术后常见水肿、疼痛、愈合缓慢等，严重影响患者的生活质量，因此，如何减轻术后并发症并促进创面愈合是亟须解决的一大课题。

丹卿方已经多年应用于上海中医药大学附属龙华医院肛肠病患者术后的熏洗治疗，疗效明确。本次研究拟多中心进行临床研究，来阐述丹卿方。以“从瘀论治”为理念，起到活血化瘀、散瘀止痛的作用，从而能有效改善患者术后水肿及疼痛，并促进患者创面愈合，改善患者临床症状，提高患者的生活质量，减少患者的医疗费用。

1. 资料与方法

(1) 一般资料：3 个中心共完成 300 例痔、瘘患者(各中心 100 例)，随机(用 SAS9.0 软件，制作随机排列表，将全部入选患者按就诊顺序编号，随机入组)分为两组，治疗组 150 例，其中男性 79 例，女性 71 例；年龄 19～63 岁，平均为 48.73 岁；其中混合痔 102 例，肛瘘 48 例。对照组 150 例，其中男性 73 例，女性 77 例，年龄 20～64 岁，平均为 49.30 岁，其中混合痔 109 例，肛瘘 41 例。两组病例在性别、年龄、病种分类等一般资料方面比较，差异无统计学意义($P>0.05$)，基线资料具有可比性。

(2) 纳入标准：符合 1994 年中华人民共和国中医药行业标准中医肛肠科病证诊断标准的痔、瘘患者。年龄在 18～65 岁，性别不限。

(3) 排除标准：同时有肛门部手术或外伤史，患有便秘、腹泻或肛周湿疹等肛周皮肤病者，患有克罗恩病、结核病、心脑血管、血液病、糖尿病、恶性肿瘤等疾病及精神疾病者，妊娠或哺乳期妇女等不纳入此次研究。

(4) 治疗方法

1) 治疗组：采用丹卿方煎剂(由医院中药房提供，采用高压煎制而成，浓煎，真空包装)熏洗,每日 2 次,用药 2 周。术毕次日起,每日 2 次换药。换药前采用丹卿方煎剂加入 1 000 mL(60℃)温水中,先以蒸汽熏蒸患部 5 分钟,待温度降至 40℃后坐浴 15 分钟。

2) 对照组:采用痔疾洗剂熏洗,方法同上。并观察术后第 1 天、第 2 天、第 7 天、第 2 周两组术后水肿、疼痛、两组创面肉芽生长、上皮爬生等情况。

(5) 统计方法:计量资料用均数±标准差($\bar{x}\pm s$)表示,采用多样本均数间的单因素方差分析,方差齐者用 LSD 法,方差不齐用 Dunnett's T3 法,$P<0.05$ 为显著差异,采用 SPSS16.0 统计软件包。

2. 讨论

中药熏洗在肛肠疾病术后已广泛应用,但多为清热解毒利湿药为主。刘华等采用熏洗一号方(苦参、虎杖、川柏等,按比例充分混匀)治疗肛肠疾病术后,结果表明熏洗一号方比高锰酸钾有明显改善伤口疼痛、坠胀、加快上皮爬生和伤口愈合。徐珊等采用"肛肠外洗方"熏洗可明显改善肛肠病术后水肿疼痛,并促进创面愈合。陆杰等采用鱼腥草为主组方熏洗促进肛肠病术后创面愈合,能显著缩短愈合时间。黄继承采用痔瘘熏洗剂(大黄、虎杖、鱼腥草、荔枝草等)在肛肠病术后应用与高锰酸钾对照,结果表明对切口疼痛、创缘水肿、创面渗液、切口不愈合等疗效均优于对照组,创面愈合时间治疗组明显短于对照组。另外,陈晓敏等于肛肠术后运用熏洗药物取得了良好的疗效。

《素闻・阴阳应象大论》有云:"气伤痛,形伤肿",因此肛肠疾病术后疼痛、水肿的原因是手术破坏了肛门局部经络的连续性,导致气血运行受阻、气滞血瘀、阻塞不通而肿痛。故此次研究的治疗原则为活血化瘀、消肿止痛,拟定丹卿方(原名散瘀止痛方)。此方是陆老依据多年临床经验拟定的治疗肛肠疾病的熏洗方。方由丹参、徐长卿、莪术、芒硝等组成。丹参为君,其性味苦、微寒,祛瘀止痛,活血通经,清瘀热以消痈肿之功。同时丹参化瘀止痛不伤气血,有补血和血之效,攻补兼施,祛瘀养血,疼痛自除;徐长卿为臣,祛风止痛,解毒消肿,适用于气滞、血瘀所致各种痛症;佐以莪术,破血行气止痛;使以芒硝,清热消肿。

肛肠疾病术后出现水肿和疼痛,与局部炎性介症的大量表达密切相关。其中主要炎性介质有前列腺素等,而前列腺素 E2(PGE2)的致痛作用强,还能提高血管通透性,促进白细胞趋化,引起水肿。环氧合酶 2(COX-2)是机体催化花生四烯酸转变为前列腺素的关键限速酶。目前动物实验已证实丹卿方(原名散瘀止痛方)对大鼠足趾角叉菜致炎性水肿有明显抑制作用。抗炎机制可能与降低炎症局部 PGE2 含量及抑制 COX-2 的表达有关。

熏洗疗法是将药物水煎或用开水浸冲后，利用蒸汽熏蒸，熏后用其余热在患部洗浴的一种治疗方法，适用于肛门直肠疾病急性发作期局部肿痛，及术后并发症治疗等。熏洗法通过温热及药物的双重作用，使气血得行，血脉得通，行气活血可收到消肿止痛之效。《外科正宗》："坐浴可疏通气血，散瘀化滞，解毒脱腐，消肿止痛。"活血化瘀法在临床上的作用原理之一为抗炎作用，可减少炎性水肿，降低炎症时的血管通透性，有的药物具有明显的抗菌作用。瘀血是中医学多种疾病共同存在的病因及病理产物，而炎症反应是现代医学多系统疾病研究中的热点环节，大量研究表明炎症和血瘀证在病理、病机及治疗方面存在密切的关系。血瘀证在某些活性因子、临床治疗及动物模型方面与炎症密切相关，炎症反应从一个侧面揭示了血瘀证的实质。

此次研究证实了丹卿方采用活血化瘀法可改善肛肠疾病术后的水肿、疼痛，而且更能促进创面肉芽及上皮组织的生长，促进创面愈合。

（《世界中医药》2014 年第 9 卷第 3 期第 305～307 页。）

隧道式拖线法对瘘管大鼠Ⅰ型和Ⅲ型胶原表达的影响

肛瘘是外科常见病，手术是治疗肛瘘的主要方法。项目组多年来采用隧道式拖线法治疗各类肛瘘，取得满意疗效。该手术方式不直接切开皮肤，而是以丝线贯穿于瘘管腔中，早起配合少量九一丹掺于丝线上拖入瘘管中蚀管腐脱，使毒随脓泄、新肌生长，后期配合局部垫面加压促进创腔愈合。本项实验研究以瘘管大鼠为对象，将隧道式拖线法应用于治疗瘘管，并与瘘管切开术组和空白对照组，在治疗不同时间点对局部组织进行Ⅰ型和Ⅲ型胶原表达量的测定，以期探寻隧道式拖线法治疗的机制。

1. 材料和方法

(1) 材料

1) 动物清洁级 SD 大鼠 72 只，雄性，3 月龄，体重 300～350 g，由中国科学院上海斯莱克实验动物有限责任公司提供(实验动物合格证号：SCXK 沪 2003 - 0003)，分笼饲养，每笼 1 只。

2) 主要试剂免抗鼠Ⅰ胶原定量免疫组化试剂盒(即用型)，免抗鼠Ⅲ胶原定量免疫组化试剂盒(即用型)，收购自福州迈新生物工程公司产品。

3) 药物及材料：九一丹，上海华鹰药业有限公司(批准文号：沪 Y20000143)；氯胺酮，江苏恒瑞医药股份有限公司(国药准字 H32022820)；医用 7 - 0 丝线，上海浦东金环医疗用品有限公司(标准号：Q/IK11 - 2000)。

2. 动物模型及分组

(1) 动物模型：参照王琛等方法立体表瘘管大鼠动物模型，术前用电动剃刀在大鼠颈背部剃毛备皮，面积约 4 cm×4 cm。采用氯胺酮按 100 mg/kg，行腹腔麻醉。麻醉达效后用新苯扎氯铵酊消毒皮肤。用小圆刀在脊柱 1.5 cm，颈后 1 cm处做一长 0.5 cm 与脊柱垂直的切口，两处切口均深达皮下肌层，用血管钳自一切口内深入，钝性分离，穿过肌层后自另一切口处探出，引入弹簧纱条后用三角缝针在两端切口分别将弹簧边缘与皮肤缝合固定。用 1 mL 注射抽取 9×10^8 cfu/mL 浓度的金黄色葡萄球菌和大肠杆菌液注入大鼠弹簧纱条内，每只大鼠 0.2 mL。45 天后管腔周围见肉芽组织明显增生，大量成纤维细胞生成，炎症细胞浸润和少量新生毛细血管，伴不均匀的内层增生。局部超声检查和 X 线下 60%泛影葡胺造影检查显示均有管道形成。

(2) 动物分组：待 72 只大鼠造模成功后，将其随机分成治疗组 24 只(隧道式拖线法)，对照组 24 只(瘘管切开术)，空白组 24 只(不做任何治疗)。

(3) 治疗方法：① 治疗组 24 只大鼠行“隧道式拖线法”。术中用球头探针探入瘘管管腔中，引入 10 股医用 7－0 丝线，将丝线两端打结，使之呈环形。术后早期换药时先用生理盐水棉球拭净拖线上的分泌物，再用九一丹(0.05 g)撒泼在拖线上，将其拖入瘘管管腔内使之与瘘管密切接触。待拖线上坏死组织减少时停用九一丹，并分批拆除拖线(5 天、3 天、2 天)。分泌物量明显减少且质地黏稠，瘘管管腔仅能容纳 2 股丝线时，将丝线全部拆除，配合捆绑加压，以促进管腔闭合。② 对照组 24 只大鼠行“瘘管切开术”治疗，即用球头探针探入瘘管管腔中，用剪刀沿探针将瘘管切开。术后早期换药时先用生理盐水棉球将创面坏死组织清除干净，然后将九一丹(0.05 g)直接掺于创面上，待创面坏死组织脱净，则停用九一丹，改用红油膏外涂，后期创面生肌散外用以促进愈合。③ 空白组 24 只大鼠正常喂食、喂水，无特殊治疗。

(4) 观察指标：采用免疫组化法，观察组织Ⅰ型胶原表达量、Ⅲ型胶原表达量。细胞中有棕黄色颗粒为阳性细胞，在 X70 倒置荧光显微镜(×100 倍)观察，将阳性细胞用像素点表示或换算 um^2，采用 Image-pro-plus 图像分析系统分析软件，每张切片随机分析 3 个视野，测定单位视野中阳性染色的平均密度(OD 值)乘以单位视野中的阳性细胞分布总面积，得出免疫组化指数，结果取均值。

(5) 标本采集：在术后第 3 天、第 5 天、第 7 天、第 9 天、第 14 天和完全愈合时，分别随机取治疗组、对照组和空白组大鼠各 4 只，以盐酸氯胺酮(100 mg/kg)腹腔麻醉，仔细剥离三组大鼠局部组织浸泡于 10%甲醛液中固定，经切片预处理、染色后进行结果判定。细胞中有棕黄色颗粒为阳性细胞，在 X70 倒置荧光显微镜(×100 倍)观察，将阳性细胞用像素点表示或换算成 μm^2，采用 Image-pro-plus 头像分析系统分析软件，每张切片随机分析 3 个视野，测定单位视野中阳性染色的平均光密度(OD 值)乘以单位视野中的阳性细胞分布总面积得出免疫组化指数，结果取均值。

(6) 统计方法：用 SPSS11.0 软件进行统计，所有输送至均采用均数±标准差($\overline{\chi}\pm s$)的方法。计量资料部分采用组间 t 检验，以 $P<0.05$ 为差异具有统计学意义。

3. 实验结果

(1) 一般情况：治疗组大鼠活动量基本正常，摄食摄水量无明显变化。对照组大鼠术后活动量减少，皮毛杂乱，摄食、摄水量减少。空白组大鼠活动正常，皮毛光洁，摄食、摄水量正常。

(2) 治愈时间：治疗组平均治愈时间为(16.25±1.96)天，对照组平均治愈时间为(23.75±0.96)天，两组比较治疗组较对照组明显缩短，具有统计学差异。空白组大鼠未作处理，创面没有愈合，管道仍然存在，无法统计愈合时间，故不比较。

(3) Ⅰ型胶原表达量：各组大鼠在术后第 3 天、第 5 天、第 7 天、第 9 天、第 14 天及愈合时组织Ⅰ型胶原表达量比较：各组间两两比较，在治疗后第 3 天治疗组Ⅰ型胶原表达量明显高于空白组，有显著性差异。第 7 天和第 9 天治疗组和对照组的Ⅰ型胶原表达量均明显高于空白组，有显著性差异，但治疗组和对照组之间无显著性差异。在第 14 天和愈合时治疗组和对照组的Ⅰ胶原表达量均较空白组高，同时治疗组高于对照组，均有显著性差异。

(4) Ⅲ型胶原表达量：组大鼠在术后第 3 天、第 5 天、第 7 天、第 9 天、第 14 天及愈合时组织Ⅲ型胶原表达量比较：各组间两两比较，在治疗后第 3 天、第 5 天、第 7 天、第 9 天、第 14 天和愈合时治疗组和对照组Ⅲ型胶原表达量都明显高于空白组，有显著性差异。其中第 7 天和第 9 天治疗组Ⅲ型胶原表达量较对照组高且有显著性差异。

(5) Ⅰ/Ⅲ型胶原表达量比值：各组大鼠在术后第 3 天、第 5 天、第 7 天、第 9 天、第 14 天及愈合时组织Ⅰ/Ⅲ胶原表达量比值组间两两比较，在治疗后第 9 天治疗组Ⅰ/Ⅲ胶原表达量比值低于对照组，有显著性差异。治愈时治疗组Ⅰ/Ⅲ胶原表达量比值明显高于对照组和空白组，有显著性差异。

4. 讨论

隧道式拖线法是在汲取和继承祖国传统医学的基础上，经过不断创新而建立的。该手术方式不直接切开皮肤，而是以丝线贯穿于瘘管腔中，早期配合少量九一丹(由红升丹和熟石膏按 1∶9 组成)掺于丝线上拖入瘘管腔道中，以蚀管腐脱，使毒随脓泄、新肌生长。隧道式拖线法不切除过多的周围组织特别是肌肉组织，最大限度地减少损伤，有效地保护形态和功能。

本研究首先要建立体表瘘管大鼠动物模型，选用的大鼠均为雄性，体重在300～500 g。造模时必须将弹簧纱条埋置于大鼠颈背部皮下肌层内，因此所用大鼠需有丰厚的皮下组织和肌肉组织才能便于造模成功。最初实验设计每组大鼠为36只，分为三组，共108只。但是造模过程中因大鼠死亡，弹簧纱条脱落、造模瘘管过短等原因，最后成功造模瘘管大鼠为85只，为便于分组将每组大鼠定为24只，共72只大鼠入组观察。

通过治疗后各组大鼠的体重变化差异较大，尤其以对照组大鼠的体重下降明显。考虑主要因对照组采用了瘘管切开法，其创面较大，组织损伤多。而治疗组采用隧道式拖线法其创面小呈非开放性。由于对照组创面修复消耗的能量大于治疗组，且对照组大鼠因创面疼痛而减少摄食，因此其平均体重下降较明显，治疗组和对照组间存在显著差异。

细胞外基质包含有一种或两种胶原、氨基聚糖和蛋白聚糖，而胶原是细胞外基质的最基本结构，除了对组织提供支持和张力外，还能对细胞施加多种影响。胶原分子是细胞外基质的最主要的结构大分子，根据体内分布和功能特点可分为三大类：① 间质胶原；② 基膜胶原；③ 细胞外周胶原。其中间质胶原与创面愈合关系最为密切，在体内以多聚分子结构即纤维的形式存在。在创面愈合过程中起主要作用的是Ⅰ、Ⅲ型胶原。Ⅰ型胶原是皮肤胶原的重要类型，直径100～500 nm，由两条结构相同的肽链和另一条结构不同的肽链组成。Ⅰ型胶原起支架作用，与皮肤张力密切相关。Ⅲ型包绕在外周，直径40～60nm，由三条相同的肽链组成。直径大小取决于切除两端肽链的顺序。如先切除C端，则形成的胶原纤维较细。Ⅲ型胶原决定胶原纤维的直径大小和弹性好坏，有人发现Ⅲ型胶原含量越高，纤维束越细Ⅰ、Ⅲ型胶原含量的比值关系到最终的修复结果。在伤口愈合过程中，新生胶原能填充组织缺损，为表皮细胞迁移提供支架，还可调节细胞的迁移、增殖、特异性基因表达，它是组织生物力学特性的主要决定因素，与血纤维蛋白、纤维连接蛋白一道构成底物促进上皮再生。

研究结果显示：治疗组大鼠为非开放性创面，内部较湿润因此不容易结痂。加上治疗后期局部捆绑加压的外力作用使伤口周缘组织在成纤维细胞的牵拉作用下向中心移动，相互贴近，伤口逐渐缩小。在治疗后第9天Ⅰ型胶原表达量有一个明显的下降过程，而该时期大鼠创面分泌物量减少，质黏稠，管腔明显缩小，正是拆除拖线进行加压的时期。而Ⅲ型胶原表达量逐步上升，直至第14天后才开始下降。也就是说在第9～14天，通过局部配合捆绑加压，促进了大鼠的

Ⅰ/Ⅲ型胶原表达量比值升高，加快了创面的愈合。对照组大鼠为开放性创面由于切开法造成皮肤和皮下组织损伤较大，创面干燥，容易结痂。其上皮组织必须绕经痂下才能完全生长，加之没有外力的加压作用，因此局部组织的工型胶原表达量的上升幅度较小，Ⅲ型胶原表达量在早期呈下降趋势，自第14天起逐渐上升。其组织Ⅰ/Ⅲ型胶原表达量比值在第9天时高于治疗组，然后由于Ⅲ型胶原表达量的上升其组织的Ⅰ/Ⅲ型胶原表达量比值开始下降。

（《中国中西医结合外科杂志》2009年第15卷第4期第428～432页。）

隧道式拖线术结合九一丹对大鼠体表瘘管的治疗作用

瘘管是指有外口和内口的互通管道，属于中医外科较为常见的疾病，可发于人体各处。手术是治疗瘘管的主要方法之一，到目前为止，临床使用过或正在使用的手术方式几十种，它们或多或少都存在创面损伤大、愈合周期长、术后易复发等问题，甚至严重影响患者的生活质量。利用实验动物建立瘘管模型，对该疾病进行研究是当今中医外科发展的趋势。本实验以瘘管大鼠为研究对象，将九一丹和隧道式拖线术结合治疗瘘管，并与瘘管切开术对照，在治疗不同时间点对局部组织进行碱性成纤维细胞生长因子（bFGF）和肝肾功能进行测定，探寻九一丹在隧道式拖线术治疗的分子生物学机制及其安全性。

1. *材料与方法*

（1）实验材料

1）动物清洁级SD大鼠，雄性，3月龄，体重300～350 g，由中国科学院上海斯莱克实验动物有限责任公司提供（实验动物合格证号：SCXK沪2003-0003），分笼饲养，每笼1只。

2）试剂ELISA试剂盒、大鼠bFGF定量ELISA试剂盒（即用型），均为美国ADL公司产品。

3）药物及材料：九一丹，上海华鹰药业有限公司生产（批准号：沪Y20000143）；氯胺酮，江苏恒瑞医药股份有限公司（批号：KH060201）。医用7-0丝线，上海浦东金环医疗用品有限公司（标准号：Q/IK. WII-2000）。

（2）造模方法：通过采用金葡萄球菌和大肠杆菌混合液注入埋置的弹簧纱条内的方法建立体表瘘管大鼠动物模型。术前用电动剃刀在大鼠颈背部剃毛备皮，面积约4 cm×4 cm。采用氯胺酮按100 mg/kg行腹腔麻醉。麻醉成功后用新苯扎氯铵酊消毒皮肤，用小圆刀在脊柱左侧1.5 cm，颈后1 cm处做一长0.5 cm与脊柱垂直的切口，在其尾骨侧相距3 cm处做另一长0.5 cm的垂直切口，两处切口均深达皮下肌层，用血管钳自一切口内探入，钝性分离，穿过肌层后自另一切口处探出，引入弹簧纱条后用三角缝针在两端切口分别将弹簧边缘与皮肤缝合固定。用注射器抽取 9×10^{8} cfu/mL 浓度的金黄色葡萄球菌和大肠杆菌混合菌液注入大鼠弹簧纱条内，每只大鼠 0.2 mL。45 天后管腔周围可见肉芽组织明显增生，大量成纤维细胞生成，炎症细胞浸润和少量新生毛细血管，伴不均匀的内层增生；局部超声检查和 X 线下 60%泛影葡胺造影检查结果显示有管道形成则表示造模成功。

(3) 动物分组与治疗：将造模成功的 72 只大鼠机分为空白组、治疗组和对照组，每组各 24 只。空白组正常喂食、喂水，不做任何治疗；治疗组行“隧道式拖线术”，即术中用球头探针探入瘘管管腔中，引入 10 股医用 7－0 丝线，将丝线两端打结，使之呈环形；术后早期换药时先用生理盐水棉球拭净拖线上的分泌物，再用九一丹(0.05 g)撒泼在拖线上，将其拖入瘘管管腔内使之与瘘管密切接触；待拖线上坏死组织减少时停用九一丹，并分批拆除拖线；如分泌物量明显减少且质地黏稠，瘘管管腔仅能容纳 2 股丝线时，将丝线全部拆除，配合捆绑加压，以促进管腔闭合。对照组行“瘘管切开术”治疗，即用球头探针探入瘘管管腔中，用剪刀沿探针将瘘管切开；术后早期换药时先用生理盐水棉球将创面坏死组织清除干净，然后将九一丹(0.05 g)直接掺于创面上；待创面坏死组织脱净，则停用九一丹，改用红油膏外涂；后期创面生肌散外用以促进愈合。

(4) 观察指标及方法：在术后第 3 天、第 5 天、第 7 天、第 9 天、第 14 天和完全愈合时，分别随机取治疗组、对照组和空白组大鼠各 4 只，以盐酸氯胺酮(100 mg/kg)腹腔麻醉，成功后取腹主动脉血 5 mL，室温静置 6 小时后 4℃、3 000 r/min 离心 15 分钟，取上清－20℃储存。其中术后第 7 天、第 14 天和创面完全愈合时分别将随机抽取的治疗组、对照组和空白组 4 只大鼠另取腹主动脉血 5 mL，室温静置 30 分钟。采用 ELISA 法观察血 bFGF 含量，建立并绘制标准曲线，得到 bFGF 值；采用酶法观察血清尿素氮(BUN)、肌酐(Scr)和丙氨酸转氨酶(ALT)。

(5) 统计学方法：用 SPSS 11.0 软件进行统计，所有数值均采用 $\bar{x}\pm s$ 表示，计量资料采用组间 t 检验。

2. 结果

(1) 一般情况：空白组大鼠活动正常，皮毛光泽，摄食、摄水量正常；治疗组大鼠活动量基本正常，摄食、摄水量无明显变化；对照组大鼠术后活动量减少，皮毛杂乱，摄食、摄水量减少。

(2) 大鼠体重变化：大鼠体重在术前各组间无差异。在术后第 7 天对照组大鼠体重较治疗组和空白组明显减轻($P<0.05$ 或 $P<0.01$);在术后第 14 天,对照组大鼠体重虽较术后第 7 天有所上升,但仍明显低于治疗组及空白组($P<0.01$);在愈合时,对照组大鼠的体重仍明显低于空白组($P<0.05$),但与治疗组之间无明显差异。治疗组和空白组在各个时期比较均无明显差异。

(3) 治愈时间:治疗组平均治愈时间为(16.25±1.96)天,对照组平均治愈时间为(23.75±0.96)天,治疗组治愈时间较对照组明显缩短($P<0.01$)。

(4) bFGF 含量:在治疗后第 5 天,治疗组大鼠血 bFGF 含量明显高于对照组和空白组($P<0.05$);第 7 天治疗组和对照组大鼠血 bFGF 含量均明显高于空白组($P<0.05$ 或 $P<0.01$),但治疗组和对照组之间无显著性差异。

(5) 血清 BUN 与 Ser:在术后第 7 天和第 14 天,对照组大鼠的血清 BUN 含量明显高于治疗组和空白组($P<0.01$),而治疗组和空白组之间无明显差异;在愈合时,各组间血清 BUN 含量无明显差异。术后第 7 天治疗组和对照组大鼠的血清 Ser 均明显高于空白组($P<0.01$),且对照组高于治疗组($P<0.05$);在术后第 14 天,对照组血清 Ser 含量高于治疗组和空白组($P<0.05$),而在愈合时各组间血清 Ser 含量无明显差异。

(6) 血清 ALT:在术后第 7 天、第 14 天和愈合时,各组大鼠血清 ALT 含量组间两两比较均无显著性差异。

3. 讨论

(1) 大鼠一般情况变化:治疗后各组大鼠的体重变化差异较大,尤其以对照组大鼠的体重下降明显。考虑主要因对照组采用了瘘管切开法,其创面较大,组织损伤多,加之早期因创面脓腐不净,配合了九一丹外用,以利提脓祛腐。而治疗组采用隧道式拖线法其创面小呈非开放性。由于对照组创面修复消耗的能量大于治疗组,因此其平均体重下降较明显,治疗组和对照组间存在显著差异。治疗组大鼠的平均愈合时间为(16.25±1.96)天,对照组大鼠的平均愈合时间为(23.75±0.96)天,而两者相差近 7 天。可见对照组较治疗组要延长近 7 天的时间才能达到愈合,故其体重在治愈时与治疗组接近。

(2) bFGF 含量变化:FGF 是血管内细胞强有力的促有丝分裂剂,是最活跃的促血管形成因子。其主要成员有酸性成纤维细胞生长因子(aFGF)和碱性成纤维细胞生长因子(bFGF)。已知 FGF 在创伤修复中的作用主要为:① 对成纤维细胞的强烈促进增殖作用,参与血液凝固后创伤的愈合。② 刺激血管新生,对新生肉芽组织中新生毛细血管的出芽和生长有促进作用。目前初步研究证实平时 bFGF 可以与肝素等物质结合的形式储存于细胞外基质(ECM)中,经内皮细胞产生并储存于 ECM 的 FGF 可能通过不同机制产生同靶细胞的作用。有研究表明，在创伤条件下，局部受创组织中内源性 bFGF 含量是显著下降的，它反应在创伤后一段时间内内源性 bFGF 处于一种缺乏状态。本实验结果表明：经治疗后治疗组和对照组 bFGF 含量均逐渐升高。在第 5 天治疗组的 bFGF 含量明显高于对照组和空白组，而第 7 天进入增殖期时治疗组和对照组 bFGF 含量均达到最高，两者明显高于空白组，有显著性差异，但治疗组和对照组之间无显著性差异。而空白组 bFGF 无明显变化。考虑可能是由于治疗组和对照组创面早期都使用了九一丹，其提脓祛腐的作用可以促使细胞外基质降解而提高 bFGF 的含量。而在愈合时即修复后期，两组 bFGF 均下降至最低，说明随着组织修复的完成，内源性 bFGF 也逐渐下降。因此，早期局部外用九一丹可以提高组织内源性 bFGF 含量，加速创面愈合。

(3) 血清肝肾功能测定：宋代《太平圣惠方》中就有采用药捻脱管法治疗肛瘘的最早记载。文献报道升丹制剂具有促进肉芽生长的作用。升丹中的九一丹是含汞量最少的一类常用丹药，因其具有"有腐脱腐，无腐生肌"的功效，在临床运用较多。本实验研究"隧道式拖线法"即以粗丝线贯穿于瘘管腔中，将祛腐药物九一丹掺于丝线上，通过每日来回拖拉摩擦，既将药物置于管腔内，又可全方位接触瘘管管壁，并通过丝线使毒随脓泄，不仅利于脓腐化脱，还有助于新肌生长。以往研究发现如果不合理的使用汞制剂会造成不同程度的肾损伤，因此依据成人用药的安全剂量及大鼠的体表面积，将实验所用的九一丹用量增大 10 倍后给大鼠外用。研究结果表明：① "隧道式拖线术"的创面为非开放性创面，其创腔面积较小，而"瘘管切开术"的创面为开放性创面，其创面面积大。前者的九一丹吸收量相对小，对肝肾功能无明显不良影响，安全性好。② 开放性创面上使用九一丹对肝功能影响不大，但对肾功能有一定影响，这种影响随停用药物后 2 周左右可逐渐恢复。因此，临床使用九一丹时应根据"腐净药停"的用药原则，当创面坏死组织脱净，分泌物量少，质地黏稠时，应停用九一丹，不能长时间、大面积使用升丹药物。对于有肾功能不全的患者应少用或禁用，必要时可以配合一些保护肾功能的药物。

综上所述，"隧道式拖线术"和"瘘管切开术"，两者创面的修复时间有较大差异，主要原因是隧道式拖线法术后瘘管表层的正常肌肉组织和上皮组织没有过多损伤，创面小，创腔环境较湿润，早期使用九一丹提脓祛腐，后期配合局部加压，有利于创面组织的修复和创腔闭合。而瘘管切开术除将瘘管切开外，瘘管表层的正常肌肉和上皮也被一起切除，创面明显大于前者；由于创面呈开放性，表面干燥，又缺乏外力作用，故其创面肉芽组织填充和愈合速度较隧道式拖线法明显延长。

(《上海中医药大学学报》2009 年第 23 卷第 3 期第 56～59 页。)

温和灸对大鼠肛瘘术后创面组织修复中血管生成及微循环的影响

肛瘘是临床上常见的肛门直肠疾病，手术治疗是有效的治疗手段，而手术创伤不可避免。创面修复是医学中古老的问题之一。多年的临床与实验研究表明，创面的修复过程是一个复杂的生物学过程。而创面局部的微循环直接影响创面的愈合质量，血管内皮生长因子(vascular endothelial growth factor，VEGF)及CD34与血管生成及创面微循环密切相关。目前，国内外尚无公认的肛瘘术后模型，本实验通过对污染性创面进行改良，模拟肛瘘术后的局部微环境。通过对VEGF及CD34的检测，对温灸法改善创面局部微循环的作用机制进行研究，为临床促进肛瘘术后创面组织修复提供新的思路与方法。

1. 材料与方法

(1) 实验材料：温灸器，河南南阳卧龙汉医艾绒厂生产(医疗器械产品注册号：鄂汉药管械(准)字2003第1270211号)；CR2001L立式微波综合治疗仪，成都市维信电子科大新技术有限公司生产[医疗器械产品注册号：国药管械(准)字2002第3251006号(更)]；ML191型激光多普勒血流仪，上海埃德国际贸易有限公司生产(产品规格：高通20 Hz，低通31 522 Hz)。VEGF和CD34免抗鼠一抗(购于美国Santa Cruz公司)；Envision试剂(辣根过氧化物酶/兔)即用型(购于丹麦Dako公司)。

(2) 实验动物：选用健康成熟未交配过的清洁级雄性Sprague-Dawley大鼠72只[实验动物许可证号：SCXK(沪)2007-0005]。

1) 动物模型：参照付小兵及郑雪平造污染创面愈合的动物模型方法。对其加以改进后，制造模拟肛瘘术后创面的动物模型。大鼠背部手术区域备皮，以氯胺酮(100 mg/kg)腹腔注射麻醉。2%碘酊常规消毒，剪去直径2.0 cm大小皮肤，破坏皮肤全层及皮下浅筋膜直至肌层。止血后在创面上加“肉汤法”富集的大肠杆菌标准菌株(ATCC25922，由上海市临床检验中心提供)0.1 mL(1×10^{10} CUF/L)。创面部位敷以创面相应大小的油纱敷料，24小时后去除覆盖物，见伤口有脓性分泌物者为造模成功，使之形成一个“急性、开放、渗血、感染”创面，即造成类似于临床肛瘘术后的创面。以后每次治疗前半小时在创面上滴加大肠杆菌液。

2) 随机分组：将造模后的72只大鼠随机分为温和灸组、微波治疗组和空白对照组。每组各24只。

(3) 治疗方法：于术后第 1 天开始治疗，每日 1 次，总疗程 14 天。温和灸组：大鼠创面清洁消毒后，燃着的艾条距离创面 15 cm，温和灸局部创面 15 分钟。微波治疗组：大鼠创面清洁消毒后，微波调至理疗档，功率 15 W，微波治疗仪的探头距离创面 15 cm，照射局部创面 15 分钟。空白对照组：大鼠创面清洁消毒后不作任何其他处理。

(4) 标本采集：大鼠造模成功，采用不同方法的治疗后，分别于术后第 1 天、第 3 天、第 7 天及第 14 天时从三组大鼠中各取出 6 只，腹腔注射麻醉后，检测大鼠创面局部血流量，后脱颈处死，取创面边缘至创面中心的宽约 0.5 cm 的创面边缘修复肉芽组织，约 0.5 cm×0.5 cm，10%甲醛溶液固定标本。标本于甲醛溶液中固定 24 小时后，脱水，石蜡包埋，4 μm 石蜡切片，58℃烤 24 小时。

(5) 检测指标及检测方法

1) 大鼠创面局部血流量：采用激光多普勒血流仪，将 MSP200XP 表面探头放置在创面上。每个创面选 3 个点进行测量(以圆形创面的圆心为第 1 个点，与脊柱垂直方向的直径两端为第 2 和第 3 个点)，每点记录 30 秒。采用 PowerLab Chart5v5.2.2 图像分析软件进行图像分析，取其 3 点测量值的平均值作为该创面的血流值。

2) 大鼠创面肉芽组织中 VEGF 表达：免疫组织化学法检测创面肉芽组织中 VEGF 表达。显微镜下观察，背景呈紫蓝色，阳性产物呈棕黄色或黄色。在光学显微镜下观察(×100)总面积 351 000 个像素点(1 个像素点=0.095μm^2)。

3) 大鼠创面肉芽组织中 CD34 计数：采用免疫组织化学法检测并进行 CD34 计数。在视场面积下面，选择组织区域做等边三角形角上的 3 个视野，取平均值，计数 CD34 的数目。

(6) 统计学方法：计量资料数据用 $\bar{x}\pm s$ 表示，采用 SPSS 12.0 软件进行多样本均数间单因素方差分析，并进行组间多重比较(LSD 法)。

2. 结果

(1) 大鼠体质量截至造模时对每组大鼠称取体质量进行比较：各组间大鼠体质量差异无统计学意义，见表 18。

表 18　大鼠造模时体质量(g, $\bar{\chi}\pm s$)

分　组	n	体　重
空白对照组	24	201.30±1.89
微波治疗组	24	198.25±1.89
温和灸组	24	199.70±1.36

(2) 大鼠创面动态血流：三组大鼠造模后创面局部动态血流差异无统计学意义。术后第 1 天，温和灸组血流与微波治疗组比较，差异无统计学意义；但温和灸组和微波治疗组血流明显高于空白对照组($P<0.05$)。术后第 3 天和第 7 天，温和灸组血流明显高于微波治疗组和空白对照组($P<0.05$)；微波治疗组血流明显高于空白对照组($P<0.05$)。第 14 天，温和灸组血流明显低于微波治疗组和空白对照组($P<0.05$)，微波治疗组血流低于空白对照组($P<0.05$)，见表 19。

表 19 创面动态血流 (mL/min, $\bar{\chi}\pm s$)

分组	创面动态血流				
	治疗前 (n=24)	治疗 1 天 (n=24)	治疗 3 天 (n=18)	治疗 7 天 (n=12)	治疗 14 天 (n=6)
空白对照组	148.57±1.69	54.42±1.68	84.91±2.21	122.06±3.49	83.60±4.99
微波治疗组	151.24±2.16	61.61±1.36$^{\times}$	111.42±2.10$^{\times}$	154.56±3.75$^{\times}$	45.10±6.86$^{\times}$
温和灸组	149.15±2.10	63.20±1.67$^{\times}$	134.86±3.10$^{\times\triangle}$	202.24±2.89$^{\times\triangle}$	28.63±2.80$^{\times\triangle}$

注：与空白对照组比较$^{\times}P<0.05$；与微波治疗组比较$^{\triangle}P<0.05$。

(3) 大鼠创面 VEGF 表达：显微镜下观察，温和灸组创面肉芽组织细胞膜及血管内皮细胞膜呈棕黄色，VEGF 表达呈强阳性。第 3 天血管内皮细胞阳性信号逐渐增强，阳性颗粒定位于胞浆；温和灸组表达较强，而空白对照组表达较弱，微波治疗组介于两者之间。第 7 天 VEGF 表达减弱，尤以温和灸组减弱明显。术后第 1 天，三组大鼠创面肉芽组织中 VEGF 阳性面积差异无统计学意义。第 3 天、第 7 天和第 14 天，温和灸组 VEGF 阳性面积高于微波治疗组和空白对照组($P<0.05$)；第 3 天、第 7 天，微波治疗组 VEGF 阳性面积高于空白对照组($P<0.05$)；第 14 天微波治疗组 VEGF 阳性面积与空白对照组比较，差异无统计学意义，见表 20。

对创面肉芽组织中 VEGF 表达的 OD 值比较，术后第 1 天三组大鼠之间创面肉芽组织中 VEGF 表达的 OD 值比较，差异无统计学意义。第 3 天，温和灸组 VEGF 表达的 OD 值与微波治疗组比较，差异无统计学意义。但明显高于空白

表 20 创面肉芽组织中 VEGF 表达的阳性面积(μm^2, $\bar{\chi}\pm s$)

分组	n	创面肉芽组织中 VEGF 表达的阳性面积			
		治疗 1 天	治疗 3 天	治疗 7 天	治疗 14 天
空白对照组	6	4 588.94±222.35	9 575.33±879.66	9 554.17±909.58	14 557.28±779.46
微波治疗组	6	4 668.67±276.17	12 471.06±886.64$^{\times}$	13 857.39±955.98$^{\times}$	12 575.17±1 098.84
温和灸组	6	4 824.44±321.90	15 666.56±1 020.67$^{\times\triangle}$	17 196.06±927.93$^{\times\triangle}$	9 126.06±1320.66$^{\times\triangle}$

注：与空白对照组比较$^{\times}P<0.05$；与微波治疗组比较$^{\triangle}P<0.05$。

对照组($P<0.05$);微波治疗组 VEGF 表达的 OD 值明显高于空白对照组。第 7 天和第 14 天,温和灸组 VEGF 表达的 OD 值高于微波治疗组和空白对照组。第 7 天,微波治疗组 VEGF 表达的 OD 值明显高于空白对照组,但第 14 天,微波治疗组与空白对照组之间比较,差异无统计学意义,见表 21。

表 21 创面肉芽组织中 VEGF 表达的 OD 值($\bar{\chi}\pm s$)

分组	n	VEGF 表达的 OD 值			
		治疗 1 天	治疗 3 天	治疗 7 天	治疗 14 天
空白对照组	6	1.89±0.62	10.0±0.55	10.17±0.31	11.94±0.26
微波治疗组	6	5.50±0.46	12.00±0.26$^{\times}$	11.50±0.28$^{\times}$	11.28±0.53
温和灸组	6	5.67±0.56	12.50±0.28$^{\times}$	12.44±0.21$^{\times\triangle}$	9.61±0.45$^{\times\triangle}$

注:与空白对照组比较$^{\times}$ $P<0.05$;与微波治疗组比较$^{\triangle}$ $P<0.05$。

(4) 大鼠创面 CD34 计数:CD34 免疫组织化学染色可见温和灸组血管内皮细胞膜呈棕褐色,偶有棕黄色,CD34 成强阳性表达。创面修复初、中期,空白对照组间质内有少许毛细血管;温和灸组微血管数目明显增加,间质内肉芽组织增生,CD34 呈强阳性表达;微波照射组的微血管数目介于两者之间,说明微波治疗可以促进创面愈合,但效果不如温和灸;第 7 天 CD34 表达减弱,尤以温和灸组减弱明显。术后第 1 天三组大鼠创面肉芽组织中 CD34 计数比较,差异无统计学意义。第 3 天和第 7 天,温和灸组创面肉芽组织中 CD34 计数高于微波治疗组和空白对照组($P<0.05$);第 14 天,温和灸组创面肉芽组织中 CD34 计数低于空白对照组($P<0.05$),与微波治疗组比较,差异无统计学意义。第 3 天、第 7 天,微波治疗组创面肉芽组织中 CD34 计数高于空白对照组($P<0.05$);而第 14 天,微波治疗组创面肉芽组织中 CD34 计数低于空白对照组($P<0.05$),见表 22。

表 22 创面肉芽组织中 CD34 计数($\bar{\chi}\pm s$)

分组	n	CD34 计数			
		治疗 1 天	治疗 3 天	治疗 7 天	治疗 14 天
空白对照组	6	2.22±0.15	1.39±0.32	5.50±0.69	7.91±1.08
微波治疗组	6	2.14±0.33	5.83±0.33$^{\times}$	8.78±0.62$^{\times}$	5.11±0.77$^{\times}$
温和灸组	6	2.44±0.21	7.44±0.66$^{\times}$	11.67±1.69$^{\times}$	3.83±0.77$^{\times}$

注:与空白对照组比较$^{\times}$ $P<0.05$;与微波治疗组比较$^{\triangle}$ $P<0.05$。

3. 讨论

肛瘘是肛肠科的常见病、多发病,占我国肛门直肠疾病总发病率 1.67%~

3.60%，在国外为8%～25%。发病高峰年龄20～40岁，婴幼儿发病亦不少见，男性多于女性，男女之比为5∶1。肛瘘多是肛痈溃后或切开引流排脓后，脓腔得以修复，由新生的肉芽组织和结缔组织填充，但由于原发内口的存在，感染物不断由内口进入瘘管，使管腔不能完全闭合而形成由致密结缔组织包绕的慢性病理性管道。

手术是目前国内外治疗肛瘘的主要方法。肛瘘手术方式很多，不管何种手术方式，造成创伤是不可避免的，必然就形成一个"开放、急性、渗血"的肛瘘创面。

创面修复是多种细胞因子参与调控的，以恢复正常组织的功能和形态完整为目的的复杂的细胞活动。在此过程中，局部血供情况直接影响着创面组织修复。创伤愈合过程中，创伤部位产生的新生血管，既能保证创面组织修复所需要的营养和氧、生物活性物质，也有利于坏死物质的吸收和运输，控制局部感染。因此，血管生成对创面组织愈合有着非常重要的意义。

无论血管生成是在生理还是病理条件下，血管内皮细胞的激活是血管生成的第一步。局部组织的缺血和缺氧可激活各种来源的细胞因子，从而迅速地激活内皮细胞，其中VEGF发挥了十分重要的作用。VEGF作用于相应的受体，不仅促进内皮细胞的增殖和迁移，还诱导生成一些降解基底膜的蛋白水解酶及表达某些整合素。此外在血管内皮细胞激活的同时还有细胞外基质降解的过程，为内皮细胞的增殖和迁移提供必要的空间。CD34基因的产物CD34抗原是一个分子质量为105～120kDa的跨膜细胞表面糖蛋白。CD34基因可选择性地在人和鼠造血系统的干/祖细胞中表达，也可在血管内皮细胞表达。CD34基因可以黏附血管内皮细胞，加速血管前内皮细胞聚集形成血管；同时，还可以调控造血细胞的增生和分化，从而调节血管的生成，达到改善局部微循环的目的。

本次实验将温和灸应用于类似于肛瘘术后感染性创面的动物模型上，在创面修复的初、中期，温和灸组创面局部血流及血管生成明显高于微波治疗组及空白对照组；创面修复后期，温和灸组创面血流及血管生成明显低于微波治疗组及空白对照组。温和灸表现出对创面修复过程中VEGF表达及CD34计数具有较好的调节作用，明显加速了创面新生血管生成，改善了局部的微循环，增加了局部血流，有效地加快创面的愈合速度，提高了创面愈合质量。

微波对创面组织修复的作用机制是利用微波电磁场的非热效应，改善局部组织血液循环，降低组织肌肉兴奋性，控制痉挛收缩、消炎止痛，达到有效的理疗目的。而温和灸疗法的作用机制则更为广泛，包括物理的温热性作用、药物的化学性作用以及其产生的远、近红外线等作用。本次动物实验表明，温和灸对大鼠感染性创面组织修复过程中的微循环及血管生成的促进作用均优于微波治疗，温和灸较好地调节了创面肉芽组织中 VEGF 表达及 CD34 计数，改善了创面局部微循环，但温和灸对创面局部微循环及血管生成的影响是多方面的，是各种因素综合作用的结果，还有待进一步研究。

（《中西医结合学报》2009 年第 7 卷第 12 期第 1154～1158 页。）

散瘀止痛方熏洗对大鼠炎症足趾 PGE2 含量及 COX－2 表达影响的实验研究

水肿、疼痛是混合痔术后常见并发症。散瘀止痛方以活血化瘀、消肿止痛为治则，熏洗治疗混合痔术后水肿、疼痛。

现代研究表明，混合痔术后出现水肿和疼痛，与局部炎性介症的大量表达密切相关。其中主要炎性介质有前列腺素等，而前列腺素 E2（PGE2）的致痛作用强，还能提高血管通透性，促进白细胞趋化，引起水肿。环氧合酶 2（COX－2）是机体催化花生四烯酸转变为前列腺素的关键限速酶，抑制 COX－2，减少 PGE2，有消肿止痛的作用。为探讨其抗炎止痛作用及可能机制，拟以大鼠炎症足局部组织 PGE2 含量、COX－2 表达为研究目的而开展此项研究。

1. *材料和方法*

（1）实验材料和仪器：SD 雄性大鼠，清洁级，由中国科学院上海斯莱克实验动物有限责任公司提供（实验动物质量合格证号：0052756）。散瘀止痛方：丹参 15 g，徐长卿 30 g，莪术 15 g，芒硝 9 g（以上药物由上海中医药大学附属龙华医院中药房提供）采用高压煎制而成，浓煎，真空包装。生理盐水：华裕（无锡）制药有限公司（批准文号：国药准字 H19983076）。角叉菜：SIGMA 公司（批号：45F－0427）。塞来昔布（西乐葆）胶囊：辉瑞制药有限公司（批号：BK080777）。PGE2 ELISA 试剂盒（美国 ADL 公司），电泳仪（上海医用分析仪器厂），电泳槽（上海实生细胞公司），生物电泳图像分析系统（上海复日科技有限公司）。

（2）分组与造模：取 SD 雄性大鼠 24 只，随机分成 4 组：生理盐水组，散瘀止痛方Ⅰ组，散瘀止痛方Ⅱ组，塞来昔布组。制作大鼠足趾炎性肿痛模型，于大鼠右后肢足趾皮下注射 1%角叉菜 0.1 mL，致炎 3 小时。

（3）给药与标本采集：① 生理盐水组：灌生理盐水 20.83 mL・kg^{-1}，致炎足置于生理盐水中浸泡 30 分钟。② 散瘀止痛方Ⅰ组：灌生理盐水 20.83 mL・kg^{-1}，致炎足置于散瘀止痛方Ⅰ中浸泡 30 分钟。③ 散瘀止痛方Ⅱ组：灌生理盐水 20.83 mL・kg^{-1}，致炎足置于散瘀止痛方Ⅱ中浸泡 30 分钟。④ 塞来昔布组：灌塞来昔布 20.83 mL・kg^{-1}，致炎足置于生理盐水中浸泡 30 分钟。致炎 3 小时后，处死大鼠，于踝关节上 0.5 cm 处剪下各组致炎足，称重。剥皮后，剪取 50 mg 左右的肌肉组织，迅速置液氮中冷冻。之后将致炎足置于 5 mL 生理盐水中浸泡 30 分钟。将浸泡液离心，取上清液。

(4) 足趾肿胀度的测定：游标卡尺测量致炎前大鼠足趾厚度。再致炎 30 分钟、1 小时、2 小时、3 小时后分别测量大鼠足趾厚度。计算致炎 30 分钟、1 小时、2 小时、3 小时后各时段足趾肿胀度。足趾肿胀度＝致炎后足趾厚度－致炎前足趾厚度。

(5) PGE2 含量的测定：严格按试剂盒说明进行。

(6) COX－2 mRNA 表达的测定：严格按试剂盒说明书(GIBCO BRC 公司 Trizol 试剂盒)提取 RNA。再用分光光度计检测 RNA 的浓度。再予反转录。引物序列(博彩生物技术公司)：COX－2 的上下游引物序列分别为 5′－AATGAGTACCGCAAACGC－3′，5′－TAGTCTGGAGTGGGAGGC－3′，产物长度为 417bp，退火温度 53℃。Beta actin 的上下游引物序列分别为 5′－CCGTAAAGACCTCTATGCCAACA －3′，3′－TCGTCCTCATGCTACTCAGGC －5′，产物长度为 230bp，退火温度 55℃。PCR 扩增反应条件：94℃ 3 分钟；94℃ 40 秒，55℃ 1 分钟；72℃ 1 分钟，30 个循环；72℃ 5 分钟；4℃保存。取 PCR 产物于 1.6%的琼脂糖凝胶中，电泳 1 小时。凝胶分析系统观察拍照、分析。对图像用 FR－2000 型图像分析系统进行光密度扫描，自动测算其浓度。

(7) 统计方法：计量资料用均数±标准差($\bar{x}\pm s$)表示，采用多样本均数间的单因素方差分析，方差齐者用 LSD 法，方差不齐用 Dunnett's T3 法，$P<0.05$ 为显著差异，采用 SPSS12.0 统计软件包。

2. 结果

(1) 对大鼠足趾肿胀度的影响：分别于致炎后 30 分钟、1 小时、2 小时、3 小时测定，观察散瘀止痛方Ⅰ、散瘀止痛方Ⅱ、塞来昔布的抗炎作用。散瘀止痛方Ⅰ组、散瘀止痛方Ⅱ组、塞来昔布组大鼠足趾肿胀度均明显低于生理盐水组(表 23)。

(2) PGE2 含量：散瘀止痛方Ⅰ组、散瘀止痛方Ⅱ组、塞来昔布组 PGE2 含量明显低于生理盐水组($P<0.01$)。散瘀止痛方Ⅰ组、Ⅱ组、塞来昔布组之间无统计学差异($P>0.05$)。说明散瘀止痛方Ⅰ、散瘀止痛方Ⅱ、塞来昔布均可降低 PGE2 含量(表 24)。

表 23　各时期大鼠足趾肿胀度($cm,\bar{x}\pm s$)

组　别	n	足趾肿胀度			
		致炎后 30 分钟	致炎后 1 小时	致炎后 2 小时	致炎后 3 小时
生理盐水组	6	0.18 ± 0.05	0.22 ± 0.04	0.17 ± 0.03	0.20 ± 0.03
散瘀止痛方Ⅰ组	6	$0.12\pm0.03^{\times}$	$0.15\pm0.03^{\times\times}$	$0.13\pm0.03^{\times}$	$0.14\pm0.03^{\times}$
散瘀止痛方Ⅱ组	6	$0.11\pm0.04^{\times\times}$	$0.15\pm0.05^{\times\times}$	$0.12\pm0.05^{\times}$	$0.13\pm0.06^{\times\times}$
塞来昔布组	6	$0.10\pm0.02^{\times\times}$	$0.17\pm0.03^{\times}$	$0.11\pm0.02^{\times\times}$	$0.14\pm0.02^{\times}$

注：与生理盐水组比较$^{\times}P<0.05$；与生理盐水组比较$^{\times\times}P<0.01$。

表 24　大鼠 PGE2 含量($ng/mL,\bar{x}\pm s$)

组　别	n	PGE2 值(ng/mL)
生理盐水组	6	5.71 ± 0.91
散瘀止痛方Ⅰ组	6	$3.45\pm0.38^{\times\times}$
散瘀止痛方Ⅱ组	6	$3.92\pm0.37^{\times\times}$
塞来昔布组	6	$3.82\pm0.60^{\times\times}$

注：与生理盐水组比较$^{\times\times}P<0.01$。

(3) COX-2 mRNA 的表达：散瘀止痛方Ⅰ组、散瘀止痛方Ⅱ组、塞来昔布组 COX-2 mRNA 的表达明显低于生理盐水组($P<0.01$)。散瘀止痛方Ⅰ组、Ⅱ组、塞来昔布组之间无统计学差异($P>0.05$)。说明散瘀止痛方Ⅰ、散瘀止痛方Ⅱ、塞来昔布均可抑制 COX-2 的表达(表 25)。

表 25　COX-2 mRNA 的表达(COX-2/actin)($\bar{x}\pm s$)

组　别	n	COX-2 mRNA
生理盐水组	6	1.57 ± 0.43
散瘀止痛方Ⅰ组	6	$0.81\pm0.34^{\times\times}$
散瘀止痛方Ⅱ组	6	$0.86\pm0.40^{\times\times}$
塞来昔布组	6	$0.78\pm0.26^{\times\times}$

注：与生理盐水组比较$^{\times\times}P<0.01$。

3. 讨论

《素闻·阴阳应象大论》有云："气伤痛，形伤肿"，常以活血化瘀治疗而达到消肿止痛的目的。痔术后水肿、疼痛的原因是手术破坏了肛门局部经络的连续性，导致气血运行受阻，气滞血瘀，阻塞不通而肿痛。治疗原则应予活血化瘀、消肿止痛。拟定散瘀止痛方。方由丹参 15 g，徐长卿 30 g，莪术 15 g，芒硝 9 g 组成。丹参为君，祛瘀止痛，活血通经；徐长卿为臣，祛风止痛，解毒消肿；佐以莪术，行血止痛；使以芒硝，清热消肿。再加上熏洗给药，能促进药物吸收，改善局部微循环，加速血流，促进炎性介质的吸收，从而改善痔术后水肿及疼痛。

注射角叉菜胶已用于制备多种组织炎症模型。足底皮下注射后，动物出现早期的痛反应和随后的痛觉过敏，表现为舔、摇动后掌，后掌抬离盒底等，主要表现为局部的充血、水肿及渗出等病理反应过程，可用于炎性水肿疼痛模型的制备及观察各类药物对急性炎症过程的影响。本实验显示，散瘀止痛方熏洗对角叉菜胶致炎大鼠具有明显的抗炎作用，能抑制局部炎症足趾肿胀。

前列腺素前身是结合在细胞膜磷脂中的花生四烯酸(AA)。当细胞膜受到炎症刺激时，膜磷脂由磷脂酶A2和磷脂酶C系统催化水解而释放出AA。AA经环氧合酶(cyclooxygenase，COX)催化，在血管内皮细胞和肾脏中很快转变为前列腺素，在血小板中转变为血栓素A2(TXA2)。前列腺素中，PGE2的致痛作用强，可引起小血管扩张，降低血管张力，增强毛细血管通透性，诱导血小板聚集和TXA2合成，并直接增强感受器的兴奋性，降低神经兴奋阈值，增强其对疼痛刺激的敏感性，另外可同时促进白细胞趋化，加重缓激肽和组织胺释放引起水肿，起着介导炎症的发生发展的作用。本实验检测了各组大鼠足趾局部组织中PGE2的含量，发现散瘀止痛方可以有效地降低PGE2含量，从而控制炎症的进一步发展。

环氧合酶为一种膜结合蛋白，至少存在两种异构体，即COX-1(组成型)和COX-2(诱导型)。COX-1为要素酶或管家酶，它产生的PG参与机体正常生理过程和保护功能。而COX-2是经刺激迅速产生的诱导酶，在未受炎症、细胞因子等刺激的细胞中不易检测到，在受到细菌脂多糖(LPS)、炎症细胞因子等刺激时诱发性高表达。其具有催化合成前列腺素参与炎症反应的功能特点，是机体催化花生四烯酸转变为前列腺素的关键限速酶，抑制COX-2，减少PGE2，能起到抗炎止痛的作用。塞来昔布为特异性COX-2抑制剂，空腹2～3小时达到血浆峰浓度。本实验结果显示散瘀止痛方对模型大鼠炎症足趾组织的COX-2 mRNA的表达起到干预作用，而发挥抗炎作用。

因此，散瘀止痛方抗炎止痛机制可能与降低PGE2含量及抑制COX-2的表达有关。

(《中华中医药学刊》2011年第29卷第6期第1390～1392页。)

姜露散对大鼠感染性创面提脓祛腐的作用及机制

升丹是目前临床应用的主要提脓祛腐药物。但近年临床和动物实验均表明溃疡创面应用升丹都会有不同程度的汞吸收，其毒性有蓄积性，可对内脏等造成损害，甚至可以引起中毒致死。其他类提脓祛腐药物大多数也是有毒性的药物。

因此，寻求高效、无毒的升丹替代品无疑成为中医外科工作者迫在眉睫的任务。陆老通过对古代医籍和现代文献的回顾性理论研究，并结合中医外科多年的临床用药经验，拟方姜露散。本研究通过动物实验，观察该方对感染性创面提脓祛腐的作用，并探讨其作用的可能机制及用药安全性，为中药提脓祛腐药物提供高效、无毒的升丹替代品。

1. *材料与方法*

(1) 动物：健康 SD 大鼠 72 只，SPF 级，每只体质量 200～220 g(由上海斯莱克实验动物有限公司提供)饲养于上海中医药大学附属龙华医院科研中心。

(2) 药物：姜露散(由上海中医药大学附属龙华医院制剂室制备)、九一丹(由上海华鹰药业有限公司提供)。

(3) 细菌：采用上海市临床检验中心提供的大肠杆菌标准菌株(ATCC 25922)，配制成浓度为每毫升 5 亿菌株的大肠杆菌混悬液。

(4) 主要试剂与仪器：溶酶体抗体(美国 Santa Cru)、EnVision 试剂即用型(丹麦 Dako)、33 -二氨基联苯胺盐酸盐(DAB)显色液试剂盒(武汉博士德)、大鼠 IL - 1β 定量 ELISA 试剂盒(美国 RD)；生物显微镜(OLYMPUS BH2)、数码相机(Nikon E4500)、紫光分光光度计(日本 Beckman Du - 600)、全自动生化检测分析仪(OLYMPUS AU460)。

(5) 方法

1) 分组、造模与给药：参照上海中医药大学附属曙光医院张雅明以及南京市中医院郑雪平等的造模方法，并改良付小兵的全层皮肤缺损法建立大鼠感染性创面模型。在麻醉后的大鼠颈背部作一直径 2 cm 的圆形切口，深达肌筋膜，破坏部分肌肉表面筋膜，止血后在创面上覆盖大小相仿的纱布，纱布中浸入新培养的大肠杆菌标准菌株 1 mL(约 5 亿菌株)。3 天后，创口表面附有脓性分泌物，周围皮温略升高，感染性创面模型造模成功。将大鼠随机分为三组：姜露散组、九一丹组、模型组，每组 24 只。造模各组大鼠每日分别给予姜露散、九一丹创面换药；模型组给予生理盐水创面换药，每日 1 次，连续治疗 14 天。

2) 观察大鼠一般情况：包括精神状态、活动情况、进食量、大小便情况。

3) 创面脓腐脱落时间：从用药开始到脓腐脱落的时间(通过创面色泽的变化判断，即当创面变为鲜红色，见到肉芽组织为止)。

4) 创面分泌物量第 3 天、第 7 天、第 14 天，无明显分泌物，计 0 分；分泌物量少，用一根消毒棉签可以吸净，计 1 分；分泌物量较多，用两根消毒棉签可以吸净，计 2 分；分泌物量大，用 2 根以上消毒棉签可以吸净，计 3 分。

5) 免疫组化 EnVision 法检测创面肉芽组织中溶菌酶含量：第 3 天、第 7 天、第14天，各组随机处死8只大鼠，取近创缘约0.5 cm×0.5 cm的肉芽组织，按免疫组化试剂盒操作说明进行。对每张免疫组化片高倍镜下(×250)随机取3个视野窗，在OLYMPUS IX70倒置荧光图像采集分析系统上利用Image-Pro Plus分析软件，将阳性细胞用像素点表示并换算成μm^2，采用Image-pro plus图像分析系统分析软件，以阳性反应细胞总面积代表阳性反应细胞数，结果取均值。

6) 双抗体夹心ABC-ELISA法检测创面肉芽组织中IL-1β含量：第3天、第7天、第14天，各组随机处死8只大鼠，取近创缘约100 mg的肉芽组织，按大鼠IL-1β定量ELISA试剂盒操作说明进行。以标准品不同稀释浓度为横坐标，光学密度值(optical density,OD)为纵坐标作标准曲线图，根据样品OD值查出相应IL-1β含量。

7) 酶法检测主要肝肾功能指标：第7天、第14天，各组随机处死8只大鼠，腹主动脉采血。将取得的血清置于全自动生化检测分析仪中，直接读取血清BUN、CREA、ALT值。

8) 统计学方法：用SPSS 12.0软件进行数据处理及分析，实验数据以表示，方差齐者用LSD法，方差不齐者用Dunnett's T3法，$P<0.05$为差异有统计学意义。

2. 结果

(1) 一般情况：造模成功后各组动物都呈病态，皮毛杂乱，倦怠少动，摄食量、摄水量明显减少。

(2) 各组创面脓腐脱落时间比较见表26。

表26　各组创面脓腐脱落时间比较(天，$\bar{\chi}\pm s$)

组　别	n	创面脓腐脱落时间
姜露散组	16	6.67±0.651×
九一丹组	16	7.08±0.900××
模型组	16	9.67±0.888

注：与模型组比较××$P<0.01$；与九一丹组比较×$P>0.05$。

(3) 各组创面分泌物量比较见表27。

表27　第3天、第7天、第14天各组创面分泌物量计分比较($\bar{\chi}\pm s$)

组　别	3天		7天		14天	
	n	计　分	n	计　分	n	计　分
姜露散组	24	2.39±0.502××	16	1.67±0.651×	8	0.67±0.516×
九一丹组	24	2.33±0.485××	16	1.33±0.492×	8	0.50±0.548×
模型组	24	1.78±0.428	16	1.25±0.452×	8	0.33±0.516×

注：与模型组比较××$P<0.01$；与九一丹组比较×$P>0.05$。

(4) 各组创面肉芽组织中溶菌酶含量比较见表28。

表28　各组创面肉芽组织中溶菌酶含量比较(μm^2, $\bar{\chi}\pm s$)

组　别	n	3天	7天	14天
姜露散组	8	1 283.355 0±66.391 42××	1 266.540 0±70.971 80××	597.961 7±71.723 39
九一丹组	8	1 276.546 7±73.774 89××	1 258.290 8±75.029 42××	559.692 5±55.834 10
模 型 组	8	691.995 8±206.299 10	749.249 2±65.482 38	602.933 3±78.020 48

注：与模型组比较××$P<0.01$。

(5) 各组创面肉芽组织中IL-β含量比较见表29。

表29　各组创面肉芽组织中IL-β含量比较(pg/mL, $\bar{\chi}\pm s$)

组　别	n	3天	7天	14天
姜露散组	8	51.663 3±9.447 52××	27.958 3±7.546 41××	13.646 7±2.932 96
九一丹组	8	50.663 3±8.647 25××	27.063 3±7.563 25××	12.425 0±2.381 89
模 型 组	8	14.133 3±3.785 8	11.696 7±2.255 07	11.220 0±2.288 74

注：与模型组比较××$P<0.01$。

(6) 各组血清BUN、CREA、ALT含量比较见表30。

表30　各组血清BUN、CREA、ALT含量比较($\bar{\chi}\pm s$)

组　别	n	BUN (mmol/L)		CREA (mmol/L)		ALT(U/L)	
		7天	14天	7天	14天	7天	14天
姜露散组	8	7.228 3±0.243 02△	8.016 7±0.769 95△	35.103 3±3.137 22△	33.868 3±3.791 28△	38.700 0±4.939 94△	38.640 0±4.361 48△△
九一丹组	8	9.170 0±1.147 45×	10.585 0±1.802 80×	47.225 0±2.434 82×	49.430 0±2.277 16×	43.631 7±2.483 98×	52.963 3±9.047 99××
模 型 组	8	6.658 3±0.295 46	7.053 3±0.332 85	32.866 7±2.409 35	32.698 3±2.320 29	37.318 3±2.909 87	39.746 7±2.327 60

注：与模型组比较×$P<0.05$，××$P<0.01$；与九一丹组比较△$P<0.05$，△△$P<0.01$。

3. 讨论

(1) 中医对"提脓祛腐法"的认识："提脓祛腐法"是中医外科治疗急、慢性感染性创面的治疗大法之一，其包含"提脓"和"祛腐"两个方面的内容"提脓"为化腐成脓，只有将腐肉转化成脓汁，才能利于创面的引流；同时，"脓"本身又能促进创面的愈合及加强创面的炎性反应。"祛腐"即通过药物或手术的作用，将创面上的坏死组织、过度增生的病理性肉芽组织，以及其他影响创口顺利愈合的各种病理组织(囊壁、瘘管壁等)逐渐清除，形成相对新鲜的、引流通畅的创面，为新生肉芽组织的生长创造有利条件。“祛腐”是“提脓”的目的；“提脓”是“祛腐”的方式和手段。提脓祛腐药物疗法是中医的特色和优势。肛肠科常见的感染性疾病(肛周脓肿和肛瘘)的术后创面都是经过一定的手术清创过程，但是对于深部肛周脓肿及复杂性肛瘘。前者术中无法做到彻底清创；后者临床为了保护肛门括约肌正常形态及功能，不可能将瘘管全部切除，如果能够使用提脓祛腐药物配合术后换药，便能加快创面坏死及病理组织的脱落，缩短创面愈合的时间。再者，某些肛肠手术切口较小，导致术后创面引流不畅，局部出现感染或慢性炎性反应至胬肉增生时，如果能够使用提脓祛腐药物进行换药，便能避免部分术后并发症的发生。此外，肛肠疾病中藏毛窦、骶前囊肿等疾病，其手术成功的关键是彻底清除病理组织，但有时由于结构的复杂性和种种限制，无法全面彻底地清除这些病理组织，此时如果能够使用提脓祛腐药配合术后换药，便能够大大提高治疗的成功率。因此，提脓祛腐药物疗法在肛肠科乃至整个中医外科学领域承担着非常重要的任务。

(2) 西医对“提脓祛腐法”的认识：“提脓祛腐法”是一种湿润的药物清创法，与西医学近年发展起来的“酶学清创”在方法与效果上相似。两者虽源于不同医学，但却殊途同归。

(3) 升丹制剂不良反应：升丹制剂在临床上疗效显著，已沿用千余年，但升丹制剂具有一定的不良反应，过量可导致肝肾损害。其主要化学成分是粗制的 HgO 及 $Hg(NO_3)_2$ 等，属中等毒性药物。临床和实验表明通过皮肤创面外用升丹制剂都有不同程度的汞吸收，其毒性有蓄积性，造成内脏的损害，甚至导致中毒死亡。其主要的靶器官是肾脏。

(4) 姜露散全方由姜黄、露蜂房、皂角刺等组成，具有清热解毒，提脓祛腐之功效本研究结果显示，姜露散组和九一丹组创面脓腐脱落时间均明显短于模型组($P<0.01$)；姜露散组和九一丹组第 3 天创面分泌物量计分均明显高于模型组($P<0.01$)。提示姜露散和九一丹能够迅速“化腐提脓”，促进创面腐肉脱落，将其转化成脓汁，使得创面引流通畅，从而促进新生肉芽组织的生长。第 3 天、第 7 天姜露散组和九一丹组创面肉芽组织中溶菌酶含量均明显高于模型组($P<0.01$)。溶菌酶含量分布基本表现为先升高后逐渐下降的趋势，与创面炎性反应的时间和程度变化基本一致，而姜露散组与九一丹组第 3 天溶菌酶含量就达到峰值，至第 7 天时仍然保持高水平，第 14 天显著下降；且姜露散组溶菌酶含量相对较高，提示姜露散能有效地趋化和活化吞噬细胞，使得吞噬细胞能够迅速聚集在感染创面处，来清除细菌、中和异物及细菌所产生的毒素，溶解及清除坏死组织。渗出的蛋白凝固后成为创面的保护屏障，起到为炎性反应细胞移动

提供网架结构等作用。这些作用为下一步的创面修复打下了良好的基础。因此，提高创面肉芽组织中溶菌酶的含量以调节机体局部免疫功能可能是姜露散提脓祛腐作用的机制之一。第3天、第7天姜露散组、九一丹组创面肉芽组织中IL－β含量均明显高于模型组（$P<0.01$）。各组创面肉芽组织中IL－β含量基本在第3天时达到峰值，此后逐渐下降，可能与第3天时炎性反应程度最高有关。创面肉芽组织中的IL－β为血管促进因子和炎性反应因子，能够刺激创伤修复早期炎性反应，从而促进创面的修复。这可能也是解释姜露散提脓祛腐的作用机制之一。第7天、第14天血清BUN、CREA、ALT含量，九一丹组明显高于姜露散组和模型组（$P<0.05$）。提示姜露散对肝肾功能影响小，用药安全性优于九一丹。

综上，姜露散可能通过提高创面肉芽组织中溶菌酶含量及创面肉芽组织中IL－β含量来起到对感染性创面提脓祛腐的作用，其用药安全性优于升丹制剂（九一丹），为寻找升丹制剂替代品提供更多选择空间。本次实验仅从创面肉芽组织中溶菌酶、IL－β等方面探讨姜露散提脓祛腐的作用机制，如需进一步明确其机制，还有待大样本的多靶点的研究。

（《世界中医药》2013年第12期第8卷第1467～1470页。）

二、中医内治法

从复黄片的临床研究谈谈中药临床试验的设计与质量控制

痔是临床常见的肛肠疾病，是肛垫病理性肥大、移位及肛周皮下血管丛血流瘀滞形成的团块。痔的主要临床表现是便血、便后肛门块物脱出及齿线上黏膜的充血糜烂。目前多数学者认为药物治疗是首选方案。复黄片是上海中医药大学附属龙华医院的传统制剂，大量运用于以便血为主的痔患者。为了科学客观地评价复黄片治疗内痔出血的临床疗效和安全性，上海中医药大学附属龙华医院于2003年2～4月对复黄片进行了随机双中心盲法临床试验。全过程按照新药临床试验原则进行。

1. 资料与方法

(1) 试验设计：采用双中心、随机、单盲、平行对照试验设计，试验单位为上海中医药大学附属曙光医院和上海市中医医院。

(2) 病例选择

1) 病种选择：内痔、混合痔。

2) 纳入标准：① 符合2000年4月中华医学会外科学分会肛肠外科学组成都会议及中药新药临床研究指导原则制定的诊断分类标准，为Ⅰ、Ⅱ、Ⅲ期内痔或混合痔的内痔部分；② 符合中医证候诊断标准，属于风热瘀阻证兼湿热壅滞证者；③ 年龄在18～65岁的患者，性别不限；④ 知情同意，愿意受试，获得知情同意书过程应符合临床试验规范(GCP)规定。

3) 排除标准：① 有合并肛周脓肿、肛瘘、直肠息肉、直肠恶性肿瘤或肠道感染性疾病者；② 2周前使用过与治疗本病疗效有关的药物或疗法者；③ 妊娠或哺乳期妇女；④ 过敏体质及对多种药物过敏者；⑤ 合并心血管、脑血管、肝、肾、造血系统等原发性疾病，精神病患者；⑥ 下列实验室指标异常：尿蛋白＞+，镜下尿红细胞＞+(尿血红蛋白不作为判断指标)，谷丙转氨酶(ALT)、血肌酐

(Cr)、尿素氮(BUN)超过正常值上限 20%以上，有临床意义的心律失常；⑦ 怀疑或确有酒精、药物滥用病史，或根据研究者的判断具有降低入组可能性或使入组复杂化的其他病变，如工作环境经常变动等易造成失访的情况；⑧ 正在参加其他药物临床试验的患者。

4）剔除标准：①“违反合法性”，即指病例选择违反了入组标准，不应当进行随机化；② 未曾使用试验用药；③ 在随机化之后没有任何数据。资料统计分析前，由统计人员及主要研究者讨论判断病例是否剔除。

(3) 用药方法：试验组用复黄片由蒲黄、地榆、槐角、大黄组成，上海中医药大学附属龙华医院研制、上海秀龙中药厂生产[沪卫药剂 N(91)-042(龙华)，批号：021228]。每瓶 54 粒，每盒 2 瓶，口服，每次 4 片，每日 3 次，每餐后温开水送服。对照组用痔宁片由地榆、侧柏叶、槐米、当归、白芍、黄芩等组成，三九企业集团湖南南开制药厂生产[(95)卫药准字 Z-22 号，批号：990318]。每瓶 54 粒，每盒 2 瓶，口服，每次 4 片，每日 3 次，每餐后温开水送服。两组均连续服药 7 天为 1 个疗程。在第 0 天、第 3 天、第 7 天时各观察 1 次。观察时间为 1 个疗程。临床试验结束后，按目前临床常规方法(口服药或外用药)治疗。除规定用药外，观察期间禁止使用其他治疗内痔的中药和西药及与本病治疗相关的其他治疗。

(4) 盲法设置：单盲。对照药的外包装规格等与试验药一致。研究人员、发药人员及统计人员各自独立。

(5) 观察项目及方法：观察治疗前后症状、体征变化，采用积分法记录治疗前后及治疗中的便血、齿线上黏膜、肛门不适、痔核脱出及还纳、便秘、舌质、舌苔、脉象等变化情况。密切观察记录试验中出现的各种不良反应的表现、发生时间、程度、处理经过及结果。治疗前后检查血、尿常规、肝肾功能及心电图。如治疗结束时检查项目中有异常且有临床意义者，继续随访至正常或确定与试验用药无关为止。

(6) 临床症状体征评分标准：便血、齿线上黏膜为主要症状体征，采用 4 等级 6 分法。便血：① 无便血，0 分；② 大便带血或染血，2 分；③ 大便时滴血，4 分；④ 大便时射血，6 分。齿线上黏膜：① 正常或轻度纤维化，0 分；② 轻度充血，2 分；③ 充血，纤维化增生，4 分；④ 糜烂或有出血点，6 分。肛门不适、脱出及回纳情况、便秘为次要症状体征，采用 4 等级 3 分法。肛门不适：① 无，0 分；② 便后稍有不适，1 分；③ 有轻微胀痛感，2 分；④ 有明显胀痛感，3 分。脱出及还纳情况：① 无脱出，0 分；② 便时痔核稍微脱出，便后痔核自行回复肛内，1 分；③ 便时痔核完全脱出，便后痔核自行回复肛内，2 分；④ 步行或下蹲时皆会脱出，脱出痔核需手还纳，3 分。便秘：① 无，0 分；② 大便稍干，48 小时一次，1 分；③ 大便干燥如栗，72 小时一次，2 分；④ 大便艰难，超过 72 小时一次，3 分。舌象、脉象以正常/异常评定：① 正常，0 分；② 舌红或苔腻，脉弦或滑，各计 1 分。

(7) 临床疗效评价指标：综合疗效判定参照卫生和计划生育委员会颁布的中药新药临床研究指导原则拟定。痊愈：改善率≥95%以上；显效：70%≤改善率<95%；有效：30%≤改善率<70%；无效：改善率<30%。其中改善率=(治疗前总积分−治疗后总积分)/治疗前总积分×100%。总积分定义为便血，齿线上黏膜情况，肛门不适，便后肛门块物脱出及还纳情况，便秘，舌质，舌苔，脉象的积分总和。总有效率=痊愈率+显效率+有效率。

(8) 不良事件评价标准：根据卫生药品不良反应监察中心制订的标准，按“肯定有关、可能有关、可能无关、无关、无法评价”五级分类法对不良事件和试验用药之间可能存在的关联作出评估。

(9) 揭盲方法及统计学分析：临床试验资料经盲态审查后，由统计学专业人员盲态输入电脑。结果采用 2 次揭盲法。统计分析采用 SAS 软件，两组可比性分析用 t 检验。等级资料用 Wilcoxon 秩和检验。主要疗效指标两组比较用对中心矫正的 CMHχ^2 检验，次要疗效指标用非参数检验法。两组不良反应发生率的比较除了一般统计分析方法外，主要描述治疗前正常，治疗后异常的病例情况。

2. 结果

(1) 一般资料：本临床试验共入选 144 例病例，实际完成 142 例，因失访而脱落 2 例，脱落率 1.39%。无剔除病例和违背方案的病例。复黄片治疗组 70 例，男性 33 例，女性 37 例，年龄(47 ±10)岁；痔宁片对照组 72 例，男性 31 例，女性 41 例，年龄(48 ±10)岁。治疗前两组患者年龄、性别、脉搏、呼吸频率、收缩压和舒张压、病程、内痔分期、各大症状轻重等均无显著差异。

(2) 临床疗效分析：治疗第 3 天时，复黄片组总有效率 58.57%，痔宁片组总有效率 27.78%，两者比较有统计学差异($P<0.05$)。治疗第 7 天时，复黄片组总有效率 91.43%，痔宁片组总有效率 81.94%，两者比较无统计学差异见表 31。

(3) 不良事件：治疗组有 1 例患者服药后第 5 天出现轻度胃脘不舒，未停药亦未作处理，第 2 天症状消失。

(4) 临床实验室评价：实验室指标的变化与服用药物无明显相关。

(5) 生命体征及体格检查：两组治疗前后生命体征都属于正常范围，组内与组间比较差异都无统计学意义($P>0.05$)。

表 31　两组综合疗效评价的比较

组　别		n	痊　愈	显　效	有　效	无　效	总有效率（%）
试验组	第 3 天	70	0(0)	0(0)	41(58.57%)	29(41.42%)	58.57×
	第 7 天	70	4(5.71%)	21(30.00%)	39(55.71%)	6(8.57%)	91.43
对照组	第 3 天	72	0(0)	0(0)	20(27.77%)	52(72.22%)	27.78
	第 7 天	72	3(4.16%)	12(16.66%)	44(61.11%)	13×(18.05%)	81.94

注：与对照组相比较× $P<0.05$。

(6) 安全性结论：复黄片无明显的肝肾损害，一种安全的口服药物。

3. 讨论

治疗内痔便血的内服药物中，以槐角丸为代表的复方中药堪为经典。复黄片在槐角丸基础上删繁就简。方中蒲黄味甘辛，性凉，入血分。功能凉血止血，为君药。《药品化义》载："若诸血久者，炒用之以助补脾之效，摄血归源，使不妄行。"单此一药而具标本同治之功，兼有止血不留瘀之妙。地榆、槐角等为治疗便血良药。增大黄为佐使药，有泻热凉血通便之效，荡涤肠胃，可收釜底抽薪之功。全方主治血热妄行之便血，治以凉血止血、清热通便之法。热既除而血自安，诸证悉愈。

综合试验结果，可以认为复黄片有良好的止血效果，与痔宁片对照有统计学差异，而且起效快；对纠正急性痔病其他症状亦有很好疗效。且无明显肝肾损害，是一种安全的口服制剂。

通过这次临床研究发现在药物临床研究中方案设计与质量控制是两大关键。

方案设计完善、合理是整个试验成功的一半。在方案设计中，随机、对照、盲法及观察指标的选择尤为重要。对于中药临床试验，应由专门的统计人员进行随机与编盲。利用统计软件得到随机表，并由统计人员负责对药品进行编盲。对于对照，目前国内的各种药物试验从伦理学角度出发，一般采用阳性药物对照，较少采用空白对照。而国外空白对照较多，这与他们完善的受试者招募方式与受试者对药物研究有一定程度的了解与认识有关。对于设盲问题，由于本次研究对照药物是已上市品种，无法达到与治疗药相同剂型、相似外观、口味相近的要求。对照药物与治疗药物生产厂家不同，对照药的模拟药较难生产，而且中成药每次服药剂量较大，用双模拟方法患者依从性不好。故咨询了有关专家，综合考虑，本次研究采用单盲，但保证研究人员、发药人员及统计人员各自独立，尽最大程度保证盲法的原则。对于方案中观察指标的设计，根据药物的药理特性，针对它是一种短期止血的中成药，特别设置了药物起效时间这一观察指标，更能科学有效地反映该药物的特点。

在完善的方案基础上，还需要良好的质量保证体系来监督整个研究过程的执行。要保证研究人员均随机的概念，临床操作中注意按要求严格及时填写受试者筛选表、入选表及受试者鉴认代码表，确保药品的发放是按照入组的顺序进行。并加强监察员的访视频次，便于及时发现问题。

在研究中，知情同意的过程也是一个重点和难点。知情同意书是保障受试者权益的一大重要措施，但我国患者对"试验"两字十分敏感，故用"研究"两字取代较好。在与受试者谈话过程中亦要注意语气与措词，既要让受试者充分了解此次研究的全过程及可能带来的收益与损害，又要站在受试者的立场，解除其顾虑与不安。

综上所述，新药临床试验的设计与质控就是为了保证试验"过程规范、结果科学可靠，保护受试者的权益并保障其安全"。这是一个系统严密的过程，需要每个环节均符合科学和伦理的标准，其结果方是真实可信的。

（《中西医结合学报》2005 年第 3 卷第 3 期第 191～194 页。）

复黄片防治痔疮的药效学研究

痔疮是临床常见的肛肠疾病，且非手术治疗是治疗该疾病的首选方法。上海中医药大学附属龙华医院研制的复黄片是治疗痔疮疾患的有效、安全的制剂，其主要成分为蒲黄、大黄、地榆、槐角等，功效为凉血止血、清热通便、消肿止痛。临床上用于出血为主的内痔或混合痔，中医证候属于风热瘀阻兼湿热壅滞证者。本研究根据复黄片的功能主治和临床应用，并按照《新药审评办法》和《中药新药研究指南》，从止血、抗菌、抗溃疡等方面进行了主要药效学研究，为其今后的开发和应用提供科学的实验依据。

1. 材料与方法

(1) 实验材料

1) 动物：昆明种小鼠，SPF 级，体重 18～22 g；SD 大鼠，SPF 级，体重 200～250 g[上海斯莱克实验动物有限公司提供，动物合格证号：SCXK(沪)2003～0003 号]；新西兰白兔，普通级，体重 2～2.5 kg[上海宝牧实验动物养殖场提供，动物合格证号：SCXK(沪)2003～0007 号]；所有动物雌雄各半，饲养于上海中医药大学附属龙华医院实验动物中心。

2) 受试药品与试剂：复黄片干浸膏粉，深褐色粉末[上海交通大学药学院上海联合实业集团有限公司提供(批号：061106)]，每克干膏粉相当于 11.03 g 生药;痔宁片[三九企业集团湖南南开制药厂生产(批号:20060502)];卡巴克洛(安络血)[上海医药(集团)有限公司信谊制药总厂生产(批号:060801)];凝血酶原时间测定试剂盒,ISI<1.3,[天津美德太平洋科技有限公司生产(批号:010703A)];角叉莱胶[Sigma公司生产(批号:046k01)],临用前生理盐水配制成10 g/L的溶液;乌拉坦[中国医药(集团)上海化学试剂公司生产(批号:20030308)],临用前以生理盐水配制成200 g/L的溶液;冰醋酸AR,纯度99.5%[国药集团化学试剂有限公司生产(批号:20040129)];营养肉汤培养基[国药集团化学试剂有限公司生产(批号:20061116)]。

3)仪器:PYX-DHS型隔水式电热恒温培养箱(上海跃进医疗器械一厂生产);HH-W21-420型电热恒温水浴箱(上海跃进医疗器械厂生产);游标卡尺(上海量具刃具厂生产),测量范围0~155 mm,精确度为0.0个mm;800B型台式离心机(上海安亭科学仪器厂生产)。

4)菌株:上海东标药检器材有限公司产品或临床分离。金黄色葡萄球菌CMCC(B)26003株,沙门氏菌CMCC(B)50094株,大肠杆菌CMCC(B)44 102株,枯草芽孢杆菌CMCC(B)63501株,白色念珠菌CMCC(F)98001株,甲型溶血性链球菌临床分离株,肺炎球菌临床分离株,痢疾杆菌临床分离株。

(2)小鼠断尾出血时间的测定:昆明种小鼠60只,随机均分为6组:空白对照组,给予0.9%生理盐水;复黄片低、中、高剂量组,分别给予复黄片干膏粉0.24 g/kg、0.48 g/kg、0.96 g/kg;痔宁片对照组,给药剂量为1.92 g/kg;卡巴克洛对照组,剂量为2.5 mg/kg;所有动物均灌胃给药(灌胃),给药体积为0.1 mL/kg,每日1次,连续给药7天,末次给药后1小时,将小鼠置于特制的固定器中,于小鼠尾端1.5 cm处剪断,开始计时,待血液自行流出,用滤纸吸血,吸时勿用力挤压断面,直至出血自然停止,记录出血时间。

(3)家兔凝血时间和凝血酶原时间(PT)的测定:健康新西兰白兔40只,随机均分为5组:空白对照组,0.9%生理盐水灌胃;复黄片低、中、高剂量组,复黄片干膏粉0.12 g/kg、0.24 g/kg、0.48 g/kg灌胃;痔宁片对照组,痔宁片0.48 g/kg灌胃;每日1次,连续给药7天,给药体积为10 mL/kg,末次给药后1小时,一次性真空采血针兔自耳中央动脉采血。先取血1 mL,轻轻沿管壁放入内径8 mm、长10 mm的试管内。当血液吸进注射器即开始用秒表计时,每隔半分钟轻轻倾斜试管1次,角度约30°,观察血液是否流动,直至血液不再流动而完全凝固为止,停止计时,记录凝血时间并计算凝血时间缩短百分率[凝血时间缩短百分率=(对照组平均凝血时间-给药组平均凝血时间)/对照组平均凝血时间×100%]。另采血1.8 mL,放入加有3.2%枸橼酸钠溶液0.2 mL的真空采血管中，充分混匀后以 3 000 r/min 离心 15 分钟，分离血浆。按 PT 测定试剂盒说明采用手工法测定各组动物 PT 值，取 5 管平均值作为 PT 最终测定结果。

（4）大鼠肛周溃疡实验：所有动物先用浸有 99%醋酸溶液的滤纸片贴敷肛门，滤纸片需紧密接触肛周皮肤及黏膜，每只鼠用 2 片滤纸片贴 1 分钟。当天下午观察溃疡程度，按体重及溃疡程度将 50 只大鼠随机分为 5 组，分别为模型对照组（0.9%生理盐水灌胃），复黄片低、中、高剂量组（复黄片干膏粉 0.19 g/kg、0.38 g/kg、0.76 g/kg 灌胃），痔宁片对照组（痔宁片 0.96 g/kg 灌胃）；每日 1 次，连续给药 7 天，观察给药第 3 天、第 5 天、第 7 天、第 9 天大鼠溃疡愈合情况，评定溃疡程度。评定标准：有溃疡渗液 1 分，少许溃疡渗液 2 分，有焦痂基本愈合 3 分，完全愈合 4 分。

（5）大鼠实验性痔疮实验：大鼠 50 只按体重随机分为 5 组，分别灌胃给予相应剂量的药物和生理盐水（同肛周溃疡实验），每日 1 次，连续给药 7 天，于第 3 次给药后 1 小时，戊巴比妥钠麻醉，肛门内直肠黏膜下浆肌层注入 1%角叉菜胶 0.1 mL，分别于 6 小时、24 小时、48 小时、72 小时、96 小时以游标卡尺测整个肛门周围组织肿胀的直径，取其长短两直径的均值，作为所测量肿胀程度的指标。

（6）抗菌实验（肉汤稀释法）：用蒸馏水分别配制复黄片和痔宁片溶液，实验浓度为 300 mg/mL，pH 7.0～7.2。8 种实验菌株接种于营养肉汤液体培养基，37℃培养 16～18 小时，并用营养肉汤做 1/1 000 稀释。取无菌试管若干支，用液体培养基（葡萄糖酚红肉汤）等倍稀释药物后，各管加 0.1 mL 供试菌液，同时设培养基对照管和菌液对照管，37℃培养 24 小时后取出观察结果，在对照管符合要求的情况下，逐一观察各试验管，以能抑制试验菌生长的药物最高稀释度为最低抑菌浓度（MIC）。

（7）统计学方法：除抗菌实验外，所有数据均以 $\bar{x} \pm s$ 表示，大鼠肛周溃疡实验采用统计软 SPSS12.0 进行 Mann-Whitney U 检验，其余实验采用 t 检验进行统计分析。

2. 结果

（1）对小鼠断尾止血时间的影响：与空白对照组相比，复黄片各剂量组均能明显缩短小鼠出血时间，其出血时间缩短百分率分别为 21.0%、44.0%和 52.3%（$P<0.05$ 或 $P<0.01$），且效果与剂量呈依赖关系，见表 32。

（2）对新西兰白兔凝血时间（CT）和血浆凝血酶原时间（PT）的影响：中、高剂量复黄片能明显缩短新西兰兔的凝血时间和血浆 PT，与空白对照组比较有显著性差异（$P<0.05$ 或 $P<0.01$），表明复黄片既能影响内源性凝血途径，又能作用于外源性凝血途径，具有良好的促凝血作用，见表 33。

表 32　对昆明小鼠断尾出血时间的影响($\bar{\chi}\pm s$)

组　别	剂量(g/kg)	n	出血时间(s)
空白组	—	10	570.2±104.8
痔宁片组	1.92	10	352.7±187.6[××]
卡巴克洛组	0.025	10	257.3±98.0[××]
复黄片低剂量组	0.24	10	450.1±134.3[×]
复黄片中剂量组	0.48	10	319.0±86.3[××]
复黄片高剂量组	0.96	10	271.5±94.3[××]

注：与空白组比较[×] $P<0.05$，[××] $P<0.01$。

表 33　对新西兰白兔凝血时间和凝血酶原时间的影响($\bar{\chi}\pm s$)

组　别	剂量(g/kg)	n	凝血时间(s)	凝血酶原时间(s)	凝血时间缩短率(%)
空白组	—	8	186.5±46.7	8.02±0.79	
痔宁片组	0.48	8	139.8±26.8[×]	6.08±1.39[×]	25.1
复黄片低剂量组	0.12	8	152.0±44.8	6.98±1.04[×]	18.5
复黄片中剂量组	0.24	8	133.1±46.9[×]	6.18±1.96[×]	28.6
复黄片高剂量组	0.48	8	123.1±33.9[××]	4.90±0.91[××]	34.0

注：与空白组比较[×] $P<0.05$，[××] $P<0.01$。

(3) 对醋酸致大鼠肛周溃疡的影响：各动物组物贴敷 99%的冰醋酸滤纸片后均出现白色溃疡面、肛周肿胀并有炎症渗出。随着时间推移，各组大鼠肛周溃疡会自行逐渐减轻，但给药组大鼠溃疡愈合速度明显加快。复黄片中、高剂量组动物自给药第 5 天起肛周溃疡即有明显好转，到第 9 天已基本愈合或完全愈合，溃疡程度评分与模型对照组比较有显著性差异($P<0.05$ 或 $P<0.01$)，见表 34。

表 34　对醋酸所致大鼠肛周溃疡的影响($\bar{\chi}\pm s$)

组　别	剂量(g/kg)	n	肛周溃疡程度(分)				
			0 天	3 天	5 天	7 天	9 天
模型组	—	10	1.20±0.42	1.40±0.52	2.05±0.16	2.15±0.34	2.45±0.37
痔宁片组	0.96	10	1.10±0.32	1.70±0.48	2.45±0.50[△]	2.70±0.42[△△]	3.10±0.52[△]
复黄片低剂量组	0.19	10	1.10±0.32	1.70±0.67	2.35±0.47	2.40±0.46	2.70±0.35
复黄片中剂量组	0.38	10	1.00±0.00	1.60±0.49	2.40±0.49	2.80±0.60[△]	3.35±0.55[△△]
复黄片高剂量组	0.76	10	1.00±0.00	1.90±0.57	2.10±0.74	2.60±0.50[△]	3.30±0.48[△△]

注：与模型组比较[△] $P<0.05$，[△△] $P<0.01$。

(4) 对大鼠实验性痔疮的影响：各组动物肛门内注射 1%角叉菜胶后发生明显的肛周组织水肿，且在注射后 24 小时达到高峰。复黄片各剂量组对角叉菜胶引起的大鼠肛周肿胀均有明显的抑制作用,在致炎后48小时作用最明显,中、高剂量复黄片的消肿作用可维持至72小时($P<0.01$),见表35。

表35　复黄片对角叉菜胶引起的大鼠实验性痔疮的治疗作用($\bar{x}\pm s$)

组　别	剂量(g/kg)	n	注射角叉菜胶后各时间点大鼠肛门肿胀度(mm)			
			6小时	24小时	48小时	72小时
模型组	—	10	9.57±0.34	10.18±0.39	9.71±0.46	8.90±0.55
痔宁片组	0.96	10	9.32±0.21	9.77±0.51	8.43±0.50△△	8.20±0.45△△
复黄片组	0.19	10	9.46±0.36	9.88±0.48	9.22±0.57△	8.75±0.56
	0.38	10	9.39±0.41	9.75±0.77	8.73±0.81△△	8.16±0.33
	0.76	10	9.29±0.36	8.98±0.73△△	8.30±0.44△△	7.90±0.17△△

注:与模型组比较△$P<0.05$,△△$P<0.01$。

(5) 体外抗菌作用:复黄片在体外一定浓度下对上述8种菌株均有不同程度的抑制作用,尤其对金黄色葡萄球菌、沙门氏菌、大肠杆菌、白色念珠菌在较低的浓度即可抑制细菌的生长,其MIC值最低可至0.59 mg/mL。实验结果表明复黄片的抑菌效果优于痔宁片,见表36。

表36　复黄片和痔宁片的体外抗菌作用(肉汤稀释法)

菌　　株	最低抑菌浓度MIC(mg/mL)	
	复黄片	痔宁片
金黄色葡萄球菌	0.59	4.69
沙门氏菌	2.34	18.75
大肠杆菌	2.34	75.00
枯草芽孢杆菌	9.38	18.75
白色念珠菌	2.34	9.38
甲型溶血性链球菌	9.38	75.00
肺炎球菌	9.38	150.00
痢疾杆菌	4.69	75.00

3. 讨论

痔的发生,主要是由于静脉壁的薄弱,失去了正常弹性,兼因饮食不节,燥热内生,下迫大肠;以及久坐、负重、远行等,致使血行不畅,血流瘀积,结滞不散而成。临床表现为局部炎症、肿痛、便血、脱出等症状。复黄片是名老中医、中医外科专家顾伯华教授和陆金根教授治疗便血为主痔疮疾患之经验处方,已在上海市中医药大学附属龙华医院使用了20多年,经过上万例临床研究证实其总有效率达97.12%。方中蒲黄味甘辛,性凉,入血分,功能凉血止血,为君药;地榆和槐角为治疗便血良药,为臣药;大黄为佐使药,有泻热凉血通便之效,荡涤肠胃,可收釜底抽薪之功。全方治以凉血止血、清热通便之法，主治血热妄行之便血，热既除而血自安，诸证悉愈。

止血包括血液凝固、血小板聚集和血管收缩 3 个重要因素。当外伤或疾病出血时可见受损局部血管收缩，血小板在血管破损处凝集，启动内源性及外源性凝血途径完成凝血过程，形成血块而止血。实验结果表明，复黄片能够缩短家兔凝血时间(CT)和凝血酶原时间(PT)，促进枸橼酸钠抗凝血浆的凝固，且具有迅速制止破损血管出血的作用。其作用机制可能与方中几种止血中药的多因素共同作用有关，如增强血管收缩和毛细血管通透性功能，增加外周血小板数目，提高血小板黏附性和聚集性，参与内源性及外源性凝血途径。

痔疮在药效学上没有固定的动物模型，根据《中药新药研究指南》的要求并参考相关文献，在动物的肛门部位模拟人的痔疮症状，采用角叉菜胶致大鼠肛周肿胀、醋酸致大鼠肛周溃疡建立实验性痔疮模型，观察复黄片的消肿、抗溃疡等作用。结果表明，复黄片对大鼠实验性痔疮有良好的治疗作用，并且能够减少醋酸所致的炎性渗出，促进溃疡面愈合。

体外抑菌试验表明，复黄片对金黄色葡萄球菌等外科常见致病菌的抑菌作用强大，其 MIC 可达到 0.59 mg/mL。由于复黄片作为中药制剂，水溶液的色泽较浓，会影响结果的判定，故用葡萄糖酚红肉汤代替普通肉汤。在此培养基中，细菌生长使葡萄糖发酵产酸，从而使酚红变为黄色，以仍保持红色的试管的药物最高稀释浓度判定 MIC 终点。复黄片水溶液用碳酸氢钠调节至中性(pH7.0～7.2)，以及去鞣酸后，对其抗菌作用无显著影响。实验结果显示，复黄片是一种有效治疗便血为主的痔疮疾病的新药，具有广阔的开发前景。

(《上海中医药大学学报》2008 年第 22 卷第 5 期第 59～62 页。)

复黄片止血抗炎消肿抗菌作用的实验研究

痔疮是临床常见的肛肠疾病之一，随着对痔疮病因、病理及机制研究的进展，人们逐渐认识到非手术治疗是治疗该疾病的首选方法。据统计约 80%的肛肠疾病患者会出现不同程度的便血，因此便血已成为肛肠疾病的第一大症状。上海中医药大学附属龙华医院研制的复黄片系中医外科权威顾伯华教授和陆金根教授几十年治疗便血为主的痔疮疾患之经验处方，已在上海中医药大学附属龙华医院使用了 20 多年，经过上万例临床研究证实其总有效率达 97.12%，目前作为中药六类新药开发并申报。本研究根据复黄片的功能主治和临床应用，并按照《新药审评办法》和《中药新药研究指南》要求，从止血、抗炎消肿、抗菌等方面进行了主要药效学研究，为其开发和应用提供科学的实验依据。

1. 材料与仪器

（1）药品与试剂复黄片干浸膏粉，深褐色粉末[上海交通大学药学院上海联合实业集团有限公司提供（批号：061106）]，每克干膏粉相当于 11.03 g 生药；痔宁片[三九企业集团湖南南开制药厂生产（批号：20060502）]；卡巴克洛[上海医药（集团）有限公司信谊制药总厂生产（批号：060801）]；阿司匹林肠溶片[上海信谊百路达药业有限公司产品（批号：0654007）]；凝血酶原时间测定试剂盒 Lot：ISI<1.3[天津美德太平洋科技有限公司生产（批号：010703A）]；角叉莱胶[Sigma 公司产品（批号：046k01）]，临用前生理盐水配制成 10 g/L 的溶液；乌拉坦[中国医药（集团）上海化学试剂公司产品（批号：20030308）]，临用前以生理盐水配制成 200 g/L 的溶液；营养肉汤培养基[国药集团化学试剂有限公司产品（批号：20061116）]；营养琼脂培养基[国药集团化学试剂有限公司产品（批号：F20061109）]。

（2）仪器：PYX-DHS 型隔水式电热恒温培养箱（上海跃进医疗器械一厂）；HH-W21-420 型电热恒温水浴箱（上海跃进医疗器械厂）；游标卡尺（上海量具刃具厂生产），测量范围 0～155 mm，精确度为 0.02 mm；800B 型台式离心机（上海安亭科学仪器厂）；FA2004B 型电子天平（上海精密科学仪器有限公司生产）。

（3）动物：昆明种小鼠，SPF 级，体重 18～22 g；SD 大鼠，SPF 级，体重 200～250 g[上海斯莱克实验动物有限公司提供，实验动物合格证号：SCXK（沪）2003～0003 号]；新西兰白兔，SPF 级，体重 2～2.5 kg[购于上海宝牧实验动物养殖场，实验动物合格证号：SCXK（沪）2003～0007 号]；所有动物雌雄各半，饲养于上海中医药大学附属龙华医院实验动物中心。

（4）菌株：金黄色葡萄球菌 CMCC(B)26003 株、沙门氏菌 CMCC(B)50094 株、大肠杆菌 CMCC(B)44102 株、枯草芽孢杆菌 CMCC(B)63501 株、白色念珠 CMCC(F)98001 株（购于上海东标药检器材有限公司），甲型溶血性链球菌、肺炎球菌、痢疾杆菌系临床分离株。

2. 方法

（1）止血实验

1）出血时间的测定：昆明种小鼠 60 只适应性饲养 1 周后，按体重随机分为 6 组：空白对照组，给予 0.9%生理盐水；复黄片低、中、高剂量组，分别给予复黄片干膏粉 0.24 $g \cdot kg^{-1} \cdot d^{-1}$，0.48 $g \cdot kg^{-1} \cdot d^{-1}$，0.96 $g \cdot kg^{-1} \cdot d^{-1}$；痔宁片对照组，给药剂量为 1.92 $g \cdot kg^{-1} \cdot d^{-1}$；卡巴克洛对照组，给药剂量为 2.5 $mg \cdot kg^{-1} \cdot d^{-1}$；所有动物均灌胃给药，给药体积为 0.1 mL/g，每日 1 次，连续给药 7 天。末次给药

后1小时，将小鼠置于特制的固定器中，于小鼠尾端1.5 cm处剪断，开始计时，待血液自行流出，用滤纸吸血，吸时勿用力挤压断面，直至出血自然停止，记录出血时间。

2）凝血时间的测定：取家兔40只适应性饲养1周后，随机均分为5组：空白对照组，0.9%生理盐水灌胃；复黄片低、中、高剂量组，复黄片干膏粉0.12 $g\cdot kg^{-1}\cdot d^{-1}$，0.24 $g\cdot kg^{-1}\cdot d^{-1}$，0.48 $g\cdot kg^{-1}\cdot d^{-1}$分别灌胃；痔宁片对照组，痔宁片0.48 $g\cdot kg^{-1}\cdot d^{-1}$灌胃；给药体积为10 mL/kg，每日1次，连续给药7天。末次给药后1小时，自兔耳中央动脉采血1 mL，轻轻沿管壁放入内径8 mm，长10 mm的试管内。当血液吸进注射器即开始用秒表计时，每隔半分钟轻轻倾斜试管1次，角度约30°，观察血液是否流动，直至试管血液不再流动而完全凝固为止，停止计时，所历时间即为凝血时间，室内温度20℃。记录凝血时间并计算凝血时间缩短百分率。凝血时间缩短百分率(%)＝(对照组平均凝血时间－给药组平均凝血时间)/对照组平均凝血时间×100%。

3）血浆凝血酶原时间(PT)的测定：① 血浆制备：末次给药后1小时，用一次性真空采血针同时采血1.8 mL，放入加有0.109mol/L(3.2%)枸橼酸钠溶液0.2 mL的真空采血管中，颠倒混合8次，充分混匀后以3000r/min离心15分钟，分离血浆。② PT试剂复溶：PT试剂恢复至室温后，按PT测定试剂盒说明书准确加入PT复溶液混匀，置37℃预温30分钟。③ 凝血酶原时间测定：采用手工法测定各组动物PT。取5个试管，每管分别加入兔血浆0.1 mL，37℃孵育3分钟，加入已预温置37℃的PT试剂，混匀后立即放入37℃水浴中温育，同时开动秒表，每隔2～3秒轻轻倾斜试管1次，至纤维蛋白凝固，液体停止流动或出现颗粒为止，立即停止计时，记录PT(秒)。取5管平均值作为凝血酶原时间最终测定结果。

(2) 消肿抗炎实验

1）角叉菜胶致大鼠肛周组织肿胀实验：取大鼠50只适应性饲养1周后，按体重随机分为5组：模型组，0.9%生理盐水灌胃；复黄片低、中、高剂量组，复黄片干膏粉0.19 $g\cdot kg^{-1}\cdot d^{-1}$，0.38 $g\cdot kg^{-1}\cdot d^{-1}$，0.76 $g\cdot kg^{-1}\cdot d^{-1}$分别灌胃；痔宁片对照组，痔宁片0.96 $g\cdot kg^{-1}\cdot d^{-1}$灌胃；给药体积为10 mL/kg，每日1次，连续给药7小时。其中在第3次给药后1小时，乌拉坦腹腔麻醉(1.0 g/kg)，肛门内直肠黏膜下浆肌层注入1%角叉菜胶0.1 mL，分别于6小时、24小时、48小时、72小时、96小时以游标卡尺测整个肛门周围组织肿胀的直径，取其长短两直径的均值，作为所测量肿胀程度的指标。

2）蛋清所致大鼠足跖肿胀实验：取大鼠60只适应性饲养1周后，按体重随机分为 6 组：空白对照组，0.9%生理盐水灌胃；复黄片低、中、高剂量组，复黄片干膏粉 0.19 g·kg^{-1}·d^{-1}，0.38 g·kg^{-1}·d^{-1}，0.76 g·kg^{-1}·d^{-1}分别灌胃；痔宁片对照组，痔宁片 0.96 g·kg^{-1}·d^{-1}灌胃；阿司匹林对照组，阿司匹林 100 mg·kg^{-1}·d^{-1}灌胃。给药体积为 10 mL/kg，每日 1 次，连续给药 7 天，注射蛋清当日先用游标卡尺测量每只大鼠右后足跖正常厚度，然后给药。末次给药 1 小时后，以注射器先自右后足跖中部皮下注射蛋清每只 0.05 mL 致炎，然后用游标卡尺在相同部位分别测量各鼠致炎后 0.5 小时、1 小时、2 小时、4 小时、6 小时、24 小时右足跖厚度，连续测 2 次，取其平均值判断足跖肿胀程度。比较给药组和空白对照组的肿胀差异程度，计算足跖肿胀度及肿胀抑制率。

$$\text{大鼠足跖肿胀度(mm)}=\text{致炎后足跖厚度(mm)}-\text{致炎前足跖厚度(mm)}$$

$$\text{肿胀抑制率(\%)}=\frac{\begin{matrix}\text{空白组足跖}\\\text{肿胀度均值}\end{matrix}-\begin{matrix}\text{给药组足跖}\\\text{肿胀度均值}\end{matrix}}{\text{空白组足跖肿胀度均值}}\times 100\%$$

（3）体外抑菌试验

1）试管法（肉汤稀释法）：用蒸馏水分别配制复黄片和痔宁片溶液，实验浓度为 300 g/L，pH 7.0～7.2。8 种实验菌株接种于营养肉汤液体培养基，37℃培养 16～18 小时，并用营养肉汤作 1/1 000 稀释。取无菌试管若干支，用液体培养基（葡萄糖酚红肉汤）等倍稀释药物后，各管加 0.1 mL 供试菌液，同时设药物对照管、培养基对照管和菌液对照管，37℃培养 24 小时后取出观察结果，在对照管符合要求的情况下，逐一观察各试验管，以仍然保持红色的试管的药物最高稀释度浓度判定为最低抑菌浓度（MIC）的终点。

2）平皿法（琼脂稀释法）：用蒸馏水分别配制复黄片和痔宁片溶液，实验浓度为 220 g/L，然后用无菌生理盐水进行等倍稀释。取 16 个无菌平皿，分为复黄片组和痔宁片组，每组 8 个平皿，编号。1 号平皿加入药液 3mL；2 号平皿加入营养琼脂 8 mL、药液 2 mL，浓度为 44 g/L；3 号平皿加入未稀释的药液 1 mL；4～8 号平皿分别加入等倍稀释的药液 1 mL，备用。然后向 1 号和 2 号平皿内分别加入已熔化并冷却至 40℃左右的牛肉膏汤琼脂培养基 7mL 和 8 mL，3～8 号平皿内加入营养琼脂 9mL，立即摇动平皿，使培养基与药液充分混匀。待琼脂凝固后，制成含药平板培养基。用接种环（经过标定每环 0.05 mL）分别蘸取各实验菌液以画线接种于每个含药平板的不同区域，每种药物、每种细菌做 6 个画线区域。接种好后放入 37℃孵箱内培养 24 小时取出，观察不同细菌在不同浓度的药物平板上的生长情况。将含有≤3 个菌落的琼脂平板中药物浓度定为最低抑菌浓度（MIC）。

(4) 统计学处理：除抗菌实验外，所有数据用 $\bar{x}\pm s$ 表示，两组间比较均采用 Student's t test 检验进行统计学分析。

3. 结果

(1) 复黄片的止血及促凝血作用

1) 对小鼠断尾止血时间的影响给药7天后，给药各组小鼠的止血时间与空白对照组比较均明显缩短，有显著性差异。其中复黄片低、中、高剂量组动物的止血时间较空白对照组分别降低21.0%、44.0%和52.3%（$P<0.05$ 或 $P<0.01$），且复黄片随着给药剂量的增加，止血作用越强，具用明显的剂量依赖关系，表明复黄片对小鼠断尾出血具有明显的止血作用；痔宁片组和卡巴克洛组动物的止血时间较空白对照组分别降低38.1%和54.9%（$P<0.01$），见表37。

表37 复黄片对昆明小鼠断尾出血时间的影响($\bar{\chi}\pm s$)

组　别	剂量(C/g·kg^{-1})	出血时间(t/s)
空白对照组	—	570.2±104.8
复黄片低剂量组	0.24	450.1±134.3*
复黄片中剂量组	0.48	319.0±86.3**
复黄片高剂量组	0.96	271.5±94.3**
痔宁片组	1.92	352.7±187.6**
卡巴克洛血组	0.0025	257.3±98.0**

注：与空白组比较* $P<0.05$，** $P<0.01$；$n=10$

2) 对新西兰白兔凝血时间(CT)和血浆凝血酶原时间(PT)的影响：给药7天后，中、高剂量复黄片能明显缩短家兔的凝血时间，与空白对照组比较有显著性差异（$P<0.05$ 或 $P<0.01$），其凝血时间缩短百分率分别为28.63%和33.99%，表明复黄片有良好的促凝血作用；而复黄片低、中、高剂量组和痔宁片组家兔血浆PT测定值与对照组比较明显缩短（$P<0.05$ 或 $P<0.01$），表明受试药能明显缩短家兔血浆凝血酶原时间，显示其止血作用还可能与影响外源性凝血系统有关，见表38。

表38 复黄片对新西兰白兔凝血时间和凝血酶原时间的影响($\bar{\chi}\pm s$)

组　别	剂量(C/g·kg^{-1})	凝血时间(t/s)	凝血酶原时间(t/s)	凝血时间缩短率(%)
空白对照组	—	186.5±46.7	8.02±0.79	—
复黄片低剂量组	0.12	152.0±44.8	6.98±1.04*	18.5
复黄片中剂量组	0.24	133.1±46.9*	6.18±1.96*	28.63
复黄片高剂量组	0.48	123.1±33.9**	4.90±0.91**	33.99
痔宁片组	0.48	139.8±26.8*	6.08±1.39*	25.07

注：与空白组比较* $P<0.05$，** $P<0.01$；$n=8$

(2) 复黄片的消肿抗炎作用

1) 对角叉菜胶致大鼠肛周组织肿胀的影响：各组动物肛门内直肠黏膜下浆肌层注入1%角叉菜胶后发生明显的肛周组织水肿，且均在注射后24小时达到高峰，此时复黄片高剂量组动物肛周组织肿胀度明显低于模型对照组（$P<0.01$）；在注射角叉菜胶后48小时时，复黄片各剂量组和阳性对照药痔宁片对动物肛周组织水肿均有明显消除作用（$P<0.05$ 或 $P<0.01$），在注射角叉菜胶后72小时时，复黄片仅有高剂量组和痔宁片组动物肛周组织水肿明显减轻（$P<0.01$），表明复黄片连续给药7小时对角叉菜胶引起的大鼠实验性痔疮有明显的治疗作用，且作用可维持72小时以上，见表39。

表39　复黄片对叉菜胶所致大鼠肛周组织肿胀的影响（$\bar{\chi}\pm s$）

组　别	剂量 $C/g\cdot kg^{-1}$	注射角叉菜胶后各时间点大鼠肛门肿胀度（L/mm）			
		6小时	24小时	48小时	72小时
模型对照组	—	9.57±0.34	10.18±0.39	9.71±0.46	8.90±0.55
复黄片低剂量组	0.19	9.46±0.36	9.88±0.48	9.22±0.57**	8.75±0.56
复黄片中剂量组	0.38	9.39±0.41	9.75±0.77	8.73±0.81**	8.16±0.33
复黄片高剂量组	0.76	9.29±0.36	8.98±0.73**	8.30±0.44**	7.90±0.17**
痔宁片组	0.96	9.32±0.21	9.77±0.51	8.43±0.50**	8.20±0.45**

注：与模型组比较 * $P<0.05$，** $P<0.01$；$n=10$

2) 复黄片对蛋清所致大鼠足肿胀的影响各组动物足跖皮下注射新鲜蛋清后均发生明显的急性炎症水肿，空白对照组在注射蛋清后2小时达最高值，然后开始下降。在致炎2小时，复黄片低、中、高剂量组，痔宁片组和阿司匹林组动物足肿胀度与空白对照组比较有显著性差异（$P<0.05$ 或 $P<0.01$），肿胀抑制率分别23.90%、23.11%、31.37%、18.55%和26.70%。在致炎6小时，复黄片低、中、高剂量组动物足肿胀抑制率分别为20.37%、28.37%和57.44%，但仅高剂量组动物足肿胀度与空白对照组比较有显著性差异（$P<0.01$）；阿司匹林和痔宁片组动物足肿胀度分别比空白对照组降低29.46%和30.67%（$P<0.05$）。在致炎24小时各组动物足跖炎症水肿明显消退，已降至正常值范围内，见表40。

(3) 复黄片体外抗菌作用：试管法结果显示，复黄片和痔宁片在体外在一定浓度下对所试验的8种菌株都有不同程度的抗菌作用，其抗菌效果依次为：金黄色葡萄球菌＞沙门氏菌、大肠杆菌、白色念珠菌＞痢疾杆菌＞枯草芽孢杆菌、甲型溶血性链球菌、肺炎球菌。复黄片MIC最低可达到0.59 mg/mL，而痔宁片的MIC最低为4.69 mg/mL，结果表明复黄片的抑菌效果优于痔宁片，见表41。

表 40　复黄片对蛋清所致大鼠足肿胀的影响($\bar{\chi}\pm s$)

组　别	剂量 (C/g·kg^{-1})	致炎后各时间点大鼠足跖肿胀度(L/mm)				
		30 分钟	1 小时	2 小时	4 小时	6 小时
空白对照组	—	4.05±1.09	4.12±0.98	4.15±0.76	2.57±0.73	1.83±0.68
复黄片低剂量组	0.19	4.48±0.82	4.31±1.03	3.16±1.17*	2.28±0.95	1.45±0.56
复黄片中剂量组	0.38	4.07±0.58	3.90±0.72	3.19±0.54**	2.12±0.62	1.31±0.52
复黄片高剂量组	0.76	3.80±0.88	3.78±0.64	2.85±0.72**	2.13±0.66	0.77±0.41*
阿司匹林组	0.10	3.90±0.68	3.84±0.66	3.38±0.51*	1.91±0.56*	1.29±0.44*
痔宁片组	0.96	4.36±1.02	4.32±1.08	3.04±0.93**	1.89±0.63**	1.27±0.62*

注：与空白对照组比较 * $P<0.05$，** $P<0.01$；$n=10$

表 41　复黄片和痔宁片的体外抗菌作用(试管法)

最低抑菌浓度 MIC (mg·mL^{-1})	药　　物	
	复黄片	痔宁片
金黄色葡萄球菌	0.59	4.69
沙门氏菌	2.34	18.75
大肠杆菌	2.34	75.00
枯草芽孢杆菌	9.38	18.75
白色念珠菌	2.34	9.38
甲型溶血性链球菌	9.38	75.00
肺炎球菌	9.38	150.00
痢疾杆菌	4.69	75.00

平皿法结果显示，复黄片对所试验的 8 种菌株都有不同程度的抗菌作用，其抗菌效果依次为：甲型溶血性链球菌、肺炎球菌>金黄色葡萄球菌、沙门氏菌、大肠杆菌、白色念珠菌、痢疾杆菌>枯草芽孢杆菌。其 MIC 最低可达到 2.75 mg/mL；而痔宁片在最高浓度下仅对枯草芽孢杆菌和白色念珠菌有一定的抑菌作用，在此方法下，复黄片的抗菌效果远优于痔宁片，见表 42。

表 42　复黄片和痔宁片的体外抗菌作用(平皿法)

最低抑菌浓度 MIC (mg·mL^{-1})	药　　物	
	复黄片	痔宁片
金黄色葡萄球菌	5.5	—
沙门氏菌	5.5	—
大肠杆菌	5.5	—
枯草芽孢杆菌	11.0	66.00
白色念珠菌	5.5	66.00
甲型溶血性链球菌	2.75	—
肺炎球菌	2.75	—
痢疾杆菌	5.5	—

4. 讨论

痔疮临床表现为局部炎症、肿痛、便血、脱出等症状。复黄片作为治疗痔疮便血的有效、安全的制剂，其主要成分为蒲黄、大黄、地榆、槐角等，具有凉血止血、消肿止痛等功效，主治各种肛肠疾病出血之证，尤其适用于治疗各期内痔、肛裂、直肠息肉等以出血为主要临床症状之病症。方中蒲黄凉血止血，为君药；地榆和槐角为臣药，大黄为佐使药，有泻热凉血通便之效，荡涤肠胃，可收釜底抽薪之功。全方治以凉血止血、清热通便之法，主治血热妄行之便血，热既除而血自安，诸证悉愈。止血包括血液凝固、血小板聚集和血管收缩 3 个重要因素。当外伤或疾病出血时可见受损局部血管收缩，血小板在血管破损处凝集，启动内源性及外源性凝血途径完成凝血过程，形成血块而止血。为评价复黄片的止血作用，本研究以小鼠和家兔为实验对象，观察复黄片给药 7 天后对小鼠断尾出血时间和家兔凝血时间及凝血酶原时间的影响。实验结果表明复黄片具有显著的止血和促凝血作用，作用机制可能与方中几种止血中药抑制破损伤口毛细血管通透性，参与内源性及外源性凝血途径有关。痔疮在药效学上没有固定的动物模型，根据《中药新药研究指南》的要求并参考相关文献，在动物的肛门部位模拟人的痔疮症状，采用角叉菜胶肛门内直肠黏膜下浆肌层局部注射建立大鼠肛周组织肿胀模型，观察复黄片的消肿作用。结果表明，复黄片对大鼠实验性痔疮模型有良好的治疗作用。另外本研究又采用实验性炎症模型（蛋清足肿胀模型）进行复黄片抗炎作用的考察。结果表明，复黄片中、高剂量对角叉菜胶引起的急性炎症有较好的抑制作用。两种体外抑菌实验表明复黄片对 8 种外科常见致病菌均有不同程度的抑制作用，尤其对金黄色葡萄球菌、沙门氏菌、大肠杆菌、白色念珠菌等肠道菌在较低的浓度即可抑制细菌的生长，其 MIC（最低抑菌浓度）可达到 $0.59\ mg \cdot mL^{-1}$。由于复黄片作为中药制剂，水溶液的色泽较浓，会影响结果的判定，故用葡萄糖酚红肉汤代替普通肉汤，在此培养基中，细菌生长使葡萄糖发酵产酸，从而使酚红变为黄色，以仍保持红色的试管的药物最高稀释浓度判定 MIC 终点。复黄片水溶液用碳酸氢钠调节至中性（pH7.0～7.2）及去鞣酸后，对其抗菌作用无显著影响。肉汤稀释法，虽有方法简便，需要的时间短，不受药物制剂颜色或浑浊的影响等优点，但不足之处是此法不够敏感，受细菌接种量的影响。因此同时采用平皿法，以全面客观地反映受试药物的体外抑菌作用。

本研究结果表明，复黄片能减轻痔疮患部肿胀，其作用途径与其具有止血、抗炎、抗菌等药理作用有关，为临床应用于治疗便血为主的痔疮疾患提供了药理学依据。

（《时珍国医国药》2009 年第 20 卷第 5 期第 1096～1099 页。）

益气开秘方对慢输型便秘疗效和生存质量的影响

随着饮食结构和生活方式的变化，慢性便秘发病率呈逐年上升趋势，女性和老年发病率更高。慢传输型便秘（slow transit constipation，STC）是慢性功能性便秘的基本类型之一，临床上约40%慢性便秘患者为结肠慢传输型便秘。中医药治疗功能性便秘临床应用广泛，有相当疗效，为目前治疗慢性功能性便秘的重要方法之一。为进一步明确中药治疗慢传输型便秘疗效，遵循循证医学的临床试验原则，采用前瞻性、随机、对照的临床试验方法，观察益气开秘方对结肠慢输型便秘患者临床症状及生存质量的影响。

1. *资料与方法*

(1) 观察对象

1) 病例来源：2004年10月至2007年2月期间上海中医药大学附属龙华医院肛肠科便秘专科门诊或住院患者。

2) 诊断标准：符合功能性便秘罗马Ⅱ诊断标准及1999年5月中华医学会肠外科学组修订《便秘诊治暂行标准》，并作结肠传输试验诊断为阳性者。其中结肠传输试验阳性是指口服含不透X线标志物20粒的胶囊1枚，观察72小时排出量小于80%（16粒）者为传输试验阳性。

3) 纳入标准：① 符合上述诊断标准，属结肠慢传输型便秘者；② 年龄在18～70岁；③ 住院或门诊患者，性别不限；④ 病程>1年；⑤ 自愿加入本试验，并签订“知情同意书”者。

4) 排除标准：不符合上述诊断标准和纳入标准者；不愿加入本试验，中途主动退出或失访者；虽符合纳入标准，但有下列情况之一者：① 有报警症状（消瘦、贫血、血便、腹绞痛、腹部包块等）。② 经检查证实由直肠、结肠器质性病变（肿瘤、克罗恩病、结肠息肉、肠结核等）所致肠道狭窄引起。③ 合并出口梗阻型便秘。④ 妊娠和哺乳期妇女。⑤有严重心脑血管、血液病、糖尿病、恶性肿瘤等内科疾病，或癔症及精神疾病患者。⑥不能按规定用药，无法判断疗效或资料不全等影响疗效和安全性评价者。

5) 剔出标准：受试者不配合随机入组，随机化后未服用任何受试药物；“违反合法性”即指受试者选择违反了纳入/排除病例标准；受试者依从性差；受试者在观察期间服用了违禁药品。

(2) 随机分组和编盲

1) 随机分组采用：SAS统计软件作区组随机，生成相互衔接的60例连续编码随机化方案。每组分配 30 例。

2）随机方案隐藏：用信封法施行随机方案隐藏。将随机数字按照设计要求分组后，在每个不透光的信封内装入一个随机数字和分组类别，信封封面只显示患者入组流水序号。由研究者打开信封查看分组结果，分入相应组别。

3）第三方评价方法：实验指标检测以及数据收集与统计分别由专人负责，检测者及统计人员均不知道试验分组及具体操作情况。

（3）治疗分组及给药：① 治疗组：30 例，益气开秘方（生黄芪 30 g，生白术 30 g，枳实 12 g，杏仁 12 g，生地黄 15 g，当归 15 g，生首乌 30 g）水煎，口服，每次 100 mL，每日 2 次。4 周为 1 个疗程。② 对照组：30 例，莫沙必利片剂（山东鲁南贝特制药有限公司生产，规格：每粒 5 mg）口服，每次 5 mg，每日 3 次。4 周为 1 个疗程。

（4）观察项目

1）总体临床疗效的比较：参考 1993 年中华人民共和国卫生部制定发布的《中药新药临床研究指导原则》便秘疗效判定标准。① 临床痊愈：大便正常，其他症状全部消失。② 显效：便秘明显改善，间隔时间及便质接近正常；或大便稍干而排便间隔时间在 36 小时以内，其他症状大部分消失，临床症状积分下降≥2/3。③ 有效：排便间隔时间缩短 1 天，或便质干结改善，其他症状均有好转，临床症状积分下降≥1/3。④ 无效：便秘及其他症状均无改善，临床症状积分下降<1/3 或无变化。

2）治疗前后临床症状积分变化：便秘症状评估量表包含排便困难程度、粪便性状、排便时间（分/次）、排便频率（天/次）及排便伴随症状。其中粪便性状评估，按照 Bristol 标准分为 7 级。

3）生存质量积分变化：采用 SF－36 简明健康量表，按最后题值计算原始分数，由于每个维度所含条目不同，必须用下表计算转换分数，对原始数据进行重新评分，所得分数均为百分制。分值的高低直接反映健康状况的好坏，分值越低，健康状况越差。转换分数＝（原始分数－最低可能分数）/可能分数范围×100，见表 43。

表 43　SF－36 简明健康量表维度分值计算公式（分）

维　度	条目最后题值的累加	最低和最高可能分数	可能分数范围
生理功能（PF）	3a＋3b＋3c＋3d＋3e＋3f＋3g＋3h＋3i＋3j	10，30	20
生理职能（RP）	4a＋4b＋4c＋4d	4，8	4
躯体疼痛（BP）	7＋8	2，11	9
总体健康（GH）	1＋11a＋11b＋11c＋11d	5，25	20

(续表)

维　度	条目最后题值的累加	最低和最高可能分数	可能分数范围
活力(VT)	9a+9e+9g+9i	4,24	20
社会功能(SF)	6+10	2,10	8
情感职能(RE)	5a+5b+5c	3,6	3
精神健康(MH)	9b+9c+9d+9f+9h	5,30	25

(5) 统计学方法采用：SPSS14.0 统计软件。总体临床疗效的比较采用 χ^2 检验，临床症状积分和生活质量积分采用配对 t 检验。

2. 结果

(1) 一般情况：60 例患者全部完成临床观察，无脱落及剔除病例。两组之间的基线资料无统计学差异，具有可比性。

(2) 两组总体临床疗效的比较：益气开秘方中药治疗组总有效率为63.33%，莫沙必利对照组总有效率为 46.67%，中药组总有效率明显高于对照组($P<0.05$)，见表 44。

表 44　两组临床疗效的比较[例(%)]

组　别	n	总有效	临床痊愈	显　效	有　效	无　效
治疗组	30	19(63.33)$^{\times}$	2(6.67)	7(23.33)	10(33.33)	11(36.67)
对照组	30	14(46.67)	1(3.33)	3(10.00)	10(33.33)	16(53.33)

注：与对照组比较$^{\times}P<0.05$。下同。

(3) 两组治疗前后临床症状积分变化：按主症积分进行对比，两组治疗后较治疗前临床症状总积分和各项主症积分均有显著下降($P<0.01$)。其中治疗组对于粪便性状和腹胀主症的改善程度明显优于对照组($P<0.01$)，对于一次排便持续时间的改善优于对照组($P<0.05$)，见表 45。

表 45　治疗前后和组间主症积分变化(分，$\bar{x}\pm s$)

主　症	治疗组		对照组	
	治疗前	治疗后	治疗前	治疗后
排便困难、过度用力排便	2.03±0.46	0.93±0.50$^{\#\#}$	2.06±0.50	1.10±0.38$^{\#\#}$
粪便性状	2.07±0.42	0.79±0.38$^{\times\times\#\#}$	2.10±0.45	1.34±0.45$^{\#\#}$
排便时间(分/次)	2.03±0.46	0.93±0.35$^{\times\#\#}$	2.13±0.48	1.34±0.45$^{\#\#}$
下坠、不尽、胀感	2.00±0.43	1.48±0.33$^{\#\#}$	2.10±0.45	1.68±0.43$^{\#\#}$
频率(天/次)	2.14±0.48	0.86±0.48$^{\#\#}$	2.10±0.45	0.82±0.43$^{\#\#}$
腹胀	2.17±0.50	0.79±0.31$^{\times\times\#\#}$	2.06±0.42	1.62±0.38$^{\#\#}$
总计	12.5±2.90	5.48±4.04$^{\times\times\#\#}$	12.59±3.82	7.75±4.18$^{\#\#}$

注：与对照组比较$^{\times}P<0.05$，$^{\times\times}P<0.01$；与治疗前比较$^{\#\#}P<0.01$。下同。

(4) 两组治疗前后 SF－36 生活质量评分变化情况：两组 STC 患者治疗后各项生命质量评分较治疗前均有所提高，但在组间均无明显差异，见表 46。

表 46　两组治疗前后生活质量评分的比较(分，$\bar{\chi}\pm s$)

生活质量维度分值	治疗组(n=30)		对照组(n=30)	
	治疗前	治疗后	治疗前	治疗后
生理功能(PF)	85.67±13.63	93.83±12.08##	86.67±12.82	96.17±6.52##
生理职能(RP)	52.50±34.96	88.33±22.49##	47.50±30.34	89.17±32.62##
躯体疼痛(BP)	80.66±15.99	97.04±5.78##	77.05±17.97	94.82±8.62##
总体健康(GH)	55.50±14.29	69.00±13.42##	69.00±13.42	71.00±8.45##
活力(VT)	32.83±6.25	36.33±5.56##	32.00±6.64	37.67±3.88##
社会功能(SF)	79.17±18.95	97.93±13.92##	75.43±20.09	95.87±10.00##
情感职能(RE)	48.88±32.44	81.14±27.23##	39.99±26.84	91.12±14.97##
精神健康(MH)	68.13±16.63	83.10±11.50##	64.80±16.39	82.67±11.13##

3. 讨论

流行病学调查显示，美国有 2%的人口患有便秘，每年用于购买通便药物的费用超过 4 亿美元。国内外数项调查显示，在各类肛肠疾病中，严重便秘已经影响了患者生活质量。不仅与许多肛肠疾病的发病密切相关，而且在结肠癌、乳腺疾病、心脑血管疾病等的发生中有重要作用，在急性心肌梗死、脑血管意外等心脑血管疾病中，功能性便秘甚至可以危及患者的生命。

结肠慢传输型便秘多由于胃肠道传输功能障碍而致，相关结肠动力检测、结肠标本的神经肌肉病理和肠神经肽等研究已证实 STC 存在严重的结肠病理生理改变。结肠和小肠的动力在很大程度上由肠神经系统的反射功能来完成的。因此肠神经系统功能的改变是造成 STC 的重要原因。同时神经递质对调节肠蠕动起着重要作用，神经递质平衡关系的改变，可导致肠道神经肌肉功能障碍而发生运动障碍性疾病 STC。新近认识到肠道动力的调控与胃肠起搏细胞 Cajal 间质细胞(interstitial cells of Cajal，ICC)密切相关。

慢性便秘的治疗目的是恢复正常排便频率和正常粪便稠度；解除便秘引起的不适；维持适当的排便规律而不需人为帮助；缓解可致便秘的原发病。对已查出的原发病，明确诊断后应积极治疗，并教育患者改变不良生活习惯。药物治疗采用各种泻药，如容积性、渗透性或润滑性泻剂等，但长期运用可能干扰肠道正常功能，如脂溶性物质的吸收，或导致结肠黑变以致泻性结肠，也容易产生药物依赖型。肠动力药通过选择性地增加肠道肌间神经丛节后纤维的乙酰胆碱释放等作用途径，促进全胃肠运动；生物反馈治疗主要用于功能性出口梗阻型便秘；手术治疗应权衡疾病和手术可能带来的后果对生活、工作的影响，仅在症状严重影响患者生活质量，且各种保守治疗无效时才考虑采用。

中医学对便秘的认识，肇端于《黄帝内经》，发展于金元时期，完善于明清时期，对便秘的治疗经验已不断丰富和完善。《黄帝内经》虽未提出治疗便秘的具体方药，但在《素问·至真要大论》提出“其在下者，引而竭之”“中满者，泻之于内”成为后世便秘治疗的基本治则。汉代张仲景的《伤寒论》中以三承气、厚朴三物汤为主治疗大便不通者。除内服药治疗者，还提出以蜜煎导下、猪胆汁导下等外用药纳肛通便法。明代张介宾《景岳全书》提出便秘治则：“盖阳结者，邪有余宜攻宜泻者也；阴结者，正不足，宜补宜滋者也，知斯两者，即知秘结之纲领矣。”《医宗必读》曰：“老年津液干枯，妇人产后亡血及发汗利小便，病后血气未复，皆能秘结，法当补益气血，使津液生则便自通。”

结肠慢传输性便秘属祖国医学虚秘范畴。其病位虽在大肠，但与脏腑经络、气血津液、精神情志皆有密切关系，受脾统摄，为脾气所主，脾气充，则大便调；脾气虚，则传导失司，或气化不足，变化艰难而致便秘。加之临床多有滥用苦寒泻剂，耗气伤津，使中气伤而肠道蠕动减慢，津液耗而失濡润滑利，便秘之症更为顽固。基于上述理论结合临床经验，本病病机以气化不利、气机郁滞、气津不足为根本，益气开秘法是恢复胃肠传导功能的关键。以益气气化开秘中药，恢复胃肠传导功能的治疗原则，应用于结肠慢输型便秘临床治疗。补益中气是直接动力，调畅气机是间接动力。若气得补养，以复其刚大之性，则冲突排荡，开秘行滞。此外，通过补气，升清降浊，蒸化津液，而达补阴目的。益气开秘方中以生黄芪、白术等为君药，以枳实、杏仁等理气开秘以开上窍，通下窍，促进大肠传导能力，少佐以生地黄、当归等以助濡养肠道。

生活质量评价是一种对患者躯体感觉及功能、心理状态、社会职能及疾病本身和治疗所致的症状和体征诸方面所作的综合性评价。便秘患者因明确的躯体症状，干扰了正常的生活规律，常有生活质量的明显下降。SF－36 简明健康量表是一个普遍被认可的生命质量评测工具。它评价健康相关生命质量的 8 个方面，分属于“生理健康”和“心理健康”两个大类，包括生理功能、生理职能、躯体疼痛、总体健康、活力、社会功能、情感职能、精神健康等。经治两组治疗 SF－36 各项生命质量评分，较治疗前均有所提高，可见益气开秘方治疗结肠慢传输型便秘能明显改善患者临床症状，提高生活质量。

（《上海中医药大学学报》2008 年第 22 卷第 5 期第 33～36 页。）

益气开秘方对结肠慢输型便秘大鼠肠动力和肠神经肽的影响

结肠慢输型便秘(slow transit constipation,STC)是由于胃肠道传输功能障碍所致的便秘,其相关发病因素众多,但确切发病机制尚未明确。近年上海中医药大学附属龙华医院肛肠科以恢复胃肠传导功能为治疗原则,将益气开秘方应用于结肠慢输型便秘的临床治疗,取得了满意效果。本课题旨在通过动物实验证实益气开秘法对肠道运动的调节作用,并主要从肠道神经肽P物质(SP)和一氧化氮合酶1(NOS1)的角度探讨其作用机制。

1. 材料和方法

(1) 材料

1) 动物来源与品系:实验用无特定病原体级(specific pathogen free,SPF)SD大鼠80只(中国科学院上海实验动物中心提供),雌雄各半,体质量180~220 g。

2) 药物:益气开秘方由生黄芪30 g,生白术15 g,枳壳12 g,杏仁12 g,生地黄15 g,火麻仁15 g组成,由上海中医药大学附属龙华医院制剂室按2000年《中华人民共和国药典》要求,制备成水煎剂,约含生药量2 g/mL。根据《中药药理研究方法学》计算出中药人鼠等效剂量,每次2 mL,每日2次,灌胃。西安杨森制药厂生产的西沙必利(普瑞博思)为对照药物(规格:每片5 mg)。用生理盐水溶解至约含药量0.05 mg/mL,根据《中药药理研究方法学》计算人鼠等效剂量,每次2 mL,每日2次,灌胃。

3) 实验试剂与仪器:台氏液(每1 000 mL中含NaCl 8.0 g、KCl 0.2 g、$CaCl_2$ 0.2 g、$NaHCO_3$ 1.0 g、NaH_2PO_4 0.05 g、$MgCl_2$ 0.1 g、葡萄糖1.0 g)、武汉博士德生物工程有限公司生产的工作浓度均为1∶80的NOS1兔抗多克隆抗体和SP兔抗多克隆抗体、SABC型免疫组化染色试剂盒、DAB显色试剂盒和CW3型平滑肌槽以及OLYMPUS公司生产的AHBT-5B通用研究显微镜。

(2) 造模方法:用口服复方地芬诺酯加酚酞的方法建立大鼠结肠慢输型便秘模型。饲喂3个月造模成功后分组给药。

(3) 动物分组及取材

1) 动物分组:采用完全随机方法分为模型组、西沙必利对照组和中药组,另设正常对照组。每组各20只大鼠。分组当日起给药,连续给药4周后取材。

2) 取材:实验前24小时将大鼠禁食不禁水。每组各取10只,实验前1

小时用 100 g/L 活性炭混悬液 1 mL 灌胃，灌胃 1 小时后脱颈处死，立即剖腹，取出从幽门到直肠末端的全部肠道，在松弛状态下测量肠道的全长及活性炭在肠道内推进的长度，计算推进百分率。每组各 10 只大鼠，动脉放血处死，腹正中切口进腹，快速于回盲部、升结肠及降结肠中部各取一段肠管，长约 2 cm，置于台氏液（pH 6.6～6.8）平皿中冲洗干净，纵行剖开肠管，剥去黏膜层，去除附着的系膜或脂肪，放在充氧、保温（37℃左右）的台氏液中备用。在横结肠部位取新鲜肠壁组织，放于 10%中性甲醛固定液中，用于形态学观察及免疫组化实验。

（4）观察指标与方法

1）活性炭推进试验检测肠道传输功能：炭末推进百分率（%）=（炭末前端与幽门的距离/肠道全长）×100。

2）离体肠肌条动力测定：将放在充氧、保温（37℃左右）的台氏液中的肌条，一端固定在 CW3 型平滑肌槽下端的弯钩，另一端固定于拉力换能器（量程 10 g）。肌条放入含有持续充氧的台氏液容器中，待自发活动稳定后，描记正常曲线 3 分钟，张力变化通过多道生理记录仪记录到微机，以 Chart4.0 软件分析记录，统计肌条收缩的振幅及频率。

3）免疫组化法检测 NOS1 和 P 物质的表达：免疫组化 SABC 法检测 NOS1 和 SP 表达，具体方法按试剂盒说明书操作。显微镜下观察，有棕黄染色者为 NOS1 和 SP 阳性。采用德国 Leica（莱卡）全自动图像分析系统，对各组免疫组化切片进行图像分析。根据各组切片中的染色条件，在统一阈值下进行。在 200 倍显微镜下，每张切片随机选取 3 个视野，测定各组在统一光度下阳性细胞的阳性面积百分比。

（5）统计学方法：采用 SSPS11.5 软件，炭末推进百分率、肠管肌条收缩的振幅及频率、NOS1 和 SP 阳性细胞的积分光密度均采用方差分析的方法作组间差异的比较。

2. 结果

（1）肠道炭末推进试验检测炭末推进百分率：模型组较正常对照组明显降低，中药组和西沙比利组较模型组均明显提高，中药组与正常对照组比较，差异无统计学意义，见表 47。

（2）离体肠管肌条收缩活动：模型组各肠段肠管肌条收缩的频率和振幅较正常对照组明显降低。中药组、西沙比利组与模型组比较，频率和收缩振幅均有提高，差异有统计学意义。中药组和西沙比利组的升结肠段肠管肌条收缩的频率和振幅与正常对照组比较差异无统计学意义（表 48、图 2）。

表 47　各组炭末推进百分率的比较(%,$\bar{\chi}\pm s$)

组　别	n	炭末推进百分率
正常对照组	10	58.56%±3.25
模型组	10	35.91%±1.40△
西沙必利组	10	55.16%±2.47×△
中药组	10	57.30%±1.87×

注：与模型组相比较×P<0.05；与正常对照组相比较△P<0.05。

表 48　各组肠收缩频率和振幅的比较(%,$\bar{\chi}\pm s$)

组　别		n	频率(次/分)	振幅(mV)
回肠与盲肠的连接处	正常对照组	10	28.50±1.67	0.96±0.05
	模型组	10	21.40±2.07△	0.44±0.05△
	西沙必利组	10	27.20±1.48×△	0.81±0.08×△
	中药组	10	26.70±2.30×△	0.87±0.04×△
升结肠	正常对照组	10	28.00±1.58	0.72±0.06
	模型组	10	20.20±2.49△	0.35±0.05△
	西沙必利组	10	27.00±2.12×	0.69±0.07×
	中药组	10	27.60±3.08×	0.72±0.05×
降结肠	正常对照组	10	21.60±1.82	0.51±0.09
	模型组	10	16.30±3.39△	0.24±0.07△
	西沙必利组	10	20.40±2.07×△	0.40±0.03×△
	中药组	10	20.10±3.05×△	0.41±0.03×△

注：与模型组比较×P<0.05；与正常对照组比较△P<0.05。

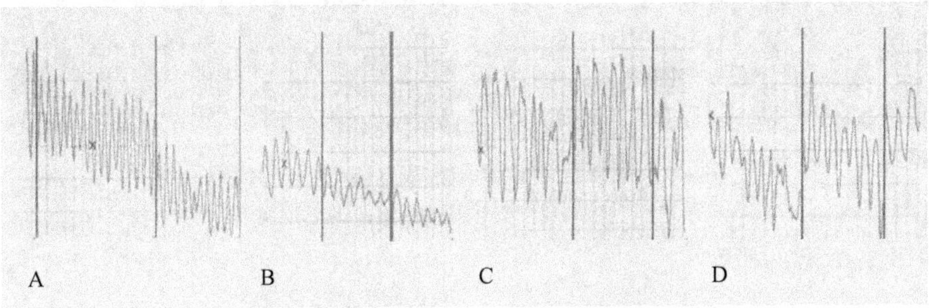

图 2　升结肠平滑肌条收缩频率及振幅

A 正常对照组；B 模型组；C 中药组；D 西沙必利组

(3) 结肠肠壁组织 NOS1 和 SP 表达：正常大鼠结肠肠壁组织内 SP 阳性神经元密集分布，胞体较大，而模型组 SP 阳性神经元分布分散稀疏，胞体较小。

正常对照组 NOS1 阳性神经元分布稀疏，而模型组 NOS1 阳性神经元分布明显增多。图像分析显示 NOS1 阳性细胞面积百分比，模型组较正常对照组、西沙必利组和中药组明显升高，中药 NOS1 阳性细胞面积百分比与正常对照组相比，差异无统计学意义。SP 阳性细胞面积百分比，模型组较正常对照组明显下降，其中中药组 SP 阳性细胞面积百分比与正常对照组相比，差异无统计学意义（表 49、图 3 和图 4）。

表 49　大鼠肠壁组织 NOS1 和 SP 阳性面积（%，$\bar{\chi}\pm s$）

组　别	n	NOS1	SP
正常对照组	10	13.10±2.23	26.50±5.87
模型组	10	26.50±5.02$^{\triangle}$	13.10±1.45$^{\triangle}$
西沙必利组	10	14.70±3.27$^{\times}$	18.90±2.85$^{\triangle\times}$
中药组	10	13.60±3.20$^{\times}$	23.30±3.71$^{\times}$

注：与模型组比较$^{\times}P<0.05$；与正常对照组比较$^{\triangle}P<0.05$。

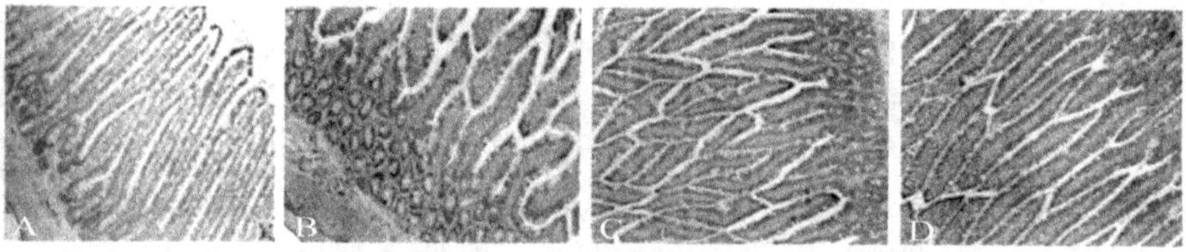

图 3　大鼠结肠组织 NOS1 阳性表达（SABC，10×10）

A 正常对照组；B 模型组；C 中药组；D 西沙必利组

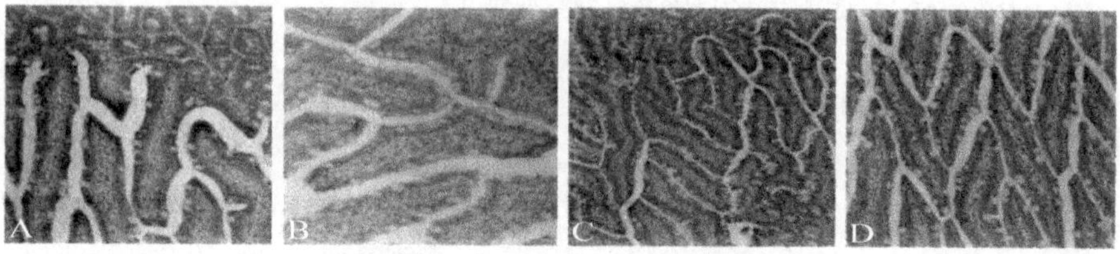

图 4　大鼠结肠组织 SP 阳性表达（SABC，10×20）

A 正常对照组；B 模型组；C 中药组；D 西沙必利组

3. 讨论

结肠慢输型便秘属中医学“阴阳结”“脾约”等范畴。根据中医学“阴阳结”“脾约”的理论认识并结合上海中医药大学附属龙华医院便秘专科 10 余年的临床实践，提出气化不利、气机郁滞和气虚津亏是本病的病机。针对其病机，益气开秘是恢复胃肠传导功能的关键。补益中气是直接动力，调畅气机是间接动力。若气得补养，以复其刚大之性，则冲突排荡，开秘行滞。此外，通过补气、升清降浊和蒸化津液可达补阴目的。益气开秘方中以生黄芪和生白术为君药，枳壳、杏仁理气开秘以开上窍，通下窍，促进大肠传导功能，少佐以生地黄以助濡养肠道。

炭末推进实验显示模型组炭末推进百分率较正常对照组明显降低，中药组和西沙比利组与模型组比较，炭末推进百分率均明显提高，说明中药有一定促进肠道动力作用。离体肌条收缩试验显示模型组肌条收缩频率和振幅较正常对照组明显下降，中药组肌条收缩频率和振幅与模型组比较均有明显提高，其中对于升结肠段振幅的恢复最为明显，与正常对照组比较，差异无统计学意义。

肠道动力是由多种神经肽、神经递质及其受体构成的复杂神经内分泌网络系统调控。其中一氧化氮(NO)是主要的抑制性神经递质，神经丛内的 NOS1 神经元通过释放 NO 而抑制结肠推进性收缩。研究表明 STC 患者结肠壁肌间丛和黏膜下丛 NOS1 表达均增高，从而释放大量的 NO，导致结肠推进性收缩受抑制。SP 神经元属于肽能神经元，SP 是刺激肠道运动的主要兴奋性神经递质。STC 患者结肠壁肌间神经丛 SP 神经元减少或功能降低。童卫东等应用 NOS1 和 SP 的兔多克隆抗体，对手术切除的 15 例 STC 患者和 11 例空白对照组乙状结肠慢输型便秘患者标本进行免疫组化染色和半定量分析。结果 STC 患者乙状结肠肌间神经丛 NOS1 免疫反应性明显升高，而 SP 免疫反应性明显降低。黏膜下神经丛 NOS1 及 SP 免疫反应性与空白对照组的差异无统计学意义，认为 STC 结肠神经系统 NOS1 和 SP 免疫反应性的异常变化可能是其结肠传输减慢的神经病理基础。

本实验免疫组化结果显示正常大鼠结肠肠壁组织内 SP 阳性神经元密集分布，胞体较大，而模型组 SP 阳性神经元分布稀疏，胞体较小。正常对照组 NOS1 阳性神经元分布稀疏；而模型组 NOS1 阳性神经元分布较正常对照组明显增多。研究结果表明本次实验所采用的大鼠 STC 病理模型可以反映出 NOS1 和 SP 在 STC 发生过程中的病理变化。研究进一步显示中药组和西沙必利组 NOS1 阳性细胞面积百分比较模型组明显降低，其中中药组 NOS1 阳性表达与正常对照组相比，差异无统计学意义；而中药组和西沙必利组 SP 阳性细胞面积百分比较模型组均明显升高，其中中药组 SP 阳性表达与正常对照组相比，差异无统计学意义。以上结果均表明益气开秘方促进肠道动力的作用可能与上调 SP 的阳性表达和抑制 NOS1 的阳性表达有关，并通过调控肠道动力网络中的兴奋和抑制性神经递质之间的平衡来达到恢复肠道自然生理功能的目的。

(《中西医结合学报》2007 年第 5 卷第 2 期第 160～164 页。)

益气开秘方调控肠道 Cajal 细胞 NO - cGMP - PKG 通路的实验研究

慢传输型便秘是慢性功能性便秘基本类型之一，其发病率约占慢性功能性便秘 45%，属肠道动力障碍性疾病。Cajal 细胞被认为是肠道动力起搏细胞，在胃肠动力障碍性疾病研究中具有重要作用。益气开秘方治疗慢传输型便秘在临床治疗中每获佳效，且其疗效已经临床研究所证实。本研究通过益气开秘方干预慢传输型便秘小鼠模型，体外分离培养 Cajal 细胞，进一步探讨益气开秘方对 Cajal 细胞的影响及其调控肠道动力的可能作用机制。

1. 材料与方法

(1) 实验材料

1) 实验动物：Balb/c 清洁级雌性小鼠 60 只，体质量(14±2)g，由上海中医药大学实验动物中心提供[购于上海斯莱克实验动物有限责任公司，实验动物合格证号：SCXX(沪)2007 - 0005]。实验动物条件符合国家科学技术委员会颁布的《实验动物管理条例》要求。

2) 实验药品：盐酸吗啡(规格：每支 10 mg/1 mL，沈阳第一制药厂生产，由上海中医药大学附属龙华医院购入)。益气开秘方(生黄芪 30 g，生白术 15 g，枳实 12 g，杏仁 12 g，地黄 15 g，当归 15 g)，均由上海中医药大学附属龙华医院中药房提供。按《中药药理研究方法学》计算出中药人鼠等效剂量，将该方水煎浓缩至含生药量 1.5 g/mL 浓缩液，灭菌，4℃冰箱保存备用。

3) 仪器：酶标仪(MK3，芬兰)，荧光倒置相差显微镜(OLYMPUS - IX71，日本奥林巴斯公司)，CO_2 培养箱(THERMO FORMA 3111，美国)，Leica TS SP2 激光共聚焦显微镜(德国莱卡)，MILLI - Q 纯水系统(美国 Millipore)。IMS 细胞图像分析系统(上海申腾信息技术有限公司)；培养皿(直径 6cm、10 cm)及 6 孔培养板均为 Coming 公司产品。移液器及离心管均为 Costal 产品。

4) 试剂：M199 培养基、胎牛血清(FBS，Hyclone 公司)；Ⅱ型胶原酶(Sigma 公司)；小鼠重组干细胞因子(Sigma 公司)；青链霉素和两性霉素 B、胰蛋白酶、胰蛋白酶抑制剂(Sigma 公司)；鼠尾胶原蛋白Ⅰ型(杭州生友生物技术有限公司)；Fluo - 4AM(Invitrogen 公司)；Pluronic F - 127(Sigma 公司)；兔 C - Kit 多克隆抗体、羊抗兔二抗(FITC 标记)、荧光素标记抗体、封闭用正常兔血清(北京中山生物技术公司)。

(2) 实验方法

1) 慢传输型便秘小鼠模型的建立：采用吗啡诱导建立慢传输型便秘实验动

物模型。按每日 2.5 mg/kg 剂量，皮下注射盐酸吗啡，共 45，肠道推进试验验证造模是否成功。① 正常组：不造模，常规饲养；② 模型组：造模成功后，生理盐水灌胃，每日 2 次，每次 0.4 mL；③ 益气开秘方组：造模成功后，益气开秘方浓缩液稀释后灌胃，每日 2 次，每次 0.4 mL。每组 20 只小鼠，给药期间自由进食、饮水。每日观察各组小鼠一般情况，记录精神状态、进食、活动和大便情况。模型组、益气开秘方组造模成功后次日起灌胃，4 周后取材。

2) 小肠 Cajal 细胞体外培养：即酶解法分离并培养各组小鼠小肠 Cajal 细胞。取距离幽门后 1 cm 的小肠，仔细剥去小肠系膜和血管，用 10 mL 含青链霉素和两性霉素 B 抗生素的 D－Hank'S 液将小肠内容物冲洗干净后，纵行剖开小肠，剥去小肠黏膜层。肌条剪碎至 1 mm×1 mm 小块，加入Ⅱ型胶原酶消化液 10 mL(pH 7.0，Ⅱ型胶原酶 1.3 mg/mL)，37℃；，充分消化 30 分钟，1 500 r/min 离心 3 分钟，D－Hank's 液重悬沉淀，吸管反复吹打约 10 分钟；1 500 r/min 离心 3 分钟，用 10 mL 的 M199 重悬细胞。接种至 6 孔板和 60 mm 培养皿，预先包被鼠尾胶原蛋白Ⅰ型(2.5 μg/mL)，用含有 10%FBS、5 ng/mL 干细胞因子(SCF)的 M199 培养基，将细胞浓度调整至 1×10^6/mL，放入 37℃；5%CO_2 培养箱内培养。细胞培养 24 小时后换液，冲去未贴壁细胞，加入培养基继续培养，每日换液 1 次，期间连续倒置显微镜下观察各组细胞生长情况和形态变化。

3) 免疫荧光检测鉴定 Cajal 细胞：稳定培养 5～7 天后进行免疫荧光检测以鉴定是否为 Cajal 细胞。步骤：选择贴壁良好的盖玻片，吸管吸去培养皿内的培养基，0.01 mol/L PBS 冲洗 3 次；加入丙酮，4℃下固定 10 分钟，PBS 洗涤，3 分钟×3 次；5% BSA 室温封闭 1 小时，PBS 洗 3 分钟×3 次；加入兔 C－kit 多克隆抗体(PBS 1∶100 稀释)，4℃过夜；PBS 洗 3 分钟×3 次；加入羊抗兔 FITC 标记的二抗(PBS 1∶25 稀释)，室温下作用 1 小时，PBS 洗 3 分钟×3 次；50%甘油封片，荧光显微镜下观察摄片。

4) 激光共聚焦显微镜观察各组小鼠 Cajal 细胞[Ca^{2+}]i 变化：分离正常组、模型组及中药组小鼠小肠 Cajal 细胞，于 60 mm 培养皿中稳定培 5 天后，用 Fluo－4AM 标记，激光共聚焦显微镜下观察 Cajal 细胞[Ca^{2+}]i 的动态变化。步骤：含钙镁的 Hank's 液洗涤细胞 3 次；20 μL Fluo－4AM 加二甲基亚枫，20 μl F127 加入 2 mL 含钙镁的 Hank's 液，避光 37℃；5%CO_2 培养箱内孵 30 分钟至 1 小时以标记[Ca^{2+}]i(中间镜下观察确定标记时间)；含钙镁的 Hank's 液洗涤细胞 3 次；加入 3 mL M199 培养基后，置于连接至活细胞工作站的激光共聚焦显微镜下动态观察 Cajal 细胞[Ca^{2+}]i(激发波长 488 nm，吸收波长 530 nm)。每个培养皿随机选取 3 个细胞作为测定对象，扫描速度为每张 160 ms。以相对荧光强度作为细胞内钙含量，相对荧光强度 I 值的动态变化代表[Ca^{2+}]i 变化。以快速模式连续拍摄 50 张，记录荧光强度动态变化的曲线，测定各组 Cajal 细胞相对荧光强度基础值，观察[Ca^{2+}]i 变化差异。相对荧光强度 I 值及其曲线由 Leica TS SP2 软件绘制并分析。

5) Cajal 细胞经 NO - cGMP 信号通路药物干预后[Ca^{2+}]i 变化：各组细胞经 Fluo - 4M 标记后，加入终浓度为 10^{-5} mol/L 的 SNP(NO 供体，母液 1 mol/L)，测定钙流变化；Hank's(Ca&Mg)液洗涤细胞 3 次；加入工作浓度 1μmol/L 的 KT5823(PKG 抑制剂，母液 2 mmol/L)，再次测定流变化。

(3) 统计学分析：计量资料的数据均以 $\bar{x} \pm s$ 表示，各组数据进行正态检验及方差齐性检验。运用 SPSS11.5 统计软件，采用方差分析(ANOVA)和 LSD - t 检验进行组间比较。$P<0.05$ 为差异有统计学意义。

2. 结果

(1) 倒置光镜观察各组小肠 Cajal 细胞生长状态：正常组、模型组及中药组细胞分离时，细胞数量和形态无明显差别。各组细胞体外培养 24 小时后，均可见细胞贴壁，呈三角形或梭形，细胞胞体大小类似，正常组及中药组见少量突起。培养 2 天后，各组细胞胞体均发出短的突起，均未形成网络样结构。正常组贴壁细胞数目多，形成的细胞集落丰富；模型组贴壁细胞数目偏少，所形成的细胞集落稀疏，生长缓慢；中药组贴壁细胞数目多，生长旺盛，优于模型组，也优于正常组，培养 7 天左右，模型组细胞胞体出现深色颗粒，细胞间连接局部发生断裂。正常组及中药组细胞生长状态良好，细胞间突起网络连接正常(图 5)。

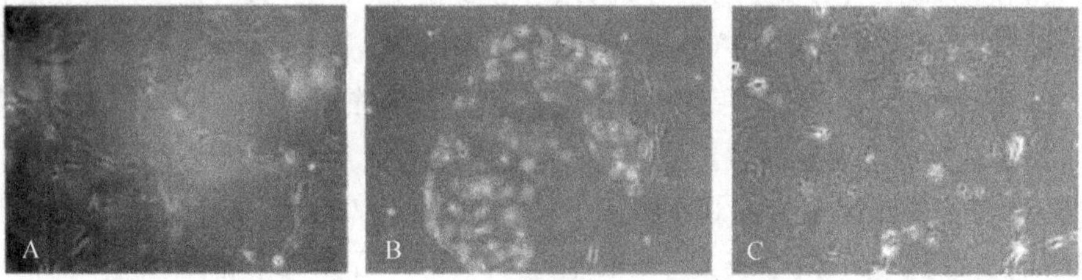

图 5　各组小肠 Cajal 细胞培养 7 天生长状态(倒置光镜，×200)

A 正常组；B 模型组；C 中药组。

(2) C - Kit 免疫荧光染色鉴定 Cajal 细胞：C - Kit 免疫荧光染色后，Cajal 细胞表面 C - Kit 呈阳性，胞体和突起均明显着色，部分细胞发出长突起，相互形成网络状结构。表明 Cajal 细胞在体外培养成功。

(3) 小肠 Cajal 细胞[Ca^{2+}]i 的标记：各组小鼠小肠 Cajal 细胞胞体及突起均被 Fluo - 4AM 染色标记。各组细胞中分别随机选取 3 个细胞，激光共聚焦显微镜下测定各组细胞基础钙流，发现体外培养各组 Cajal 细胞均存在钙离子振荡，表明体外培养 Cajal 细胞具有产生慢波的功能；各组细胞钙离子振荡波的频率无明显差异，每分钟约为 12 次；相对荧光强度的基础值即基础[Ca^{2+}]i 模型组较正常组和中药组差异均有统计学意义（$P<0.05$），中药组与正常组相比无明显差异。结果提示体外培养的模型组 Cajal 胞钙振荡幅度明显减弱，益气开秘方中药组 Cajal 细胞钙振荡幅度接近正常组（表 50，图 6～图 8）。

表 50　各组细胞基础[Ca^{2+}]i 比较（$n=3, \bar{x}\pm s$）

组　　别	基础[Ca^{2+}]i
正常组	115.96±24.38
模型组	90.34±5.01$^{\times}$
中药组	129.05±22.91$^{\#}$

注：与正常组比较$^{\times}P<0.05$；与模型组比较$^{\#}P<0.05$。

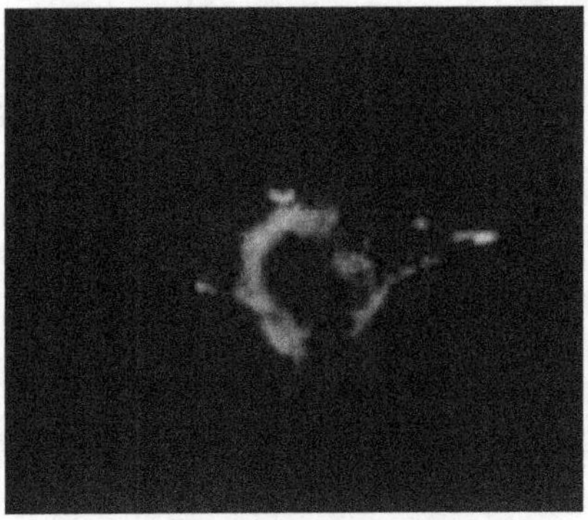

图 6　各组 cajal 细胞经 Fluo－4AM 成功标记（荧光显微镜，×400）

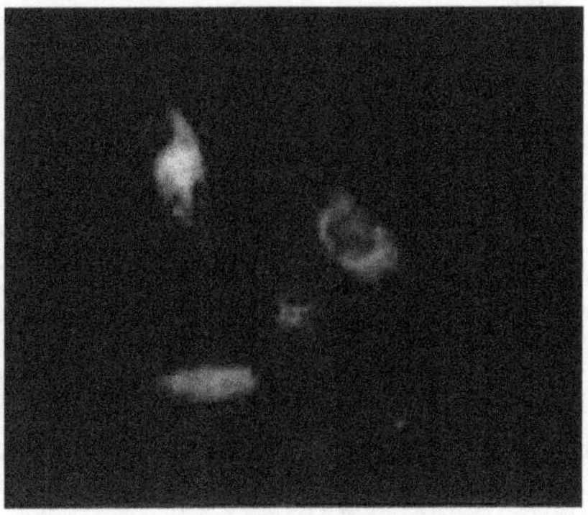

图 7　典型 Cajal 细胞形态（激光共聚焦显微镜）

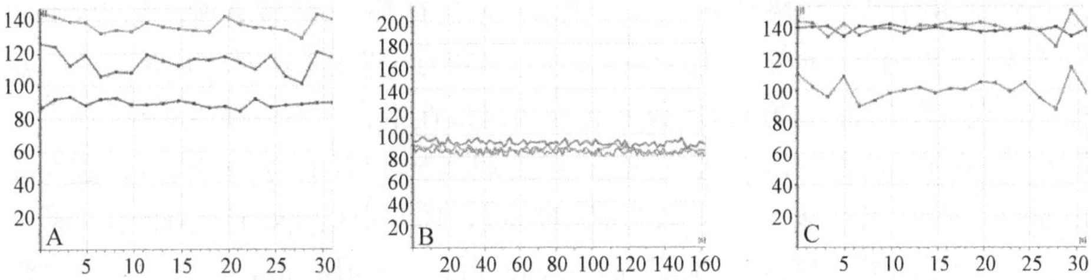

图 8　各组 Cajal 细胞相对荧光强度（[Ca^{2+}]i）

A 正常组；B 模型组；C 中药组

（4）各组小肠 Cajal 细胞经 NO－cGMP 信号通路药物干预后[Ca^{2+}]i 变化情况：激光共聚焦显微镜下观察，各组细胞分别加入终浓度为 10^{-5} mol/L 的

SNP，细胞内荧光强度在数秒内迅速上升，再加入工作浓度 1 μmol/L KT－5823，细胞内荧光强度在数秒内迅速下降。表明抑制剂干预影响钙流变化，提示 Cajal 细胞的作用途径与 NO－cGMP－PKG 信号通路有关。典型的作用曲线如图 9。

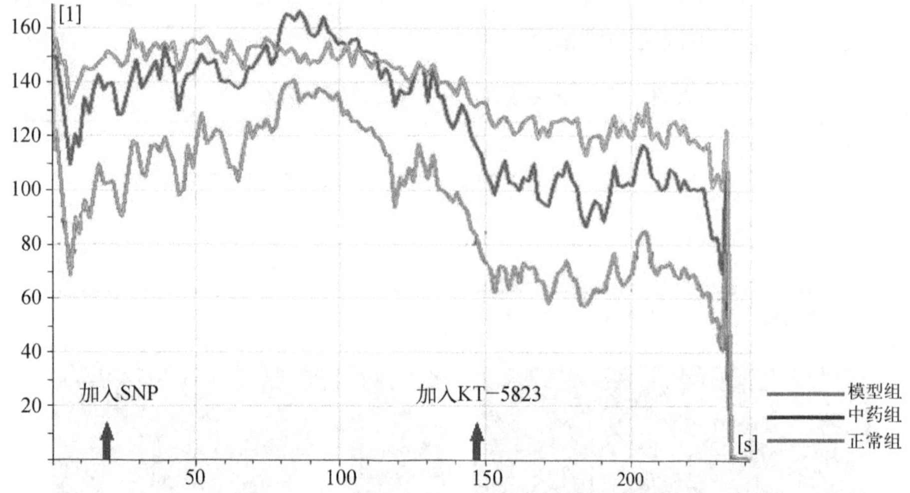

图 9　加入信号通路干预药物后细胞内[Ca^{2+}]i 变化

3. 讨论

慢传输型便秘病机复杂，病因不明确，症状顽固。国内外学者一直致力于慢传输型便秘病因病机的研究，并发现 Cajal 细胞在慢传输型便秘中起着重要作用。

益气开秘方是陆老以中医基础理论为指导，结合数十年临床经验优化筛选，通过临床实验证明切实有效的经验方。以益气、气化、开秘中药恢复胃肠传导功能为治则，用于结肠慢输型便秘的临床治疗。气得补养，以复其刚大之性，则冲突排荡、开秘行滞。此外，通过补气益气、升清降浊、蒸化津液而达补阴目的。益气开秘方选药精炼、组方巧妙，仅 6 味药构成最佳组合。方中以生黄芪、白术为君药，益肺气、健脾气；以杏仁、枳实为臣药，理肺气，以开上窍、通下窍，促进大肠传导能力；少佐以生地黄、当归以助濡养肠道。且方中枳实与黄芪配伍，一补气一行气，相辅相成；枳实与白术配伍，一健脾一行气，一补一消，寓消于补，理气消痞；黄芪、白术与杏仁、枳实合用，在补益脾肺之气的同时，宣肃肺气，肺气调达则大肠传导功能恢复正常。

Cajal 细胞是胃肠道慢波的起搏细胞，参与慢波的传播，它还与肠壁间神经末梢和平滑肌细胞有着密切联系，是肠神经系统调控肌活力的中间媒介，对邻近的平滑肌细胞产生抑制作用。Cajal 细胞主要参与胃肠基本电节律(BER)调控和神经递质信号转导,近年来进行的一系列研究表明这种细胞在胃肠电及动力发生和运动障碍机制中有重要作用。研究发现几乎所有的 Cajal 细胞都表达 C - Kit,近年来多应用 C - Kit 免疫荧光标记来鉴别 Cajal 细胞。本实验经鉴定成功分离培养出慢传输型便秘小鼠小肠 Cajal 细胞。

研究证实,Cajal 细胞是 NO 的靶细胞。NO 为可溶性气体分子,可通过细胞膜迅速扩散入平滑肌细胞内,激活可溶性鸟苷酸环化酶,使环磷酸鸟苷(cGMP)合成增多,后者作为第二信使,激活 cGMP 依赖的蛋白激酶(PKG),引起蛋白质的磷酸化,继而发挥各种生物学效应。NO 作用于 Cajal 细胞,一方面激活 Cajal 细胞内的可溶性鸟苷酸环化酶(soluble guanylate cyclase,GC),使三磷酸鸟苷(guanosine triphosphate,GTP)转变为 cGMP,Cajal 细胞内 cGMP 浓度升高,再激活 PKG;另一方面引起细胞内 Ca^{2+} 浓度升高,激活一氧化氮合成酶(NOS),进一步合成 NO,对邻近的平滑肌细胞产生抑制性作用。NO 也是胞内表达和局部浓度依赖型的细胞保护剂,NO 作为细胞保护剂的机制涉及多条途径,包括抑制 caspase - 3 的表达、上调抗调亡基因 bcl - 2 的表达。多项人类及动物模型实验均证实,肠道动力障碍性疾病中常常发生 nNOS 与 Cajal 细胞的共同缺失,以及随之耦联的 NO 的细胞保护功能丧失,提示来源于 nNOS 的内源性 NO 可能是维持 Cajal 细胞发育和表型生存的另一个必需因子。

细胞$[Ca^{2+}]i$ 的变化在 Cajal 间质细胞产生起搏电流的过程中起着重要作用。胞内 Ca^{2+} 来源于钙库释放和细胞外 Ca^{2+} 内流。我们采用体外稳定培养 5 天的正常组、模型组及中药组小鼠小肠 Cajal 细胞,经 Fluo - 4AM 标记,激光共聚焦显微镜下测定细胞内钙离子的相对荧光强度,观察细胞内$[Ca^{2+}]i$ 变化。结果显示,模型组 Cajal 细胞钙振荡幅度明显减弱,中药组 Cajal 细胞钙振荡幅度接近正常组。再依次经外源性 NO 供体(SNP)及 PKG 的特异性抑制剂(KT - 5823)干预,发现当加入 SNP 后,Cajal 细胞的胞内钙荧光强度迅速上升,当加入 KT - 5823 后,Cajal 细胞的胞内钙荧光强度迅速下降,至接近药物干预前的基础水平。实验结果提示 Cajal 细胞的胞内钙振荡与 NO 的作用途径 NO - cGMP - PKG 信号通路有关。

本研究通过吗啡诱导慢传输型便秘小鼠模型,并以此模型为基础,以益气开秘方干预后,体外分离培养 Cajal 细胞,探讨了益气开秘方对 Cajal 细胞的影响,及其调控肠道动力的可能作用机制。主要得出以下结论:① 体外成功培养小鼠小肠 Cajal 细胞,其形态学特征主要表现为细胞 24 小时可以贴壁,白细胞胞体发出长的突起,并逐渐形成细胞间的三维复杂网络结构。② 体外培养 Cajal 细胞具有钙振荡功能，其中模型组 Cajal 细胞钙振荡幅度明显减弱，益气开秘方中药组 Cajal 细胞钙振荡幅度接近正常组。③ 益气开秘方对吗啡诱导的慢传输型便秘小鼠具有一定肠动力恢复作用，其作用可能通过增加吗啡诱导肠道动力障碍小鼠模型的 NOS 表达，促进 NO 的释放。可见，益气开秘方通过促进 NO 释放，发挥 NO 对 Cajal 细胞保护作用，对 Cajal 细胞的调控作用与 NO－cGMP－PKG 途径有关，提示益气开秘方对 Cajal 细胞的调控作用可能是通过 NO－cGMP－PKG 途径发挥作用。

（《上海中医药大学学报》2013 年第 27 卷第 3 期第 82～86 页。）

促愈汤改善混合痔术后疼痛和水肿的临床观察

混合痔术后出现的肛门局部疼痛和水肿，是长期困扰肛肠外科医生的一大难题，也是患者惧怕手术的主要原因。上海中医药大学附属龙华医院肛肠科应用陆老经验方——促愈汤治疗痔术后局部疼痛和水肿。临床观察结果疗效满意。

1. 临床资料

（1）纳入标准：年龄在 18 岁以上的混合痔术后患者中医辨证属湿热下注型。

（2）排除标准：① 肛管、直肠有占位性病变者；② 合并其他肛门疾病者；③ 妊娠及哺乳期妇女；④ 有明显排便障碍者；⑤有糖尿病及凝血障碍者；⑥有其他妨碍观察的因素者。

（3）终止治疗标准：① 有严重不良反应者；② 观察期间发生其他医疗行为者；③ 不能坚持或自动停止试验者；④ 失访者。

（4）一般资料：本研究采用开放、随机对照的研究方法，随机数字表由 SAS 统计软件模拟产生。60 例病例均为 2007 年 7～12 月在上海中医药大学附属龙华医院肛肠科行混合痔内扎外剥术的住院患者，按入院先后顺序分别进入治疗组（30 例）和对照组（30 例）。两组患者入组阶段的性别、年龄、病程及内痔分度、内外痔时相、外痔类型等情况，经检验，差异均无统计学意义（$P>0.05$）。两组手术麻醉方式、手术时间、术后镇痛泵的使用情况以及术后 24 小时疼痛和水肿积分的差异亦均无统计学意义（$P>0.05$），见表 51。

2. 方法

（1）治疗方法：两组术后均常规处理，治疗组于术后 24 小时服用促愈汤（生黄芪 30 g，太子参 15 g，焦白术 9 g，黄柏 9 g，炙甘草 3 g；由上海中医药大学附属龙华医院制剂室供应，采用高压煎制而成，真空包装），每日1剂，共服7天。

表51　治疗组和对照组患者一般资料比较

项　　目		治疗组	对照组
性别(n)	男	13	17
	女	17	13
年龄(岁)		49.27±10.27	52.30±13.52
病程(年)		3.46±2.10	4.15±1.96
内痔分度(n)	Ⅱ	24	21
	Ⅲ	6	9
内痔时相		918.50	911.50
外痔时相		826.00	1004.00
外痔类型(n)	结缔组织	18	20
	静脉曲张	8	6
	混合型	4	4
麻醉方式	局部麻醉	12	15
	腰麻	18	15
手术时间(分)		42.50±8.32	43.33±9.45
镇痛泵(n)	使用	11	12
	未使用	19	18
术后24小时疼痛积分(分)		952.00	878.00
术后24小时水肿积分(分)		862.50	967.50

(2) 症状体征评分标准：分别于术后48小时、72小时和7天下午换药后对患者进行评分。选择以视觉模拟量表法(visual analogue scale，VAS)疼痛指数评估患者术后的疼痛感觉。VAS是采用1条10 cm长的标尺，正面两端标明分数。0分代表完全无痛，10分代表疼痛最剧烈，背面有0～10数字的视觉模拟评分尺，由患者在尺正面上标出自己疼痛的相应位置，由医生记录在背面看到的具体数字，该数字作为疼痛评分值。水肿评分采用4分法(表52)。

表52　水肿评分标准

观察项目	0分	2分	4分
水肿	无	肛缘皮肤轻度水肿，无明显光亮水肿	肛缘皮肤明显光亮水肿

(3) 统计学方法：统计学处理采用SPSS15.0统计软件分析数据。组间差异分析，计量资料采用t检验与Wilcoxon秩和检验，计数资料采用Chi-Square检验；组内差异分析，计量资料用Wilcoxon符号秩和检验。

3. 结果

(1) 疼痛和水肿积分比较：两组术后48小时疼痛和水肿积分差异均无统计

学意义($P>0.05$);治疗组术后72小时、7天的疼痛和水肿积分均明显低于对照组($P<0.05$)。治疗组术后3个时间点间两两比较(72小时与48小时、第7天与48小时、第7天与72小时),疼痛和水肿积分均下降($P<0.05$);而对照组仅术后第7天与术后48小时比较、术后第7天与术后72小时比较有显著性差异($P<0.05$)。对照组在术后72小时之内疼痛、水肿情况无明显改善。所有病例观察期间均无不良反应(表53)。

表53 治疗组和对照组疼痛和水肿积分比较($n=30$)

术后时间	症状体征	组 别	积分(分)
48小时	疼痛	治疗组	4.03 ± 0.81
		对照组	3.73 ± 0.91
	水肿	治疗组	1.00 ± 1.15
		对照组	1.27 ± 1.11
72小时	疼痛	治疗组	$3.00\pm0.59^{\times\#}$
		对照组	3.70 ± 0.79
	水肿	治疗组	$0.53\pm0.90^{\times\#}$
		对照组	1.07 ± 1.02
7天	疼痛	治疗组	$0.53\pm0.68^{\times\#\triangle}$
		对照组	$1.57\pm1.33^{\#\triangle}$
	水肿	治疗组	$0.13\pm0.51^{\times\#\triangle}$
		对照组	$0.73\pm0.98^{\#}$

注:与对照组同期比较$^{\times}P<0.05$;与本组48小时比较$^{\#}P<0.05$;与本组72小时比较$^{\triangle}P<0.05$。

4. 讨论

《素问·生气通天论》有云:“经脉横解,肠澼为痔。”首先提出痔是血管弛缓、血液瘀滞澼积的见解。《丹溪心法》云:“痔者皆固脏腑本虚,外伤风湿,内蕴热毒,醉饱交接,多欲自戕,以故气血下坠,结聚肛门,宿滞不散,而冲突为痔也。”行混合痔手术的患者,多为患病日久,病情较重,虽手术可解决局部病灶,然手术多伤正气。术后之初,脾肺两虚,脾气虚则气血生化乏源,肺气虚则大肠气机不畅,以致气虚无力,气机阻滞,无力推动血行。且全身致病因素未迅速消退,脾虚湿邪不化,湿性黏滞,加重血行不畅,而变生诸症。故“血液瘀滞澼积”未获根本缓解。肛门局部气血壅滞,经络阻塞,不通则痛;经络阻滞,气血凝聚,则出现局部水肿。痔的产生与微循环障碍有关。混合痔的内扎外剥术处理了局部病灶,但微循环障碍未获根本解决。因此,痔术后的并发症仍与微循环障碍密切相关,术后局部组织血液灌注量显著减少,影响组织氧和营养物质的交换,由于缺氧代谢产物在局部潴留,导致自由基产生;自由基可造成微血管壁及内皮细胞的脂质过氧化损伤。内皮细胞在维持毛细血管选择通透性方面发挥重要作用，内皮细胞损害会导致毛细血管通透性异常增高，血浆外渗，组织积液增多，水肿形成，血液浓缩，血流迟缓，从而出现一系列的血液流变因素的改变，包括红细胞聚集、红细胞刚性增加、变形能力降低，白细胞、血小板聚集和黏附等。又由于组胺等炎症介质（因局部缺氧和手术刺激产生）作用于血管壁，造成血管壁通透性增高，血流进一步减慢，随着血液黏度的进一步增高，血液流动更慢，组织代谢恶化，形成恶性循环。同时括约肌收缩使静脉和淋巴回流障碍，导致局部水肿加重。由于齿线下区域由脊神经支配，神经末梢丰富，痛觉敏锐，尤其暴露于切口的神经末梢易受排便、分泌物等刺激，同时组胺等炎症介质释放，内括约肌收缩、痉挛，从而引起局部疼痛。陆老在中医病因病机研究的基础上，自拟促愈汤，以补益脾肺为主，兼清热利湿。机体正气充实，湿热得清，则推动血行无碍矣。促愈汤中君药黄芪为补气之圣药，血的运行有赖于气的推动，气行则血行，气虚则血滞，用黄芪可补气养血，有祛瘀散结之效。现代药理研究表明，黄芪含黄酮类化合物，黄酮类化合物是一类低分子的天然植物成分，具有降低血黏度、抑制血小板聚集、抗氧化、消除自由基、减轻血管内皮通透性增加的作用，能有效地清除自由基，对毛细血管内皮细胞有较好的修复能力，从而维持正常的胶体渗透压，降低毛细血管通透性和血管阻力，改善微循环障碍。黄芪多糖具有提高红细胞钠泵活性的作用。而红细胞内钠浓度下降，钠泵活性升高可提高红细胞的变形性，增加红细胞对氨基酸和葡萄糖的摄取，提高或恢复红细胞的功能。黄芪总苷对组胺、5-羟色胺引起的小鼠皮肤血管通透性增加有明显的抑制作用，并可显著降低PGE2含量，具有抗炎、镇痛作用。太子参、白术共为臣药，太子参补肺健脾，白术补气健脾。《本草汇言》曰："白术乃扶植脾胃之要药也，脾虚不健，术能补之。"现代药理研究显示，白术能避免有害物质对细胞结构和功能的破坏，也可增强机体对自由基的清除能力，减少自由基对机体的损伤。佐药黄柏清热燥湿，泻火解毒。甘草健脾，调和诸药为佐使药，且甘草黄酮有抗脂质过氧化作用。需要注意的是，患者因术后局部血络受损，虽有血行不畅，内服药物也不宜应用活血化瘀之品，以免血液妄行，导致术后大出血。混合痔术后肛门局部的疼痛和水肿在术后48～72小时达最高峰，因排便和换药出现波动，尤以术后7天内明显。本临床研究结果显示，治疗组术后72小时、7天疼痛和水肿积分较对照组均明显下降（$P<0.05$，$P<0.01$），表明了促愈汤缓解痔术后局部疼痛、水肿的有效性。提示促愈汤可明显改善痔术后肛门局部疼痛和水肿，临床疗效满意，有临床推广价值。

（《上海中医药杂志》2008年第42卷第8期第42～44页。）

陆金根治疗Ⅰ、Ⅱ度内痔便血的经验

内痔是肛垫(肛管血管垫)的支持结构、血管丛及动静脉吻合发生的病理性改变和移位,主要临床表现是出血和脱出,可并发血栓、嵌顿、绞窄及排便困难,根据内痔的症状,其严重程度分为4度。Ⅰ、Ⅱ度内痔以保守治疗为主,Ⅲ、Ⅳ度内痔多采用手术治疗。陆老认为本病的便血虽也有少部分患者随便血的大量丢失可兼见气血两虚之证,然其本质上不同于Ⅲ、Ⅳ度的内痔便血,多由于湿热下注、热盛迫血妄行引起,拟采用凉血清热利湿为主治疗本病,可取得满意的效果。

1. 病因病机

《临证指南医案》云"痔疮下血,湿热居多";清代陈士铎《洞天奥旨》卷九云"痔疮生于谷道肛门之边,乃五脏七腑受湿热之毒而生者也……虽痔之形状甚多,而犯湿热则一也"。陆老认为Ⅰ、Ⅱ度内痔便血多因患者饮食不节,恣食生冷、肥甘,伤及脾胃而滋生内湿,湿热交融,下注肛门,致使肛门部气血纵横、经络交错而生内痔;热盛则迫血妄行,血不循经,则血下溢而便血。正如《疡医大全》所云"过伤生冷,有耽于醇酒者;有好嗜辛辣煎炒炙煿者,肠胃受伤,以致有湿热浊气瘀血流注肛门";《外科正宗》所云"夫痔者乃素积湿热,过食炙煿,因久坐而血脉不行,又因七情而过食生冷,以及担轻负重,竭力远行,气血纵横,经脉交错,又或酒色过度,肠胃受伤,以致浊气瘀血,俱能发痔"。

2. 辨证论治

(1) 临床表现:患者便血色鲜红、量较多,肛门肿物外脱、肿胀、灼热疼痛或有滋水,便干或溏,小便短赤。舌质红,苔黄腻,脉浮数。

(2) 治疗方法:自拟方药(生地黄15 g,赤芍15 g,牡丹皮15 g,苍术15 g,黄柏12 g,川牛膝12 g,生地榆30 g,生槐花12 g,生蒲黄12 g,侧柏叶30 g,藕节炭30 g,仙鹤草30 g,旱莲草15 g,生甘草9 g)。

(3) 用药特点及方解

1) 治疗以凉血清热利湿为主:陆老认为Ⅰ、Ⅱ度内痔便血多由于湿热下注、热盛迫血妄行引起,采用凉血清热利湿为主治疗,药用生地黄、赤芍、牡丹皮、苍术、黄柏、川牛膝、生地榆、生槐花、生蒲黄、侧柏叶,效果满意。正如《东垣十书》所云"治痔漏大法,以泻火、凉血、除湿、润燥为主";朱丹溪《丹溪心法·痔疮》所云"痔疮专以凉血为主"。生地黄味甘苦、性寒而入血分,能清营血分之热而凉血,通过凉血尚有止血之功效,可用于血热引起的各种出血症。现代药理表明生地黄能调节机体纤溶凝血功能,并有抗炎和提高免疫功能的作用。《汤液本草》

载生地黄“诸经之血热，与他药相随，亦能治之，溺血便血亦治之”；《药性赋》载生地黄：“其用有四，凉心火之血热，泻脾土之湿热，止鼻中之衄热，除五心之烦热。”陆老认为凉血止血药物多有留瘀之弊，治疗应不忘“疏其血气，令其调达，而致和平”的宗旨，可在止血剂中少佐散瘀之品，使止血而不留瘀，如牡丹皮、赤芍之属。赤芍苦、微寒，有清热凉血、散瘀止痛之效，《本草经疏》载赤芍“肠风下血者，湿热肠血也，血凉则肠风自止矣”；《药品化义》云“赤芍，味苦能泻，带酸入肝，专泻肝火；盖肝藏血，用此清热凉血”。牡丹皮有清热凉血、活血散瘀之效，《本草经疏》载“牡丹皮，其味苦而微辛，其气寒而无毒，辛以散结聚，苦寒除血热，入血分，凉血热之要药也”；《本草汇言》载牡丹皮“盖其气香，香可以调气而行血；其味苦，苦可以下气而止血；其性凉，凉可以和血而生血；其味又辛，辛可以推陈血，而致新血也”。赤芍功效与牡丹皮相近，故常与牡丹皮相须为用；但牡丹皮清热凉血的作用较佳，既能清血分实热，又能治阴虚发热；而赤芍只能用于血分实热，以活血散瘀见长。地榆凉血止血，其性沉降，尤宜治疗下焦出血，《沈氏尊生书》载地榆甘草汤即以地榆为主治疗便血，《本草纲目》载“地榆，除下焦热，治大小便血证”，乃痔科要药；《本草正义》云“地榆苦寒，为凉血之专剂”。槐花具有凉血止血、清肝泻火的功效，为治疗便血的常用药，《药品化义》载“槐花味苦，苦能直下，且味厚而沉，主清肠红下血，痔疮肿痛，脏毒淋漓，此凉血之功能独在大肠也”；《本草求真》载槐花“治大、小便血，舌衄”。现代研究表明槐花水浸剂能够明显缩短出血和凝血时间。蒲黄，味甘，性平，入肝、心经；本品甘缓不峻，性平而无寒热偏胜之弊，长于活血化瘀、收涩止血，具有止血不留瘀之妙；蒲黄生用凉血止血效果最佳，单味生蒲黄，煎服或吞服、外敷等都能凉血止血，若随证配伍其他药物，则效果更佳，《药品化义》载蒲黄“若诸血久者，炒用之以助补脾之效，摄血归原，使不妄行”；药理研究表明蒲黄有促凝血作用，能缩短凝血时间，增加血小板数目，止血效果好，再配用生地榆凉血止血，治疗痔疮出血效果颇佳。侧柏叶生用，长于凉血而止血热妄行；在止血方剂中，无论寒热吐血，都可佐用侧柏叶。现代研究表明侧柏叶煎剂能明显缩短出血时间及凝血时间，其止血有效成分为槲皮素和鞣质。《本草汇言》载“侧柏叶……凡吐血、衄血、崩血、便血，血热流溢于经络者，捣汁服之立止”。侧柏叶苦涩微寒收敛凉血止血，生地黄甘苦而寒，清热养阴凉血，两者合用有清热养阴、凉血止血之功效。苍术苦温燥湿健脾，朱震亨云“苍术治湿，上、中、下皆有可用”。黄柏苦寒清热燥湿，偏走下焦，为治下焦湿热要药。《神农本草经》载黄柏“主五脏肠胃中积热、黄疸、肠痔，止泻痢”。两药配伍即为二妙丸，是中医用于燥湿清热的基础名方，广泛应用于湿热下注引起的炎症、红肿、渗出等症：《医方考》卷五载二妙丸“湿热作痛，不拘上下，此方用之每良；苍术妙于燥湿，黄柏妙于去热，二物皆有雄壮之性，亦简易之方也”；且二妙丸组方简单，几乎无毒副作用，长期服用，非常安全，因此是燥湿清热的首选药物，正如《本草正》所云“苍术，与黄檗同煎，最逐下焦湿热痿痹”。川牛膝乃引经之品，可引药下行，因此多用于治疗下部疾患，《本经逢原》云“丹溪言牛膝能引诸药下行，筋骨痛风在下者宜之”；《本草经疏》云“牛膝，走而能补，性善下行，故入肝肾”；《医学衷中参西录》云“牛膝，原为补益之品，而善引气血下注，是以用药欲其下行者，恒以之为引经”。

2）辅以藕节炭收敛止血、仙鹤草及旱莲草益气摄血：藕节炭具有收敛止血的功能，《日用本草》载藕节“清热除烦，凡呕血、吐血、出血、败血，一切血症宜食之”。现代研究表明藕节可以提高血浆凝血酶原浓度，促进凝血酶原向凝血酶的转化，提高活化凝血酶血浆含量，提高血浆纤维蛋白原含量，从而加速凝血过程，起到凝血作用；藕节凝血作用靶点涉及凝血、抗凝及其血栓形成的整个过程，并由此导致血流动力学的改变，起到凝血的功效。首先，藕节经高温炒炭或煅炭后，可使草酸钙或碳酸钙等分解，内服后以可溶性钙盐的形式被人体吸收，增加血钙含量，有利于发挥止血作用；其次，碳素（活性炭）对止血作用产生影响，生药经高温炒炭或煅炭后，有机成分绝大部分灰化破坏，无机成分也因此改变了存在的状态，会产生大量碳素，使整个炭药成为一种疏松多孔、具有收敛性质的物质。由于碳素本身具很强的收敛作用。因此，使炭药的收敛性能更为加强，有利于发挥药物的止血作用；此外，如鞣质等其他化学成分也可对止血作用产生一定的影响。正如葛可久《十药神书》所云“血见黑则止”。仙鹤草功能止血，性既不温热也不寒凉，乃平和之性，作用广泛，可用于身体各部分出血病证，且无论寒、热、虚、实者均可应用，可单独服用，也可配合其他止血药同用，常与旱莲草相须为用。如属于血热妄行，可配合凉血、止血药如生地黄、赤芍、牡丹皮、侧柏叶、藕节炭等。现代药理研究表明，仙鹤草含仙鹤草素、鞣质、皂苷等挥发油，仙鹤草素能促使血小板数量增加，凝血时间明显缩短。《百草镜》载仙鹤草“下气活血，理百病，散痞满；跌扑吐血，血崩，痢，肠风下血”；《现代实用中药》载仙鹤草“为强壮性收敛止血剂……适用于肺病咯血，肠出血，胃溃疡出血，子宫出血，齿科出血，痔血，肝脓疡等症”。墨旱莲性酸凉甘，酸能收敛，凉能止血、能清热，甘能滋补肝肾，本品入肝、肾二经，肝主藏血，对因肝肾阴虚和血热引起的各种出血证，都有很好的止血作用。现代药理研究证实仙鹤草对毛细血管有收缩作用，能缩短出血与凝血时间，为凉血止血之上品。《普济方》引《家藏经验方》莲子散，即以旱莲草子瓦上焙研末，治肠风脏毒，下血不止；《赤水玄珠》载“旱莲草甘寒滋阴泻热，酸寒凉血止血，若以鲜品入药，清热止血力更强”。陆老认为气与血的关系密切，

“气为血之帅，血为气之母”，患者出血较多，损伤气血，可酌情加用仙鹤草、旱莲草益气摄血，体现了气能生血、气能摄血之意。正如《不居集》所云“一身气血，不能相离，气中有血，血中有气，气血相依，循环不已”，因血为气之母，血能生气，所以血盛则气旺，血衰则气少；《血证论》云“血之所以不安者，皆由气之不安故也，宁气即是宁血”。

3. 病案举例

林某，男性，38岁。2012年10月12日初诊。

患者便血近1个月，色鲜量较多，排便每日1行、质干，小便短赤，肛门灼热疼痛，2年前曾做痔病手术。直肠指检显示截石位7点位手术瘢痕愈合良好，11点位混合痔，3点位内痔核偏小。苔黄腻，脉浮数。证属湿热下注、迫血妄行，拟凉血清热化湿为治。

方药：生地黄15 g，赤芍15 g，牡丹皮15 g，苍术15 g，黄柏12 g，川牛膝12 g，生地榆30 g，生槐花12 g，生蒲黄12 g，侧柏叶30 g，藕节炭30 g，仙鹤草30 g，旱莲草15 g，生甘草9 g。

以上方治疗10天患者便血消失，无不适症状，停药后随访半年，患者再无便血之苦。

（《中国中医急症》2015年第24卷第2期第263～265页。）

陆金根治疗泛发性肛周脓肿经验

巨大、复杂的、多间隙的肛周脓肿起病急、范围广、手术难度高，术后再发脓肿和形成复杂性肛瘘的比率很高，手术处理不当可导致肛门功能的损伤，术后形成复杂性肛瘘后又增加了医生治疗的难度和患者的痛苦。巨大、复杂的、多间隙的肛周脓肿在命名及手术方法中存在着广泛的争议。陆老在肛门直肠良性疾病的手术治疗及中医药治疗方面有丰富的临床经验，对于肛周脓肿的手术治疗有着独特的见解。

1. “泛发性肛周脓肿”概念

在中医学文献中因发病部位不同而有许多名称，如生于肛门内外的肛痈，又称脏毒，偷粪鼠；发于臀侧称骑马痈，或称坐马痈，左侧曰上马痈，右侧曰下马痈；生于肾囊两旁大腿根里侧近股缝的称跨马痈；发于会阴穴的称悬痈，又名海底痈；发于尾膂穴高骨上的叫鹳口疽等。现代按脓肿所在的部位，分为肛提肌上和肛提肌下两类：肛提肌上包括有直肠后间隙脓肿，高位肌间脓肿和骨盆直肠间隙脓肿，肛提肌下包括有皮下脓肿（又称肛门周围脓肿）和坐骨直肠间隙脓肿。

临床上也有按部位和形状命名的，如后马蹄形脓肿、蹄铁形脓肿等。脓肿的发生范围不局限，可感染多个间隙，形状规则，故命名纷繁复杂。陆老提出“泛发性肛周脓肿”这一概念，其定义为：由急、慢性感染引起的，感染范围超过肛周 1/4 象限，并且至少合并一个肛周外科间隙感染，有肛周 B 超和/或肛周 CT、MRI 证据支持的肛周化脓性疾病。陆老取“泛发”，择其广泛、泛溢（水向四处漫流）之意，对脓肿发生、发展过程都是形象的描述。同时，有肛周 B 超、CT、MRI 检查可以准确的诊断脓肿的形态、脓液量、感染范围、解剖结构。

2. 治病求因，审因论治

肛痈的病因，陆老认为，现代社会，人们生活节奏快，工作压力大，久坐成习，饮食无常，嗜食肥甘厚味，辛辣炙煿之品，过劳倦怠，滥用药物等因素是导致火热之毒内蕴肛痈发作的外在因素。此外，正气虚损肛痈发作的内在因素，也是复杂性，巨大型肛痈发作的主要病因。现代临床上多见于合并炎症性肠病、肿瘤、血液疾病、性传播疾病者，上述疾病多正虚为本，火毒乘虚而入而为标实。如陈实功《外科正宗》所言：“外感六淫、内伤七情、饮食劳倦每易阻滞气机，气郁则必化热生火，百病由火而生。火既生，七情六欲皆随应而入之，既入之后，百病发蔫……发于外者，成痈疽、发背、疔疮。”“是为疾者，房劳过度，气竭精伤……以致真水真阴从此而耗散。既散之后，其脏必虚，所以诸火诸邪乘虚而入。既入之后，浑结为疮。”其病机本质为肛周局部气血阻滞，郁而化热，热毒腐肉，酝酿成脓。若热毒流窜，则易成泛发性脓肿。凡形成泛发性脓肿者，当以“开户逐贼”，立即手术治疗，若失治误治，则易发肛疽。

3. 化繁为简、分段施术

手术是目前治疗肛周脓肿的首选方法。脓肿范围局限、表浅属低位单纯性的肛周脓肿，主要手术方式为局部切开引流术；对于高位复杂性肛周脓肿，一般先行一期切开引流，待形成肛瘘后再行二次手术根治。但临床中我们发现，泛发性脓肿的患者，如经常规引流治疗，后期形成复杂性肛瘘的概率很高，临床上治疗的难度并没有下降，而且疗程较长，患者痛苦大。陆老认为，泛发性肛周脓肿治疗应以降低复杂性肛瘘的形成目标，通过手术治疗使泛发性肛周脓肿形成单纯性肛瘘甚至不形成肛瘘。通过拖线、置管、坐压相结合的方法，在引流通畅的前提下，保留更多的肛周皮肤、深部肌肉组织，保持肛门正常形态，加快创腔的愈合。手术操作过程中，患者取截石位，腰麻，在脓肿波动隆起最明显处切开，将银质球头探针自切口处探入，切口以尽量保存局部周围皮肤为原则。探明脓肿的范围后，于脓腔远端边缘做一切口，以刮匙清除脓腔内的坏死组织，修剪切口使尽量引流通畅。在 2 个（或以上）切口处间脓腔留置多股（脓腔直径＜1 cm，10

股丝线；脓腔直径>1 cm，10 股以上丝线)7-0 丝线贯穿脓腔引流。丝线两端打结，使之呈环状。脓腔内的整条丝线保持悬空松弛状态。以留置在脓腔内的丝线应留有足够长度，保持松弛状态，方便术后换药。术后创面处理：应每日换药，每日 1 次。换药时先用甲硝唑、生理盐水冲洗脓腔及瘘管，然后拭净创面及丝线上的脓腐组织。再将八二丹、九一丹等祛腐药粉撒敷在丝线上，缓慢拖动丝线将药粉引入脓腔及腔道内蚀管。拖线蚀管时间一般为 10～14 天(视脓腐脱落的快慢而定)。陆老在拆线的时机上认为，创面分泌物黏稠清亮，肉芽鲜活红润是拆线的最佳时机。临床上可以应用肛周 B 超、MRI 检查判断脓腔及腔道的生长闭合程度及与拖线的关系，从客观角度准确判断拆线时机。拆除时以隔日分批拆线的方法逐次拆除拖线。拆线当日开始，腔道周围配合垫棉压迫法；合并有深部腔隙感染者，可同时配合负压吸引治疗，至创面愈合。术后进行垫棉压迫的时机不宜过早，主要是由于创面多且大，创腔范围广。若拖线保留时间过短，则坏死脱腐未净而残留于管腔内，将影响正常肉芽组织的生长，使管腔难以愈合或愈后复发；若拖线保留时间过长，则易造成异物刺激管壁，引起管壁纤维化及引流口部位上皮化，亦影响管腔的及时闭合。对于深部间隙的处理，可用外黏药线，蘸取提脓祛腐丹药(九一丹、八二丹)脱腐引流，借助药线引流促进创腔愈合。中药内外并治，祛邪兼扶正：陆老在治疗泛发性脓肿的过程中强调：手术是“急则治其标”，开门排毒；中药口服是扶正祛腐生新。术中要注意观察脓液的量、色、质、味，将辨脓与辨证相结合，采用中药内外并治，辨证施治，充分体现中医中药的特色和优势。术中见脓液稠厚、色泽鲜明、黄白相间、略带腥味者，多为气血充足，属于佳象；脓液淡薄、色泽不洁、气味恶臭者，多为逆证。泛发性脓肿大多起病急，迁延数日，脓液量多而稠，脓血均为气血所化生，耗气伤阴，且加之手术，耗气伤血，气阴不足，局部创面红肿疼痛，腐肉难清，渗出较多，愈合缓慢。陆老审因论治，益养阴清化为治，故陆老多选用益气健脾的生黄芪、党参、炒白术、怀山药等佐以北沙参、麦冬等养阴清热，泛发性脓肿多属热毒炽盛，手术后余毒未清，故加用金银花、连翘、关黄柏、蒲公英等清热解毒，再加皂角刺消肿排脓，桃仁、薏苡仁以取散瘀止痛之功，诸药配伍，以益气养阴，清热解毒，消肿排脓，腐祛新生，创面得以愈合。

4. 总结

陆老认为：对于复杂性、巨大型脓肿的临床命名仍需学界探讨、规范，如何降低泛发性肛周脓肿的复杂性肛瘘形成率是临床医生新的目标。应用拖线引流疗法治疗泛发性肛周脓肿，以期降低泛发性脓肿的复杂性肛瘘成瘘率。其核心是应用微创理念进行外科手术的指导，最大限度地降低复杂性肛瘘的成瘘率，保护患者肛门功能，减轻患者的痛苦，加快创面的愈合时间。根据中医“病症结合”“异病同治”原则，采用“同法异病”理念，开展拖线技术治疗泛发性肛周脓肿的规范化临床研究，评价其临床疗效及安全性，为广大患者服务。

（《陕西中医》2016 年第 7 期第 37 卷第 903、904 页。）

附录一

顾氏外科流派（肛肠学组）传承脉络图

- 顾云岩
  - 顾筱岩
    - 顾伯华
      - 陆金根
        - 曹永清
          - 孙彦辉　甄金霞　董青军　焦　浩　沈　晓　王龙凤　俞　婷　储范昕　原小千　周军惠
          - 王建东　张　伟　杜　君　李　锋　曹永志　陶晓春　于　洋　徐　青　周　唯　丁雅卿
          - 问明亚　胡德昌　贾国璞　何　杨　周　欣　刘云龙　黄燕兰　虞洁薇　李　瑛　孟凡宇
        - 肖立新
        - 徐昱旻
        - 郭修田
          - 杨　杰　石建才　金文琪　李小嘉　赵学理　沈彬慧　蒋晓雪
        - 王　琛
          - 周　清　张丹凤　盛　薇　闫　涛　裴景慧　丁　超
        - 潘一滨
          - 叶孙送
        - 黄　河　王　静　董　艳　郑振麟　熊国华　金　艳
        - 梁宏涛　王佳雯　张　旋　周细秋　周　峰　徐　向
        - 姚一博　蒋伟冬　闫　伟　郑　德　孙　健　惠　慧
        - 张　旗　张　强　畅立强　李艳芬　高　晶　崔晓红
        - 罗志渊　赵文树　董佳容　彭军良　包歆滟
      - 顾乃芬
        - 易进
        - 丁敏

附录二

顾氏外科流派(肛肠学组)传承脉络表

入门时间	姓　名	单　　位
2000年	徐昱旻	上海中医药大学附属龙华医院
2001年	郭修田	上海市中医医院
2002年	王　琛	上海中医药大学附属龙华医院
2003年	黄　河	浙江省温州市中心医院
	孙彦辉	河北中医学院
2004年	梁宏涛	上海中医药大学附属龙华医院
	姚一博	上海中医药大学附属龙华医院
	王建东	上海中医药大学附属普陀区中心医院
2005年	张　旗	上海市浦东新区中医医院
	罗志渊	江苏省太仓市中医院
	王　静	上海中医药大学附属龙华医院
	问明亚	北京朝阳医院
	甄金霞	上海市浦东新区公利医院
	张　伟	上海市第一人民医院分院
2006年	张　强	上海中医药大学附属龙华医院
	蒋伟冬	上海中医药大学附属龙华医院
	王佳雯	上海中医药大学附属龙华医院
	赵文树	上海中医药大学附属龙华医院
	胡德昌	上海中医药大学附属龙华医院
	董青军	上海中医药大学附属龙华医院
	杜　君	上海市静安区中心医院
2007年	董　艳	上海中医药大学附属龙华医院
	张　旋	上海市中西医结合医院
	贾国璞	承德医学院附属医院
	焦　浩	河北省石家庄市中医医院
2008年	潘一滨	上海中医药大学附属龙华医院
	闫　伟	江苏省昆山市中医医院
	李　锋	上海中医药大学附属龙华医院
	何　杨	上海腾瑞制药有限公司
2009年	畅立强	山西省中医院
	沈　晓	上海中医药大学附属龙华医院
	曹永志	上海市浦东新区杨思医院
	杨　杰	河北省石家庄市中医医院
2010年	周　欣	辽宁省沈阳市肛肠医院
	石建才	湖北省黄石市中医医院
	董佳容	上海交通大学医学院附属第九人民医院
	郑振麟	上海市浦东新区公利医院
	周　清	上海市闵行区中心医院
	张丹凤	上海市金山区中西医结合医院

（续表）

入门时间	姓　名	单　　位
	盛　薇	江苏省昆山市中医医院
2011 年	金文琪	上海市中医医院
	闫　涛	浙江省长兴县中医医院
	王龙凤	甘肃省第二人民医院
	陶晓春	上海中医药大学附属龙华医院
	周细秋	上海中医药大学附属龙华医院浦东分院
2012 年	刘云龙	上海市宝山区中心医院
	俞　婷	上海中医药大学附属龙华医院
	李小嘉	上海市中西医结合医院
	于　洋	上海市徐汇区大华医院
	郑　德	上海中医药大学附属曙光医院
	李艳芬	上海市静安区市北医院
	彭军良	上海市金山区中西医结合医院
	熊国华	上海市嘉定区中医医院
	周　峰	上海市浦东新区中医医院
	孙　健	上海市长宁区天山中医医院
	高　晶	上海市嘉定区中医医院
2013 年	黄燕兰	福建省第三人民医院
	裴景慧	河南省新密市中医院
	赵学理	河南省商丘市第三人民医院
	包歆滟	上海市长宁区天山中医院
	金　艳	江苏省张家港市中医医院
	徐　向	江苏省张家港市中医医院
	储范昕	上海市静安区中心医院
2014 年	徐　青	上海中医药大学附属龙华医院
	虞洁薇	上海市长宁区天山中医医院
	原小千	上海中医药大学附属龙华医院
	沈彬慧	上海市中医医院
	周　唯	上海中医药大学附属龙华医院
	李　瑛	上海中医药大学附属龙华医院
	惠　慧	江苏省张家港市中医医院
	崔晓红	上海中医药大学
	周军惠	上海市奉贤区中医院
2015 年	丁雅卿	上海中医药大学附属龙华医院
	孟凡宇	上海中医药大学附属龙华医院
	叶孙送	上海中医药大学附属龙华医院
	丁　超	上海中医药大学附属龙华医院
	蒋晓雪	上海中医药大学附属龙华医院

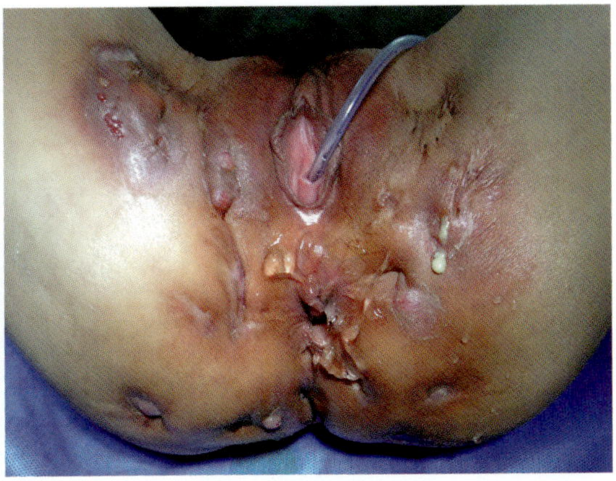
术前

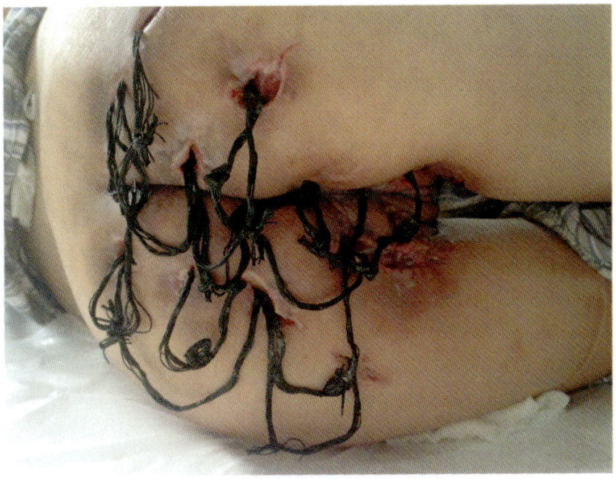
术后

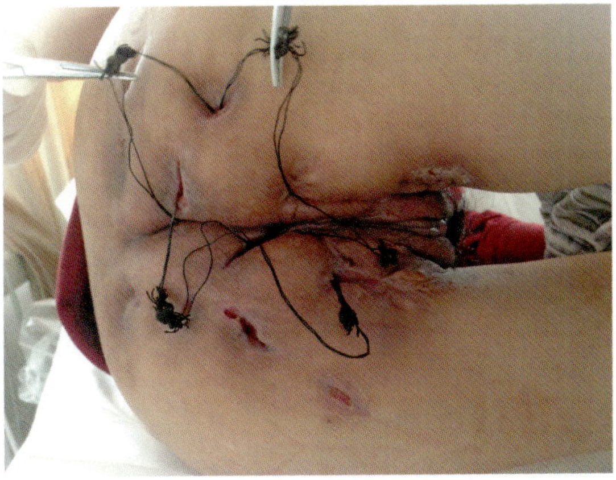
拆除部分拖线

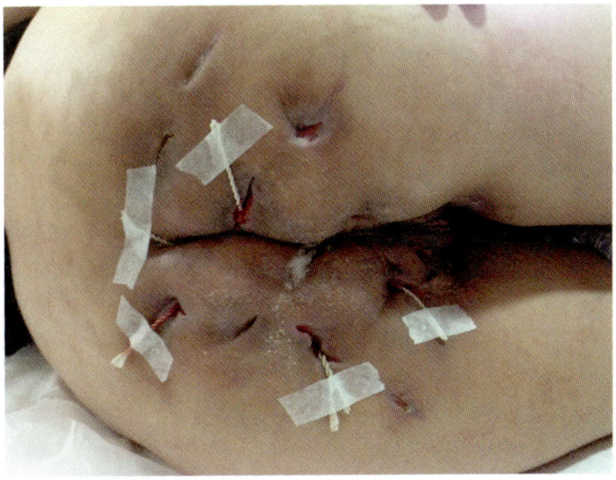
拆线后药线引流

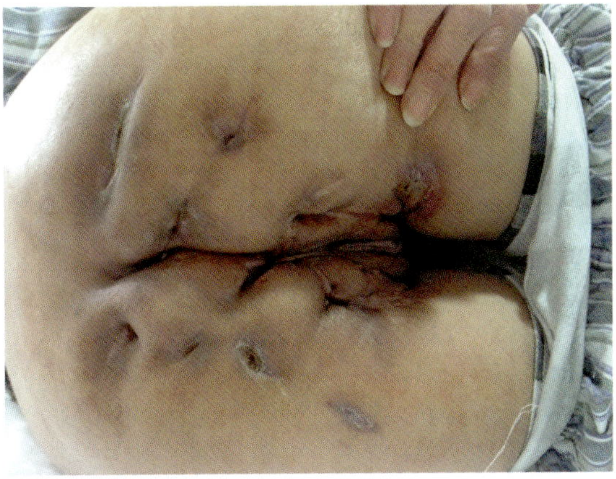
愈合

复杂性肛瘘

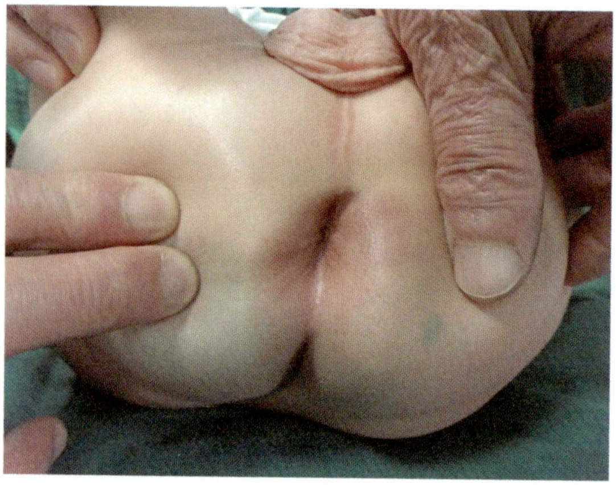

术前

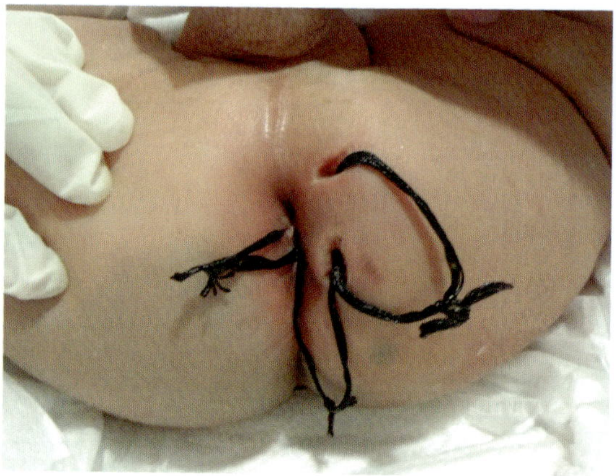

术后

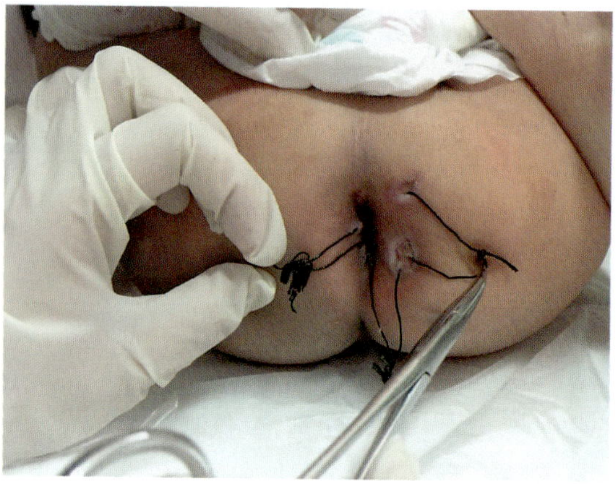

拆除部分拖线

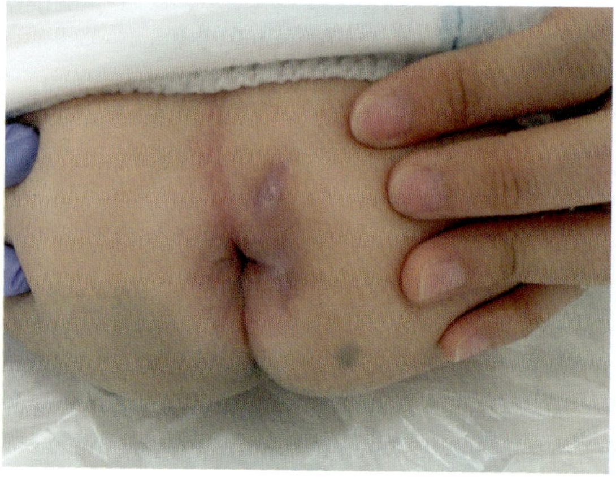

愈合

婴幼儿复杂性肛瘘

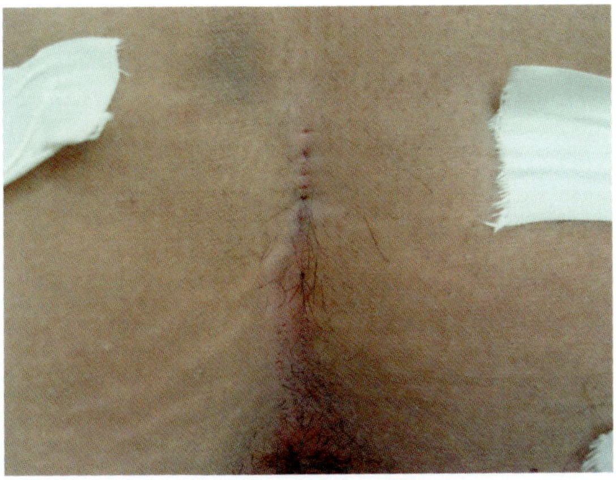

术前 1

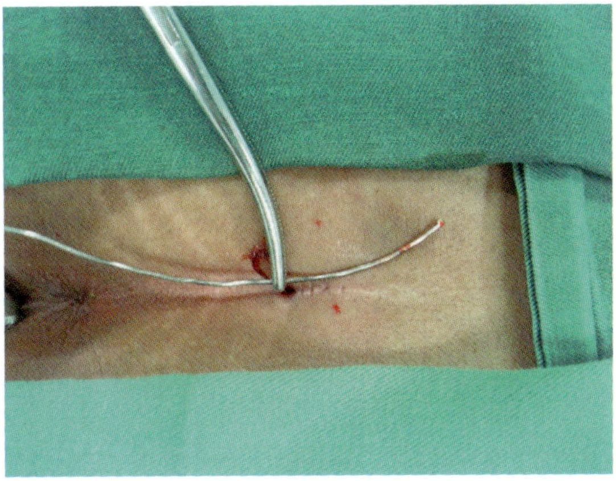

术前 2

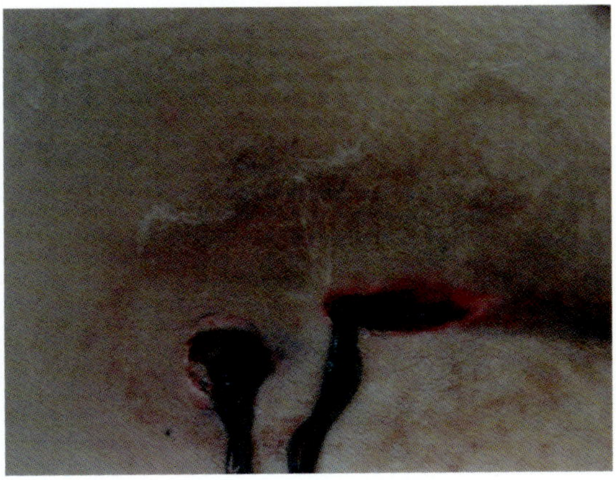

术后

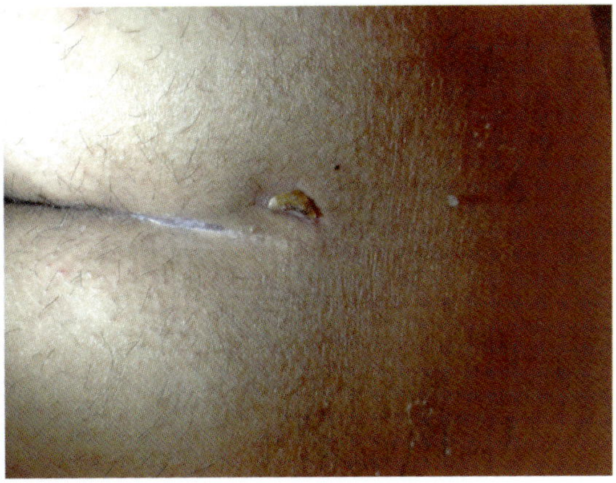

愈合

藏毛窦

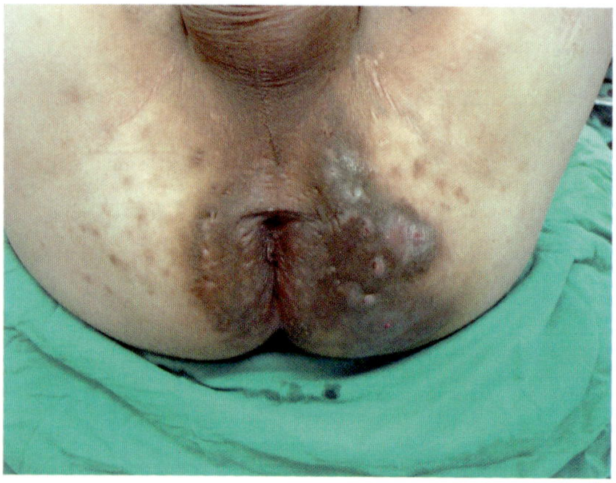

术前

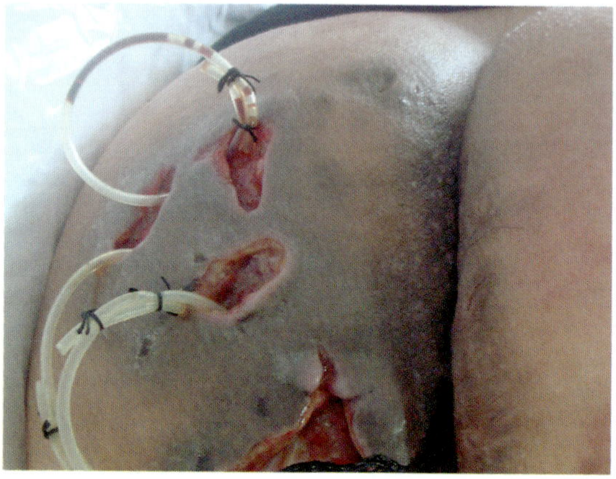

术后

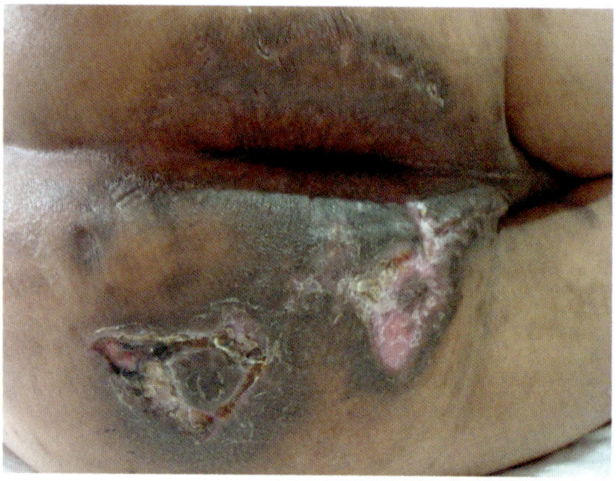

愈合

汗腺炎

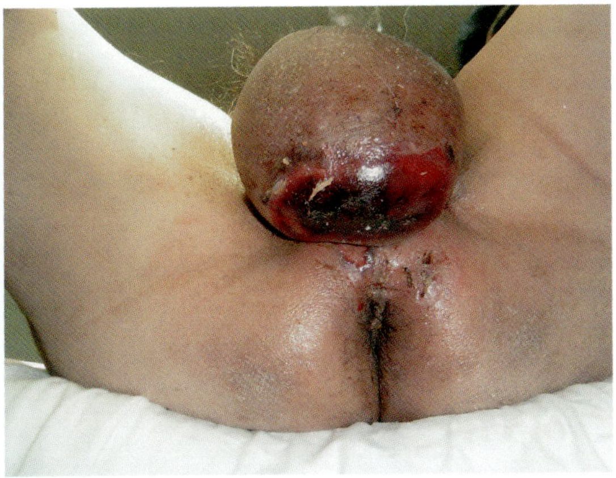

术前

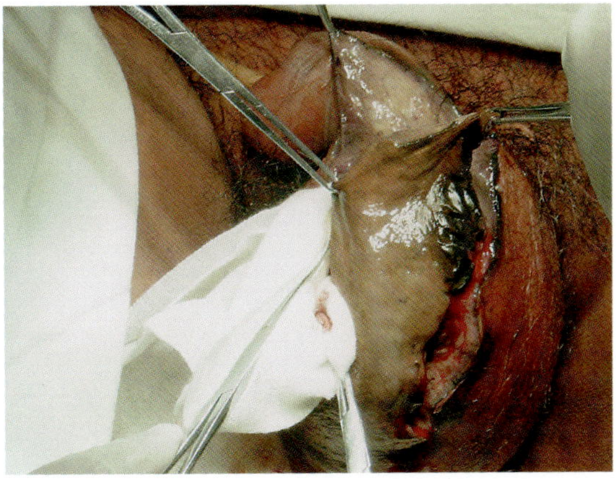

清创

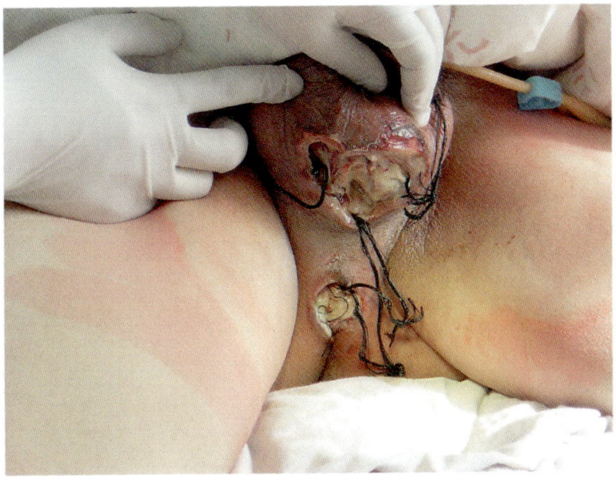

术后 3 天

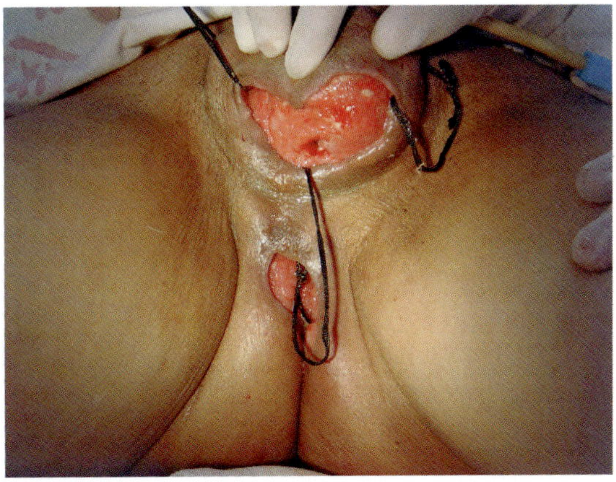

术后 10 天

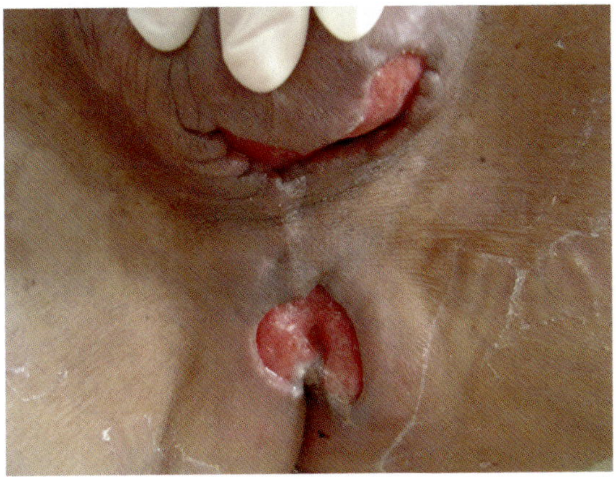

术后 30 天

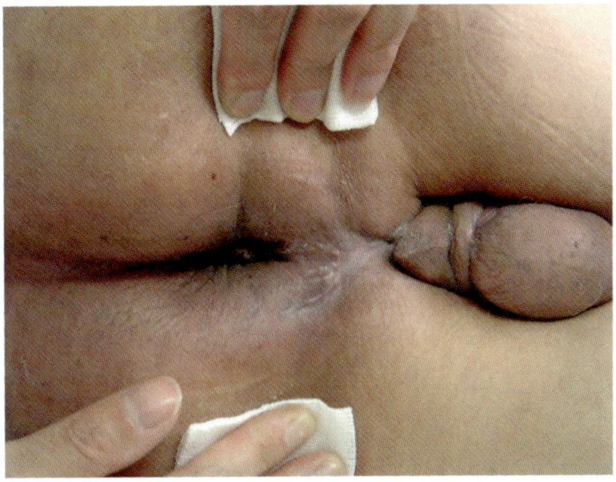

术后 50 天（愈合）

会阴部急性坏死性筋膜炎